EUROPA-FACHBUCHREIHE
für wirtschaftliche Bildung

Berufliche Kompetenz

Fachrichtung Gesundheit und Soziales

Berufsfachschule Saarland

Fachstufe II

Lernaufgaben

VERLAG EUROPA-LEHRMITTEL
Nourney, Vollmer GmbH & Co. KG
Düsselberger Straße 23
42781 Haan-Gruiten
Europa-Nr.: 27760

Autorinnen und Autoren: s. Angaben auf S. 3 (unten)

Allgemeiner Hinweis:
Bilder ohne Bildquellenangabe wurden von den Autoren erstellt und bearbeitet.

Die in diesem Produkt gemachten Angaben zu Betrieben/Unternehmen (Namen, Personen, Mitarbeitern, Kunden, ...) sind i. d. R. fiktiv, d. h. sie stehen in keinem Zusammenhang mit real existierenden Betrieben/Unternehmen in der dargestellten oder ähnlicher Form.

Dies gilt auch für alle an diesen Betrieben/Unternehmen beteiligten Personen.
Die in diesem Werk aufgeführten Internetadressen sind auf dem Stand zum Zeitpunkt des Drucks. Die ständige Aktualität kann von Seiten der Autorinnen und Autoren nicht gewährleistet werden. Für den Inhalt externer Seiten sind die Betreiber verantwortlich.

1. Auflage 2024

Druck 5 4 3 2 1

Alle Drucke derselben Auflage sind parallel einsetzbar, da sie bis auf die Korrektur von Druckfehlern identisch sind.

ISBN 978-3-7585-2776-0

Layout, Grafik, Satz: Punkt für Punkt GmbH · Mediendesign, 40549 Düsseldorf
Umschlagkonzept: Tiff.any GmbH, 10999 Berlin
Umschlagfoto: © Michel – Adobe Systems Software Ireland Companies, Adobe Stock, Dublin, Irland
Druck: Plump Druck & Medien GmbH, 53619 Rheinbreitbach

Ein Anfang

Liebe Schülerinnen und Schüler,

in der Berufsfachschule werdet ihr auf die Berufswelt vorbereitet. Damit ihr eure Kompetenzen bestmöglich einbringen und weiterentwickeln könnt, sind diese Lernaufgaben entstanden. Mithilfe der Lernaufgaben könnt ihr selbstständig und mit anderen Arbeitsaufträge mit Berufsbezug bearbeiten. So könnt ihr Problemstellungen aus der beruflichen Praxis lösen und viel Neues lernen. Dabei wünschen wir euch viel Spaß und Erfolg.

Liebe Lehrerinnen und Lehrer,

die Lernaufgaben beziehen sich auf den Lehrplan für die Berufsfachschule im Fach Berufliche Kompetenz.
Jede Lernaufgabe beginnt mit einer Hinführung und Bekanntgabe der Ziele sowie einer realitätsnahen beruflichen, gesellschaftlichen oder persönlichen Problemstellung. Im Prozess der vollständigen Handlung erschließen sich die Schülerinnen und Schüler die Problemstellung. Sie erarbeiten sich neue fachliche Inhalte, verabreden Arbeitspläne, kontrollieren und bewerten ihre Ergebnisse sowie ihren Arbeitsprozess. Bei der Erstellung der Lernaufgaben wurde auf Methodenvielfalt geachtet. In den Lernaufgaben bieten Übungen den Schülerinnen und Schülern die Möglichkeit, den Lernstoff zu wiederholen und erworbene Lernstrategien anzuwenden.

Wir wünschen viel Erfolg und Freude bei der Arbeit mit den Lernaufgaben und hoffen, dass diese bereichernde Begleiter für Lehrende und Lernende werden. Vorschläge und Hinweise, die der Verbesserung und Weiterentwicklung der Lernaufgaben dienen, nehmen wir dankend entgegen.

Sommer 2021

Didaktisches Konzept und Layout

Staatliches Landesseminar: Bärbel Binkle, Alexander Krier, Dr. Markus Lösch

Redaktion

Verena Paul (TG BBZ Dillingen)

Autorinnen und Autoren

Nadine Anglade (TGS BBZ Saarlouis), Barbara Giebel (TGS BBZ Saarlouis), Petra Borgeest (TGS BBZ II Saarbrücken), Karin Kläser (BBZ Hochwald), Dr. Barbara Schäfer (BBZ Homburg), Tina Kleist (BBZ Homburg), Dr. Simone Scherer (BBZ Merzig), Thomas Kreutzer (BBZ Merzig), Tina Petry-Schmitt (TGS BBZ Neunkirchen), Myriam Nickels (BBZ St. Wendel), Dr. Simone Altmeyer (BBZ Lebach), Rabea Selzer (BBZ Merzig), Ines Böhmer (TGS BBZ Saarlouis), Kathrin Stadler (TGS BBZ Neunkirchen), Ina Gehring (SBBZ Saarbrücken), Melanie Weber (BBZ St. Ingbert)

Berufsfachschule - Fachstufe II

BERUFLICHE KOMPETENZ

Fachrichtung Gesundheit und Soziales

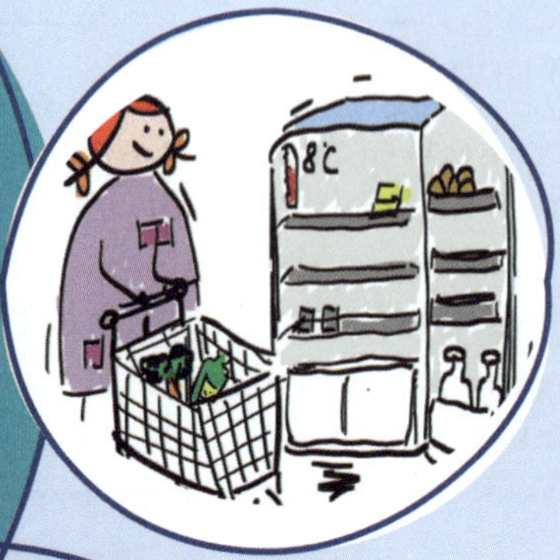

LERNFELD 6

Umsetzung hauswirtschaftlicher Prinzipien

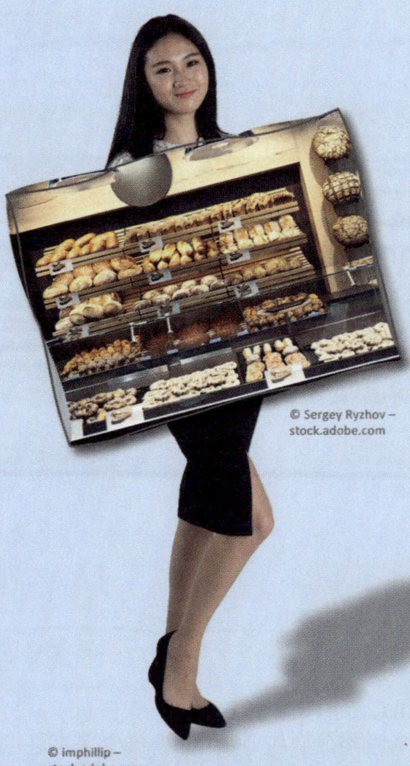

© Sergey Ryzhov – stock.adobe.com

© imphillip – stock.adobe.com

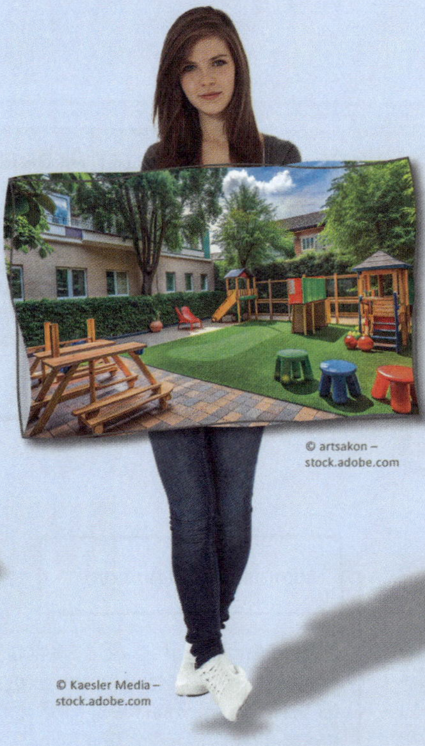

© artsakon – stock.adobe.com

© Kaesler Media – stock.adobe.com

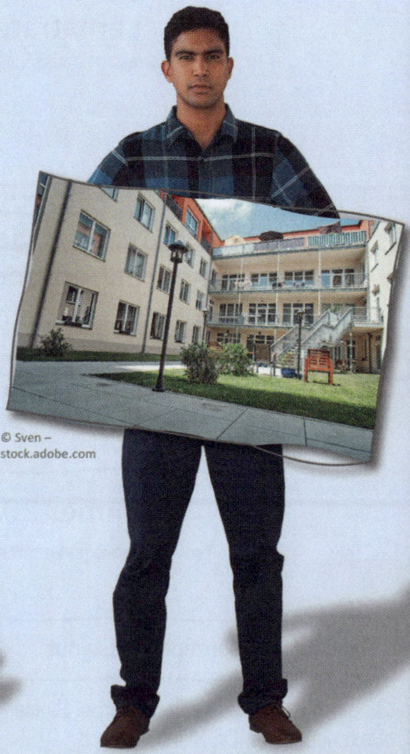

© Sven – stock.adobe.com

© vectorfusionart – stock.adobe.com

Lernaufgaben

Diese Lernaufgaben erwarten dich in Lernfeld 6

Lernfeld 6
Umsetzung hauswirtschaftlicher Prinzipien

6.1 Verpflegungssysteme im Vergleich – 6 Stunden
Verpflegungssysteme
Lapbook

6.2 Bitte nicht füttern! – 9 Stunden
Ausgabesysteme
Flipbook

6.3 Grüne Küche – 10 Stunden
Pflanzliche Lebensmittel
Scetchnote Rezept

6.4 Es geht um die Wurst – 5 Stunden
Tierische Lebensmittel
Diagramm

6.5 Einkauf und Lagerung von Lebensmitteln – 4 Stunden
Ökologische und ökonomische Prinzipien
Checkliste

6.6 Lebensmittelverderb und Lebensmittelkonservierung – 10 Stunden
Arten von Lebensmittelverderb, Konservierungsmethoden
Infoschreiben

6.7 Lebensmittelinfektionen – 14 Stunden
Erreger, Infektionsquellen, Infektionskrankheiten, Hygienemaßnahmen
Steckbriefe

6.8 Zum Wohl – Getränke für das Sommerfest – 7 Stunden
Kalt- und Heißgetränke
Getränkekarte

6.9 Gemeinsam wird das Leben bunter – wir feiern zusammen ein Fest – 14 Stunden
Partizipation, Feste im Rhythmus der Jahreszeiten
Checkliste

6.10 Tischlein deck dich – 7 Stunden
Dekoration, Tisch anlassbezogen decken
Foto

Lernfeld 7
Unterstützung und Förderung der Entwicklung

Anna, Barek und Celina

Anna, Barek und Celina werden dich durch die Lernaufgaben führen. Sie besuchen auch die Berufsfachschule für Gesundheit und Soziales. Gemeinsam mit ihnen wirst du nun auch in der BFS II viel Neues lernen.

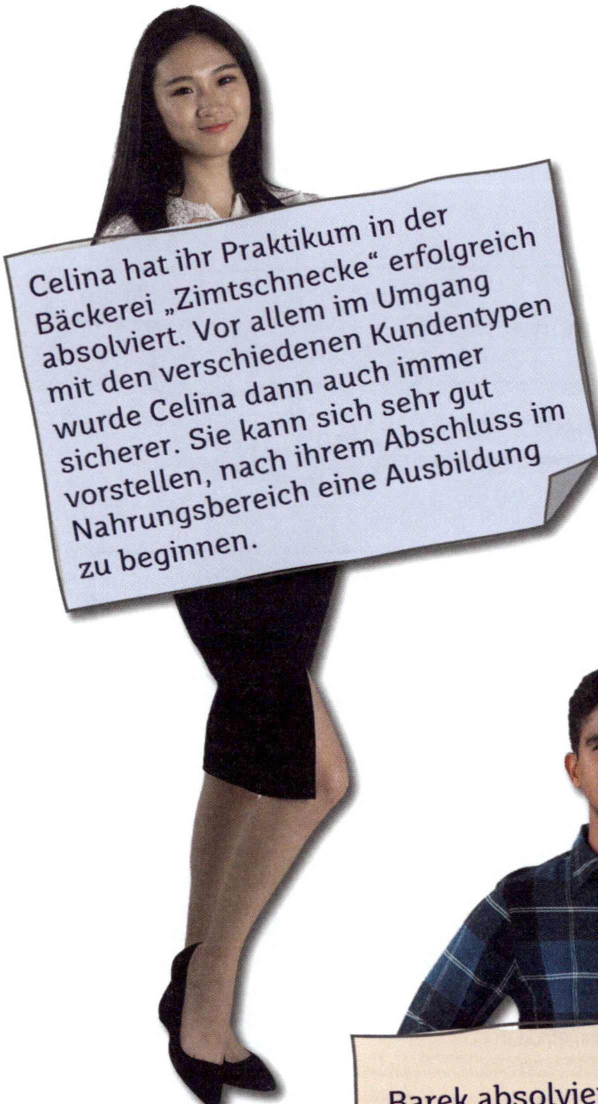

Celina hat ihr Praktikum in der Bäckerei „Zimtschnecke" erfolgreich absolviert. Vor allem im Umgang mit den verschiedenen Kundentypen wurde Celina dann auch immer sicherer. Sie kann sich sehr gut vorstellen, nach ihrem Abschluss im Nahrungsbereich eine Ausbildung zu beginnen.

© imphillip – stock.adobe.com

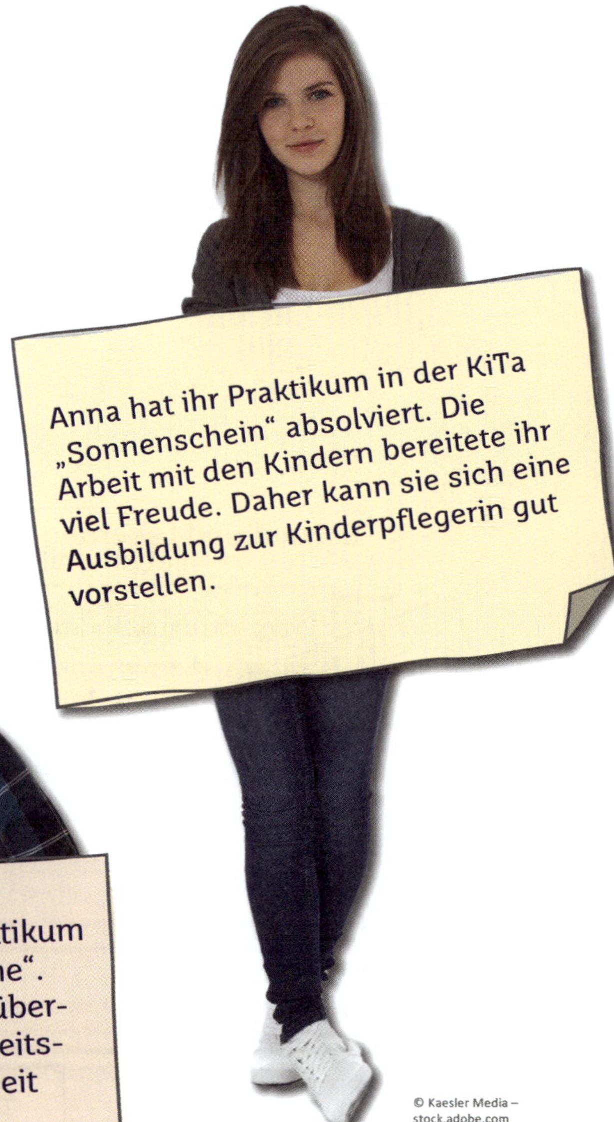

Anna hat ihr Praktikum in der KiTa „Sonnenschein" absolviert. Die Arbeit mit den Kindern bereitete ihr viel Freude. Daher kann sie sich eine Ausbildung zur Kinderpflegerin gut vorstellen.

© Kaesler Media – stock.adobe.com

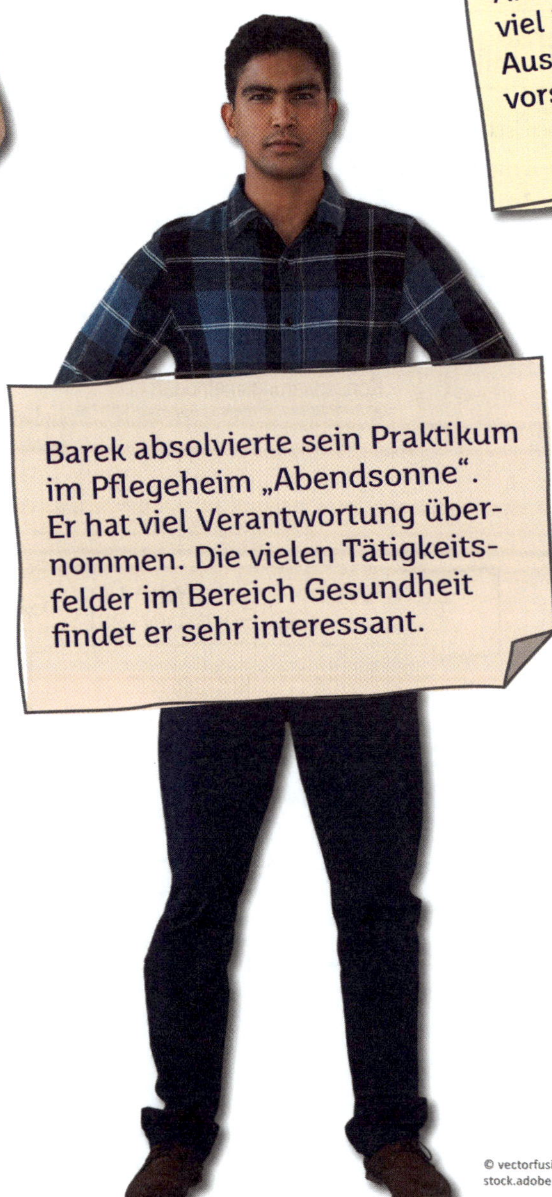

Barek absolvierte sein Praktikum im Pflegeheim „Abendsonne". Er hat viel Verantwortung übernommen. Die vielen Tätigkeitsfelder im Bereich Gesundheit findet er sehr interessant.

© vectorfusionart – stock.adobe.com

In den Lernaufgaben löst du berufliche Aufgabenstellungen nach dem Prinzip der „vollständigen Handlung“.

Um Arbeitsaufträge und Problemstellungen zu bewältigen, brauchst du Strategien! Damit du dir gute Strategien aneignen kannst, bearbeitest du Lernaufgaben nach dem Prinzip der „vollständigen Handlung“.
Idealerweise geht man so in einem Beruf vor, um Arbeitsaufträge erfolgreich zu meistern.
Wenn du in den kommenden Lernfeldern immer wieder Aufträge und Problemstellungen in der vollständigen Handlung löst, wirst du viele Kompetenzen aufbauen.
Du wirst schließlich viel wissen und viel können! Aber du musst auch wollen!

⇨ Dann bist du kompetent und kannst herausfordernde Probleme lösen.

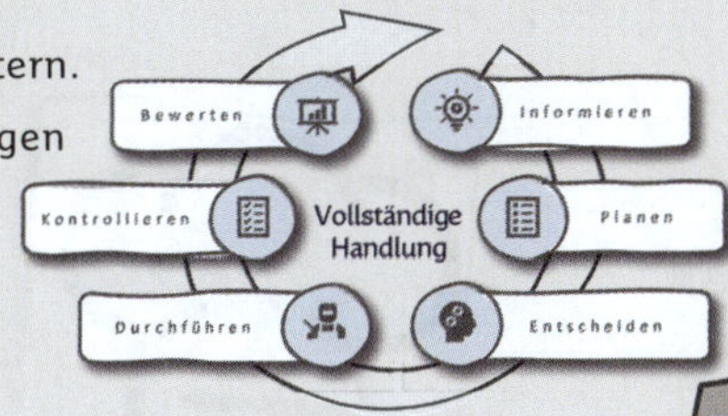

Was willst du?
Ich nehme mir im Lernfeld 6 „Umsetzung hauswirtschaftlicher Tätigkeiten“ das Folgende vor:

____

____

____

____

____

____

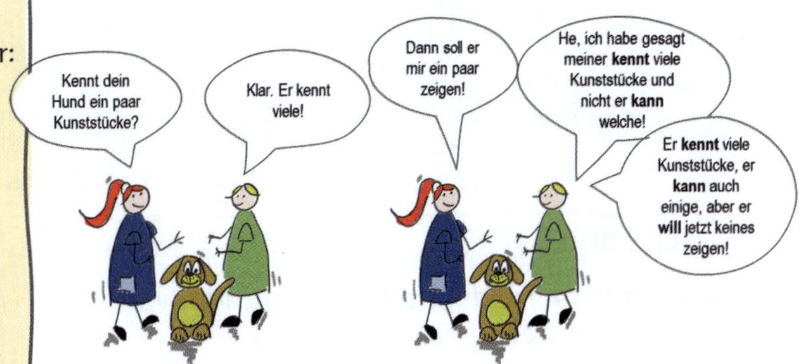
Kennt dein Hund ein paar Kunststücke?
Klar. Er kennt viele!
Dann soll er mir ein paar zeigen!
He, ich habe gesagt meiner kennt viele Kunststücke und nicht er kann welche!
Er kennt viele Kunststücke, er kann auch einige, aber er will jetzt keines zeigen!

kompetent = ich **weiß** + ich **kann** + ich **will**

In Anlehnung an Pirmin Stadler

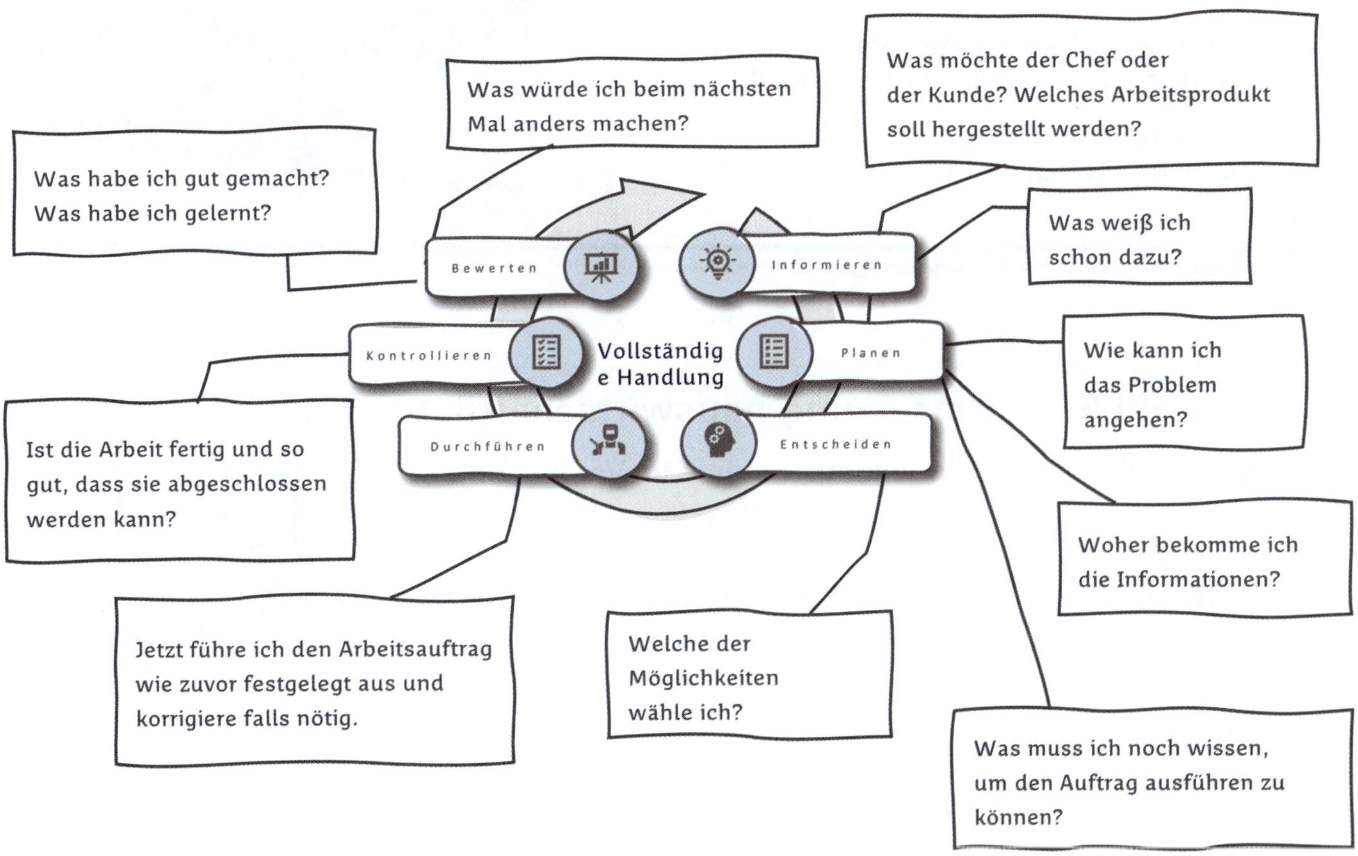

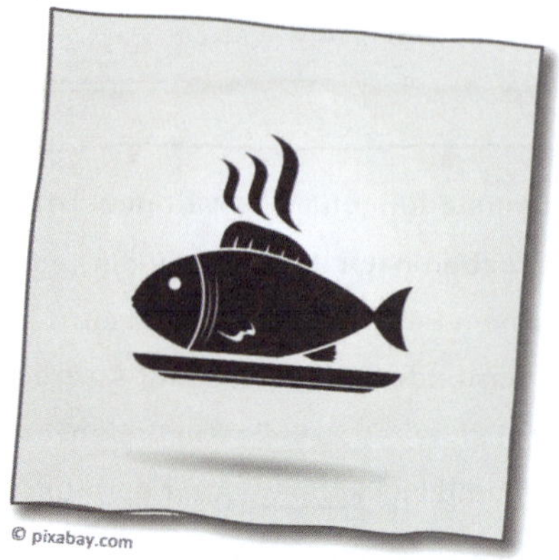

© pixabay.com

© pixabay.com

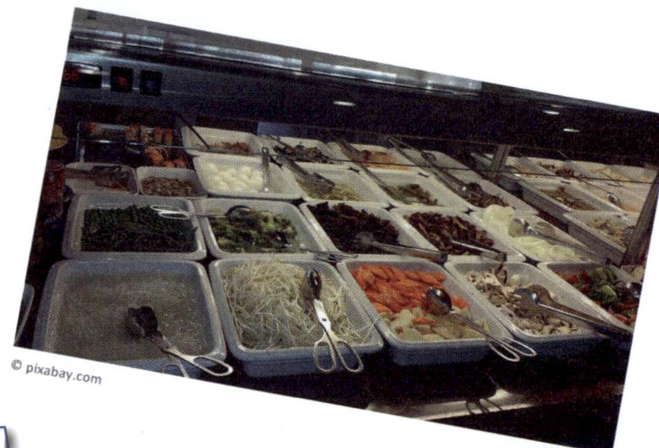

© pixabay.com

Ich kann ...

- unterschiedliche Verpflegungssysteme benennen.
- deren Grundprinzipien beschreiben.
- Vor- und Nachteile dieser Verpflegungssysteme erklären.
- Verpflegungssysteme verschiedenen Bereichen der Gastronomie zuordnen.
- ein Lapbook übersichtlich und anschaulich gestalten.

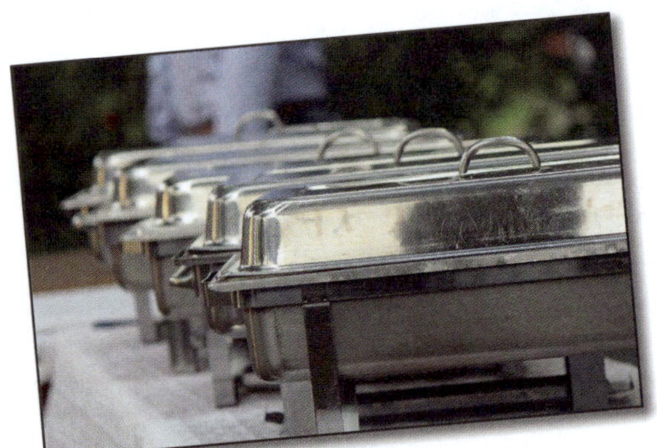

© pixabay.com

Lernfeld 6 Umsetzung hauswirtschaftlicher Prinzipien

Lernaufgabe 6.1: Verpflegungssysteme im Vergleich

Zeitumfang: 6 Unterrichtsstunden

Barek arbeitet im Altenheim Abendsonne. Er hat festgestellt, dass die Essenszeiten und auch die Gerichte eine große Bedeutung für die Bewohner haben. Manche freuen sich jede Woche auf den Freitag, da gibt es immer ein kleines Fischbüffet. Für andere ist der Kuchen und die Tasse Bohnenkaffee ein sehr gemütlicher Anlass, um mit den Mitbewohnern zu plauschen. Barek weiß, mit gutem Essen ist auch die Stimmung gut. Zudem laden manche Bewohner zu runden Geburtstagen ein und werden in diesem Rahmen durch Partyservices mit Essen beliefert. Bareks Freundin Annalena arbeitet in einem Restaurant. Dort werden die Speisen direkt am Tisch serviert.

Barek fragt sich, ob es darüber hinaus noch weitere Möglichkeiten gibt, Speisen und Getränke anzubieten und ob manche besser sind als andere.

Im Laufe der nächsten Wochen beobachtet er in seinem Umfeld, wo man überall Essen bekommt und wie diese Speisen angeboten werden. Barek will die Informationen dokumentieren und in Form eines Lapbooks zusammenstellen. Am Ende möchte Barek das Lapbook seinen Klassenkameradinnen und Klassenkameraden in der Schule präsentieren.

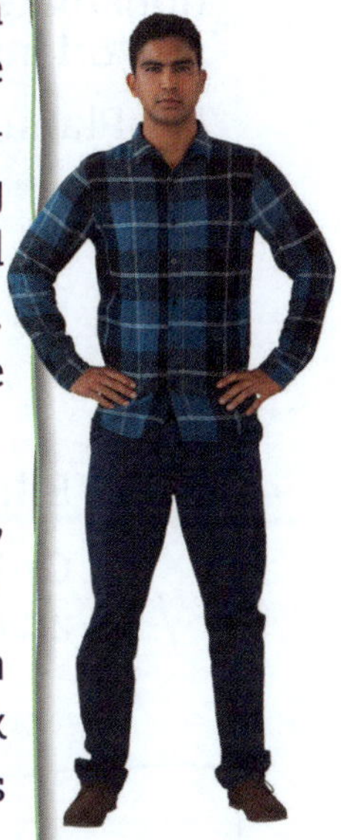

1 Welche Informationen sind wichtig: W-Fragen können dir bei der Analyse helfen!

Was? Wo?
Wann? Warum?
...

Was ist die Ausgangssituation?

Was findet Barek besonders interessant?

Was nimmt sich Barek vor?

Dokumentiere von Beginn an deinen Lernweg in der Tabelle, siehe Seite 19.

2 Stell dir vor, du wärst in Bareks Lage. Welche Informationen sind noch wichtig für dich?

Lapbook – was ist das??? Schaue auf Seite 20 dieser Lernaufgabe. Dort findest du Anregungen zum Gestalten eines Lapbooks.

Barek recherchiert sehr intensiv und findet dabei einiges an Informationsmaterial. Er will sich bei den umfangreichen Informationen nun erst mal orientieren.

Die Planung kann also losgehen.

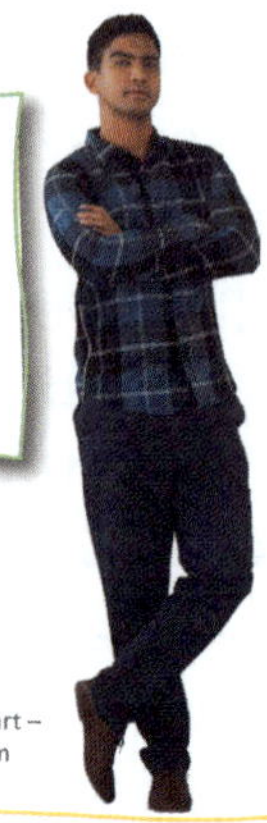

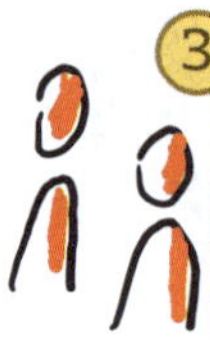

3 Bilde mit einer Mitschülerin oder einem Mitschüler ein Zweierteam.

Ordnet jedem Teampartner zwei Buchstaben der Buchstabenreihe A, B, C, D zu und notiert eure Zuordnung.

_________________________ (Name eintragen)
ist zuständig für die Buchstaben: ☐ ☐

_________________________ (Name eintragen)
ist zuständig für die Buchstaben: ☐ ☐

4
(1) Lies dir deine Informationstexte (A, B, C oder D) zu den unterschiedlichen Verpflegungssystemen auf den nächsten 4 Seiten sehr aufmerksam durch.

(2) Notiere dir deine Fragen, Anmerkungen, Unklarheiten zu „deinen" Informationstexten in den blauen Kästchen auf der entsprechenden Seite.

(3) Führe im Anschluss ein Partnerinterview durch, tauscht euch aus:
Jeder Teampartner stellt den Inhalt seines Textes vor und bespricht die Anmerkungen im Notizkasten. Vielleicht ergeben sich auch ganz andere, neue Fragen beim Interview.
Um die Fragen und Unklarheiten zu klären, bittet ihr eure Lehrerin oder euren Lehrer dazu.

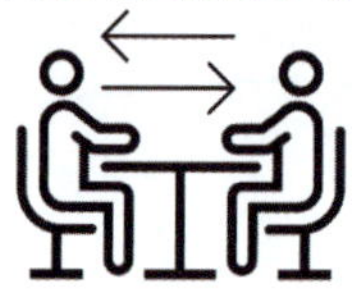

Plant für jeden Informationstext maximal fünf Minuten Austausch ein.

Ergänzende Infos zu den Verpflegungssystemen findest du auch in den ausliegenden Büchern im Klassenraum.

Infotext A

Cook & Serve

Barek informiert sich bei seiner Freundin Annalena, die zurzeit ein Praktikum in einem Restaurant macht, über das Verpflegungssystem in dem Restaurant. Annalena weiß schon sehr viel darüber, da sie seit vier Monaten hier das Praktikum absolviert und es ihr sehr viel Freude bereitet. Sie berichtet Barek, dass in den typischen Restaurants die Frisch- und Mischküche vorzufinden ist. Man nennt dieses System auch *„Cook & Serve“*, was so viel wie *Kochen und Servieren* bedeutet. Hierbei handelt es sich um ein Verfahren, bei dem die Produktion der Speisen und die Ausgabe an die Gäste unmittelbar aufeinander folgen. Die Speisen werden also frisch in der Küche zubereitet und danach sofort serviert. Bei dieser *Frischküche* werden für die Zubereitung natürlich auch überwiegend frische Lebensmittel verwendet. Es wird täglich gekocht und am gleichen Tag von den Gästen verzehrt. Das Essen wird also weder gekühlt gelagert noch wiedererwärmt.

In der Praxis wird eher eine *Mischküche* angeboten. Bei dieser Form wird die beschriebene Frischküche mit halbfertigen oder fertigen Lebensmitteln ergänzt. Das spart an manchen Stellen Geld und Vorbereitungszeit. Oft kommen Rohstoffe wie Fleisch und Gemüse als Kühl- oder Tiefkühlware zum Einsatz. Diese werden durch Beilagen, wie Kartoffeln, Reis oder Nudeln vor Ort ergänzt. Auch Salate, Rohkost und Desserts werden frisch zubereitet.

Notiere dir hier deine Fragen, Unklarheiten oder Anmerkungen

© Pawel – stock.adobe.com

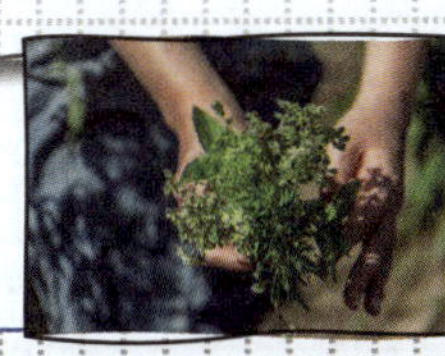

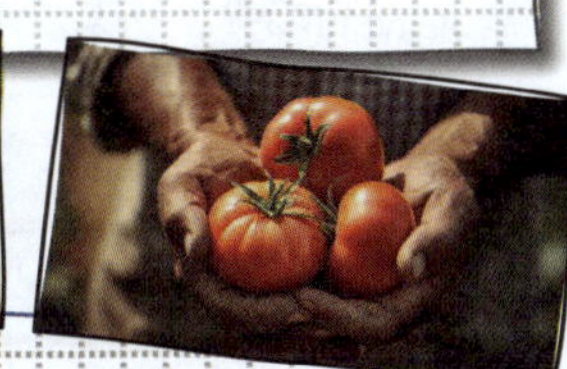

© Vahagn – stock.adobe.com

Meine Notizen zum Text:

Infotext B

Cook & Chill

Barek hat seine Großmutter schon etwas länger nicht mehr gesehen und plant sie zu besuchen. Seine Oma lebt in einem Seniorenheim. Er beschließt zur Mittagszeit hinzufahren und seiner Großmutter beim Mittagessen Gesellschaft zu leisten. Als das Mittagessen ausgegeben wird, fragt Barek nach, ob das Essen frisch zubereitet wird. Die Dame, die das Essen ausgibt, antwortet ihm: „Nein leider nicht, wir können es zeitlich nicht leisten, alles frisch zuzubereiten". Sie erklärt ihm, dass dieses Verpflegungssystem *Cook & Chill* heißt, was *Kochen und Kühlen* bedeutet. Es handelt sich um ein Verfahren, das in der Gemeinschaftsverpflegung, z. B. in Kantinen, Krankenhäusern oder Pflegeheimen genutzt wird. Die Speisenzubereitung und Speisenverteilung erfolgen dabei an zwei unterschiedlichen Orten. Die Speisen werden in einer Großküche zubereitet. Meist wird eine Kombination aus frischen und halbfertigen Lebensmitteln verwendet. Nach der Zubereitung werden die Speisen innerhalb kurzer Zeit auf 3 °C abgekühlt. Danach werden sie in die bestellten Portionen aufgeteilt, man spricht von *Portionieren*. Nun können die Speisen bis zu vier Tage gelagert werden, bevor sie gekühlt ausgeliefert werden. Vor Ort werden sie wieder auf eine Temperatur von ca. 70 °C erwärmt. Das Aufwärmen nennt man auch *Regenerieren*. Barek stellt fest, dass das Vorbereiten, Garen, Kühlen und Portionieren in einem anderen Betrieb als dem Seniorenheim stattfindet.

Notiere dir hier deine Fragen, Unklarheiten oder Anmerkungen.

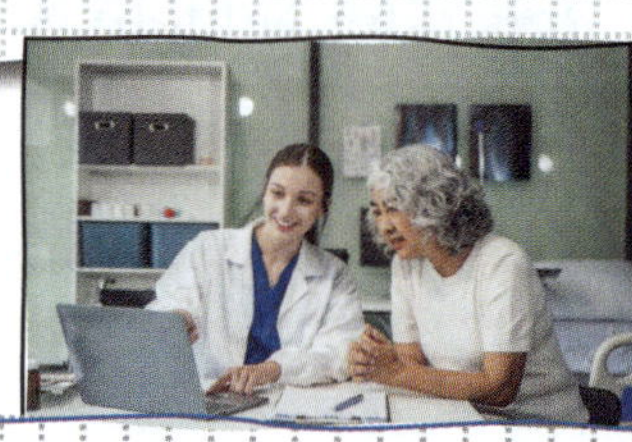

© NanSan – stock.adobe.com

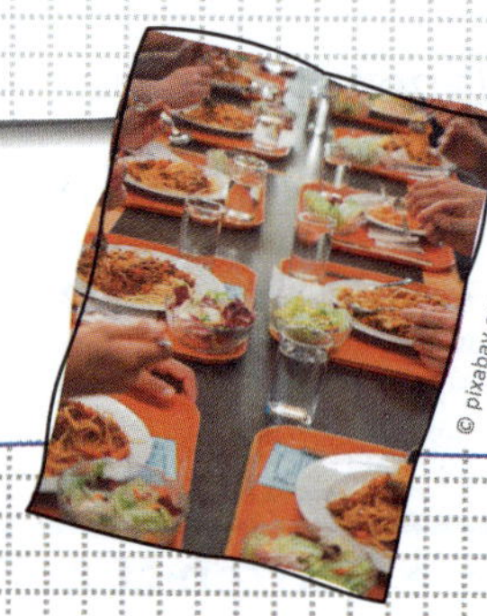

© pixabay.com

Deine Notizen zum Text:

Infotext C

Cook & Freeze

Barek hat eine kleine Schwester, die täglich eine Kindertagesstätte besucht. Er überlegt sich, ob in dieser KiTa für die Kinder frisch gekocht wird. Barek beschließt, seine Schwester abzuholen, um dies bei den Erzieherinnen zu erfragen. Er trifft dabei seine Mitschülerin Anna, die dort ihr Praktikum macht. Barek bittet sie um Unterstützung für seine Ausarbeitungen. Anna ist sofort einverstanden und beantwortet Bareks Fragen. Seine erste Frage ist, ob in der KiTa-Küche für die Kinder und die Erzieherinnen und Erzieher frisch gekocht wird. Anna berichtet, dass es keine größere Küche in der KiTa gibt. Sie erklärt Barek, dass sie das Essen für die Kinder von einem Cateringservice geliefert bekommen. Dieser wendet das Verfahren „*Cook & Freeze*" an, was so viel wie *Kochen und Tiefkühlen* bedeutet. In der Küche des Caterers wird das Essen aus frischen und halbfertigen Lebensmitteln gekocht und anschließend schockgefrostet, d. h. sehr schnell tiefgekühlt. Die Speisen werden dann gefroren an die KiTa geliefert und sind in Tiefkühlgeräten bei −18 °C bis zu sechs Monate haltbar. Bevor die Kinder die Speisen essen, werden sie in der KiTa auf 70–75 °C erhitzt.

Notiere dir hier deine Fragen, Unklarheiten oder Anmerkungen.

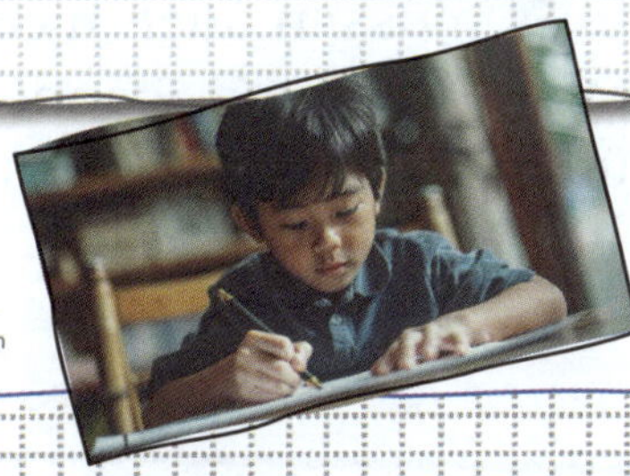

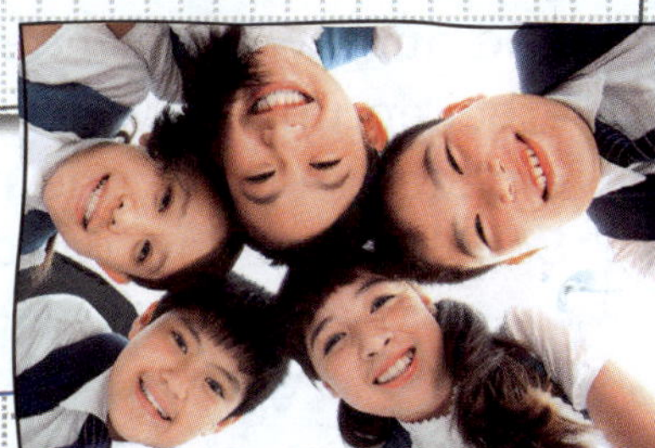

Deine Notizen zum Text:

Infotext D

Cook & Hold

In der Schulkantine beobachtet Barek, wie Essen angeliefert wird. Hier wird also auch nicht selbst gekocht. Nach dem Essen fragt er einen der Küchenhelfer zu dem Verpflegungssystem, das in der Schule genutzt wird. Dieser berichtet ihm Folgendes:

In der Schulkantine wird das Verfahren *„Cook & Hold“* angewendet, was soviel bedeutet wie *Kochen und Warmhalten*. Bei diesem Verpflegungssystem werden die Speisen frisch zubereitet, ähnlich dem Cook & Serve (Infotext A). Im Unterschied zum Cook & Serve werden sie jedoch nicht vor Ort (z.B. in der Schulküche) gekocht, sondern von einem Cateringunternehmen. Nach der Zubereitung werden die Speisen in isolierte oder beheizte Thermoboxen verpackt und so zum Kunden transportiert.

Nachdem die Speisen am Auslieferungsort angekommen sind, dürfen sie nur maximal 3 Stunden warmgehalten werden. Zudem muss das Essen immer mindestens eine Temperatur von 65 °C haben, besser sind sogar 70–80 °C. Wird das Essen zu lange warmgehalten, verliert es an Geschmack, die Konsistenz leidet und auch die Farben sind nicht mehr so ansprechend. Zudem sollen die warmen Gerichte mit frischen, gekühlten Speisen wie z. B. Salaten oder Rohkost, ergänzt werden. In den gekühlten Speisen (bei max. 7 °C) bleiben nämlich mehr Vitamine und Mineralstoffe enthalten.

Der Küchenhelfer berichtet dann noch, dass früher in der Schulkantine auch selbst gekocht wurde. Seit dieses System eingeführt wurde, benötigen sie weniger Platz und auch weniger Energie. Es müssen auch nicht mehr so viele Leute in der Küche arbeiten und es werden keine Töpfe und Pfannen mehr gebraucht, die man ständig erneuern musste und natürlich auch spülen. Das führte dazu, dass das Essen für die Schüler günstiger wurde, im Vergleich zu früher.

Notiere dir hier deine Fragen, Unklarheiten oder Anmerkungen.

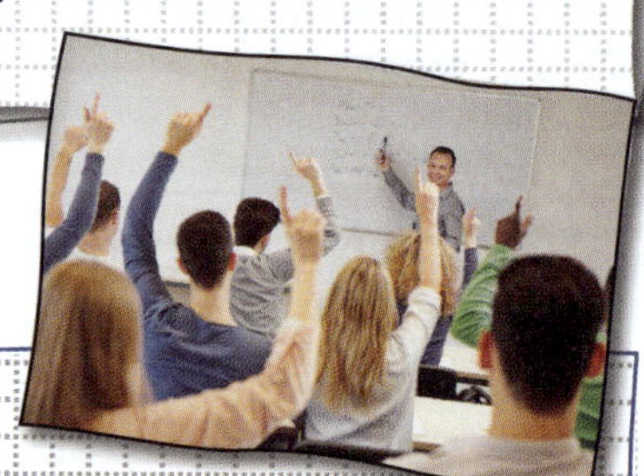

© Robert Kneschke – stock.adobe.com

Deine Notizen zum Text:

Barek hat sehr viel erfahren bei seinen Interviews und den Recherchen. Das muss er erst mal in seinem Kopf sortieren, um das Lapbook zu erstellen. Bareks Freundin schlägt vor, zur Strukturierung Impulskarten zu nutzen. Jede Impulskarte grenzt ein Themenbereich für ein Minibook ein. Die ausgearbeiteten Minibooks ergeben dann gut kombiniert das Lapbook.

5

(1) Lies dir die Impulskarten 1 bis 4 aufmerksam durch. Jede Impulskarte weist auf einen wichtigen Themenbereich für ein Minibook hin. Die Impulskarte gibt dir auch mögliche Faltvorlagen und die Leitfrage vor.

(2) Wähle für die Impulskarten 1 bis 4 unterschiedliche Farben, die du in den Kästchen neben den Karten kennzeichnest. Mit dieser Farbe markierst du in den Texten A bis D die Aussagen, die auf die Leitfrage antworten..

(3) Siehe unten auf dieser Seite.

Durch die Impulse erhältst du von jedem Text die wichtigen Infos für deine Minibooks.

☐ **Impulskarte 1: Verpflegungssysteme allgemein**

mögliche Faltvorlage: Drehscheibe, einfaches Flip-Flap

- Welche Verpflegungssysteme werden unterschieden?
- Wie werden die englischen Begriffe für die Systeme übersetzt und in welchen Lebensbereichen findet man die Systeme vorwiegend?

☐ **Impulskarte 2: Produktion und Ausgabe**

mögliche Faltvorlage: Wolkenfächer, vierblättrige Blüte

- Was kannst du über die Produktion der Speisen und die Ausgabe an die Gäste sagen? Schreibe zu jedem System einen Satz.

Ergänzende Infos findest du bei Bedarf auch in den ausliegenden Büchern im Klassenraum.

☐ **Impulskarte 3: Lebensmitteleinsatz**

mögliche Faltvorlage: Doppelte Ausziehtasche, Taschenquiz

- Welche Lebensmittel werden bevorzugt eingesetzt?

☐ **Impulskarte 4: Lagerung der Speisen**

mögliche Faltvorlage: Recherchefächer, Faltquadrat

- Wie werden die zubereiteten Speisen gelagert?

(3) Folge nun noch den Impulskarten 5 und 6.

Impulskarte 5: Gemeinsamkeiten & Unterschiede

mögliche Faltvorlage: Gemeinsamkeiten und Unterschiede

- Was haben die beschriebenen Systeme gemeinsam?
- Worin unterscheiden sie sich?

Impulskarte 6: Ergänzungen

mögliche Faltvorlage:

- Welche anderen Bereiche (Drive In, Schnellimbiss, etc.) gibt es, die ähnliche Systeme aufweisen?
- Ordne sie den genannten Verpflegungssystemen in einer Übersicht zu.

Barek haben die Impulskarten bei der Strukturierung der Informationen sehr geholfen. Die Planung ist abgeschlossen und nun muss er sich entscheiden, wie sein Lapbook aussehen soll.

(6) Entscheide dich für die Gestaltung deines Lapbooks.

Schau dir hierfür nochmal die detaillierte Beschreibung eines Lapbooks im Anhang A1 an. Die Beispiele können dir auch ein paar Ideen geben.

Mach dir Notizen zu deinen Ideen.

Der Ordner mit den Faltanleitungen liegt im Klassenraum aus.

Ideensammlung für dein Lapbook:

Denkt auch an die Regeln für das Erstellen von Plakaten im Allgemeinen.

(7) Erstelle dein Lapbook.

Gestalte es kreativ, dekorativ und informativ.

Du hast Barek beim Erstellen des Lapbooks gut unterstützt.

(8) Lege dein Lapbook zur Veröffentlichung in der Klasse aus. In einer Ausstellung werden nun die Lapbooks aller Mitschülerinnen und Mitschüler präsentiert.

Schau dir die Arbeitsergebnisse deiner Mitschülerinnen und Mitschüler an. Gib ausgewählten Mitschülern ein Feedback und erhalte selbst Rückmeldungen.

Rückmeldung für mein Lapbook von __________________________:

Kriterium	☺	😐	☹
Die Minibooks sind ordentlich geklebt, gefaltet und beschriftet.			
Die Minibooks sind mit dekorativen Bildern oder Zeichnungen ergänzt.			
Die Minibooks sind abwechslungsreich und unterschiedlich gestaltet.			
Die Inhalte sind verständlich und interessant formuliert.			

Rückmeldung für mein Lapbook von __________________________:

Kriterium			
Die Minibooks sind ordentlich geklebt, gefaltet und beschriftet.			
Die Minibooks sind mit dekorativen Bildern oder Zeichnungen ergänzt.			
Die Minibooks sind abwechslungsreich und unterschiedlich gestaltet.			
Die Inhalte sind verständlich und interessant formuliert.			

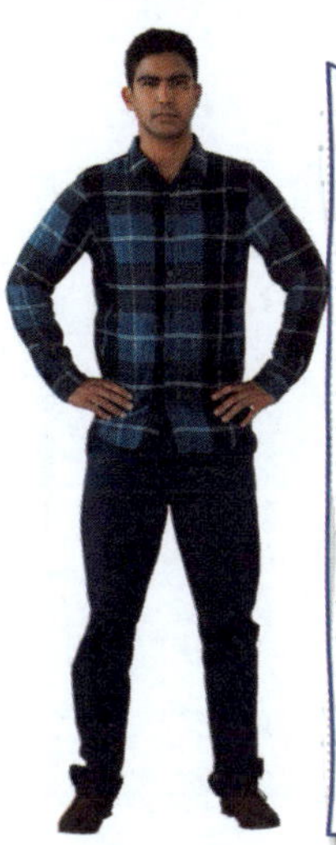

Folgende Veränderungen habe ich nach der Rückmeldung an meinem Lapbook noch vorgenommen:

-
-
-

Barek ist sehr stolz auf sein Lapbook und sein Wissen, das er sich angeeignet hat.

Bist du zufrieden mit deinem Lernerfolg?

9 Bewerte deinen Lernerfolg mithilfe der Zielscheibe.

Je näher du deine Kreuze in der Mitte der Zielscheibe setzt, umso zufriedener bist du mit deinem Lernerfolg, mit der Zusammenarbeit mit deiner Mitschülerin bzw. deinem Mitschüler und mit deinem Ergebnis, heißt, mit deinem Lapbook.

Zielscheibe

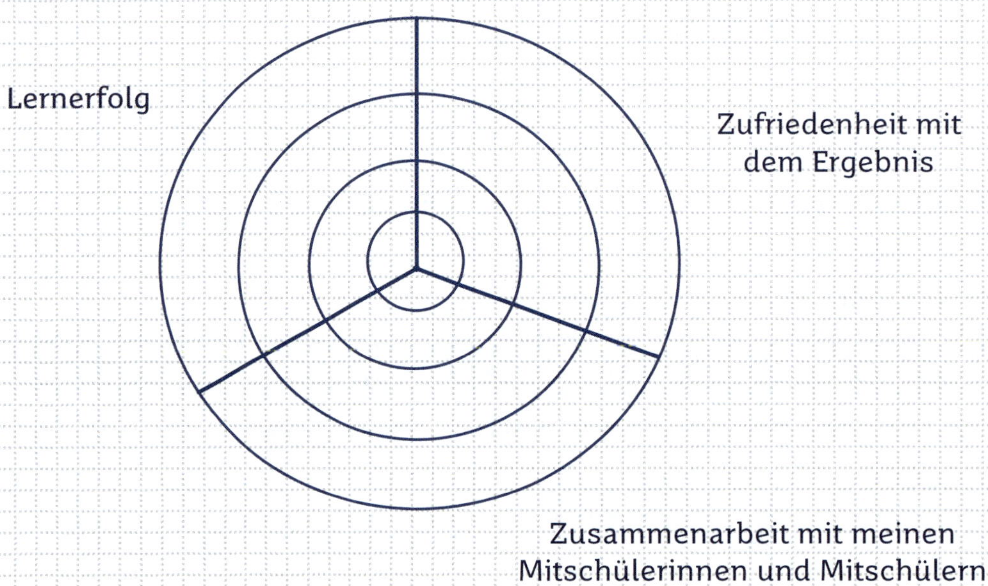

Zielscheibe selbst erstellt

Meine drei wichtigsten Erkenntnisse sind:

1.

2.

3.

Dokumentiere in der Tabelle deine Lernschritte, damit du während der Lernaufgabe keine Details übersiehst.

Nr.	Handlungsprodukt	erledigt am:	Unterschrift:
1, 2	Notizzettel		
3	Teambildung		
4	Notizen, Partnerinterview		
5	Textanalyse mithilfe von Impulskarten		
6	Notizen zur Lapbook-Gestaltung		
7	Lapbook		
8	Veröffentlichung Lapbook, Feedback		
9	Zielscheibe, Bewertung		

Abschluss

Und nun bitte noch ein Feedback an deine Lehrkräfte. Schreib eine kurze Rückmeldung und kreuze die Daumen an...

War die Lernaufgabe verständlich?

Hat dir die Lernaufgabe Freude gemacht?

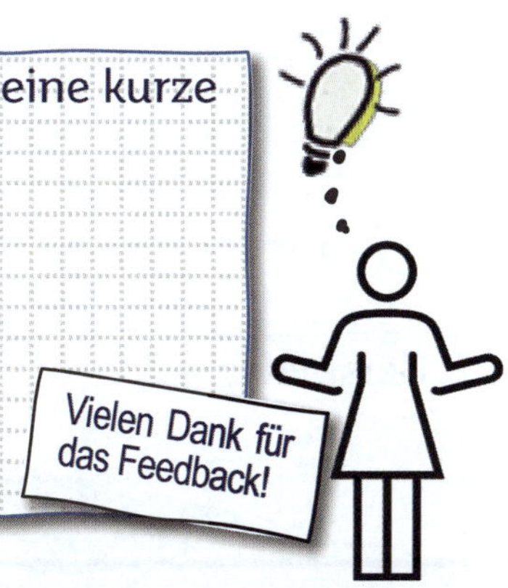

Zum Abschluss noch ein Feedback von der Lehrkraft an dich.

Barek hat schon häufig von Lapbooks gehört, aber gesehen hat er sie noch nicht.

Was ist ein Lapbook?

- Ein Lapbook ist ein Falt- bzw. Klappbuch, meist im DIN A3 Format oder noch größer
- Ein Lapbook enthält auf kleinstem Raum sehr viele Informationen zu einem Themenbereich.
- Der Gestaltung sind dabei kaum Grenzen gesetzt. Jedes Lapbook ist ein Unikat.
- In einem aufklappbaren Umschlag befinden sich in einem Lapbook die verschiedensten Arten von eingeklebten oder eingehefteten Innenteilen. Es sind Minibooks, Infozettel oder Infoboxen, je nach Thema und Gefallen.
- Das Lapbook ist so eine übersichtliche und komprimierte Darstellung verschiedener Bereiche eines übergeordneten Themas, z. B. den Verpflegungssystemen. In dem Lapbook werden in kleinen Minibooks die jeweiligen Systeme dargestellt.

Ein Ordner mit den detaillierten Faltanleitungen liegt im Klassenraum aus.

Beispiele

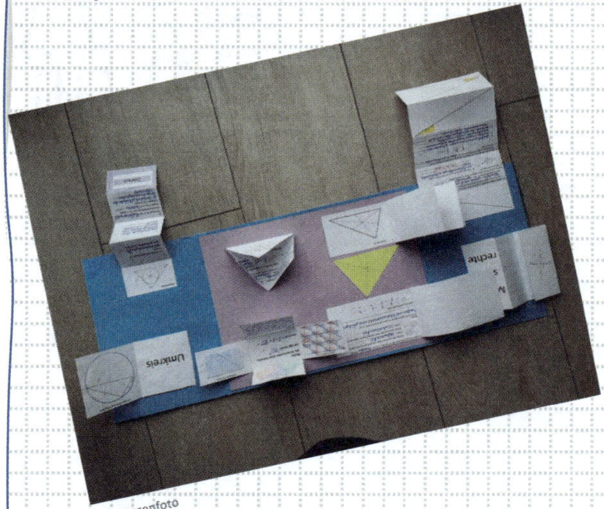

© Autorenfoto

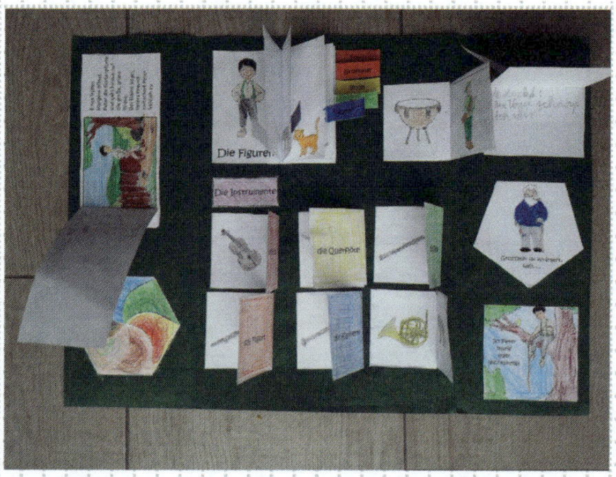

© Autorenfoto

Ich kann ...

- Ausgabesysteme mit Selbstbedienung beschreiben.
- die Speisenausgabe auf den Zimmern beschreiben.
- Hilfsmittel der Verpflegung nennen und ihre Funktion beschreiben.
- geeignete Hilfsmittel der Verpflegung aussuchen und meine Auswahl begründen.
- Leitfragen zu einem Text beantworten.
- die 5-Schritt-Lesemethode anwenden.
- Informationen aus einem Text durch (farbiges) Markieren zuordnen und in eine Tabelle einsortieren.
- falsche Informationen erkennen und richtig wiedergeben.
- ein Flipbook kreativ und informativ gestalten.
- mich mit meinem Banknachbarn austauschen.
- Feedback geben und annehmen.

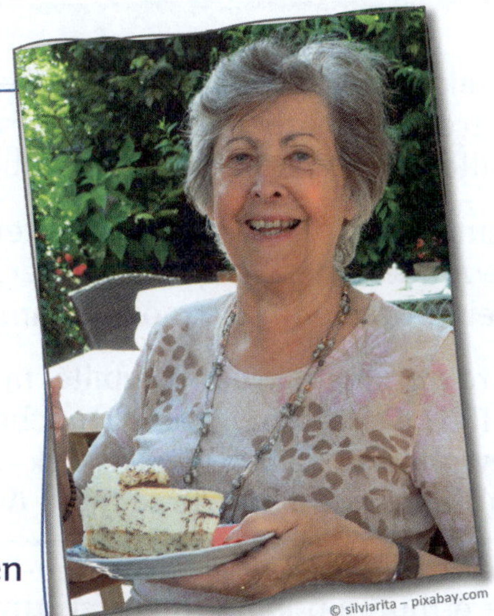

© silviarita – pixabay.com

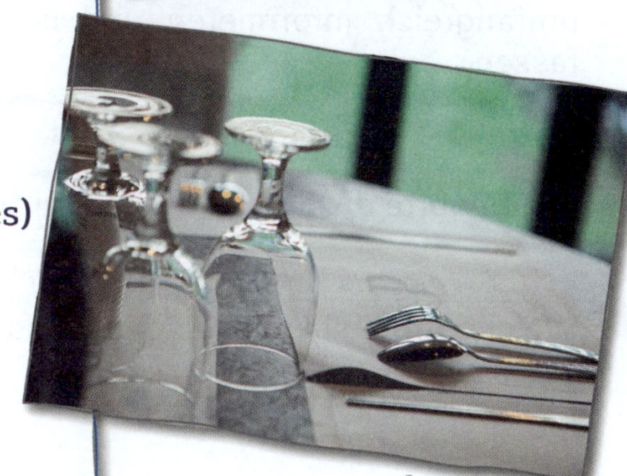

© allybally4b – pixabay.com

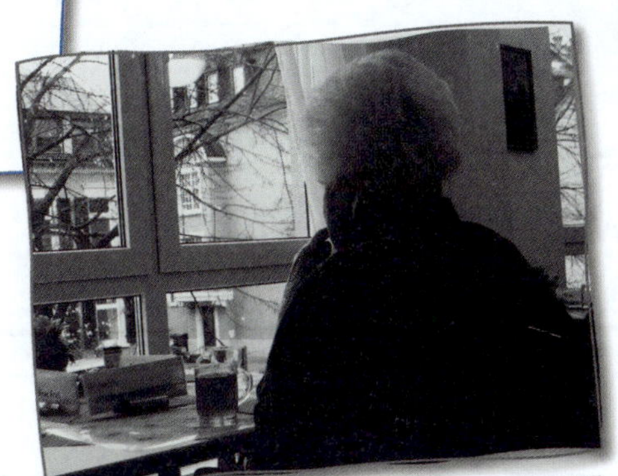

© geralt – pixabay.com

Zeitumfang:
9 Unterrichtsstunden

Lernfeld 6: Umsetzung hauswirtschaftlicher Prinzipien

Lernaufgabe 6.2: Bitte nicht füttern!

Barek hat im Rahmen seines Praktikums im Altenheim „Abendsonne" schon viele interessante Arbeitsbereiche kennengelernt. So durfte er zum Beispiel bereits Frau Müller zum Arzt begleiten oder bei der Reinigung und Desinfektion helfen.

Heute lernt Barek einen weiteren Arbeitsbereich kennen: die Verpflegung der Bewohnerinnen und Bewohner. Er soll sich deshalb morgens gleich bei Frau Weinert melden. Sie möchte ihm die Cafeteria der „Abendsonne" vorstellen.

Barek soll außerdem Sybille mittags bei der Speisenausgabe auf den Zimmern helfen. Darauf freut er sich schon sehr, denn er pflegt gerne den Kontakt zu den Bewohnern. Daher weiß Barek auch, dass einige Hilfe und Unterstützung bei der Nahrungsaufnahme brauchen. Auch das Trinken bereitet einigen Problemen.

Barek fragt sich, wie man den Bewohnern die Nahrungsaufnahme erleichtern und sie ermutigen kann, mehr zu trinken. Er möchte sich bei Frau Weinert und Sybille umfangreich informieren und seine Ergebnisse in einem Flipbook zusammenfassen.

Erinnerst du dich noch an die 5-Schritt-Lesemethode? Wende sie an!

1 Beantworte die drei Leitfragen mithilfe der Informationen aus dem Text.

Welche Arbeitsbereiche der „Abendsonne" hat Barek bereits kennengelernt?

Warum soll Barek sich bei Frau Weinert und Sybille melden?

Was möchte Barek tun?

2 Kennst du bereits verschiedene Verpflegungssysteme oder Hilfsmittel für die Verpflegung – z. B. aus deinem Praktikum oder Alltag? Liste deine Beispiele auf.

Barek trifft sich morgens mit der Hauswirtschafterin Frau Weinert. Sie erklärt ihm die einzelnen Bereiche der Cafeteria und den Aufbau des Frühstücksbuffets.

3 Was berichtet Frau Weinert über die Cafeteria der „Abendsonne"? Lies dir den Informationstext aufmerksam durch. Unterstreiche alle wichtigen Informationen zur Cafeteria-Ausgabe und zur Free-Flow-Ausgabe.

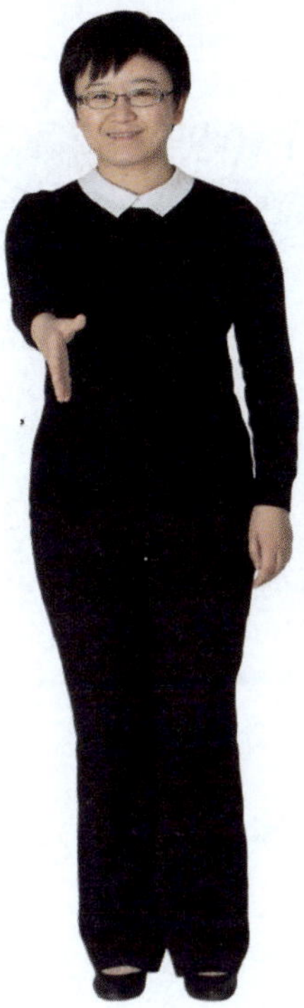

© pixabay.com

„Hallo Barek! Schön, dass du mir heute beim Frühstücksbuffet helfen wirst. Hier in unserer Cafeteria treffen sich vor allem unsere mobilen Seniorinnen und Senioren.

Sie können hier aus einem reichhaltigen und abwechslungsreichen Angebot selbst auswählen. Dazu nehmen sie sich ein Tablett und rutschen damit auf der Tablettrutsche entlang. Jeder nimmt sich so viel er möchte von den vorportionierten Speisen und bedient sich anschließend mit Kaffee, Tee oder anderen Getränken.

Wenn wir warme Speisen anbieten, wie zum Beispiel Rührei oder Bacon, bieten wir den Bewohnern diese in direktem Kontakt an. Der ein oder andere nutzt dies gleich für einen kurzen Austausch. Denn auch das ist wichtig für unsere Seniorinnen und Senioren!

Früher hatten wir eine Free-Flow-Ausgabe. Da mussten unsere Seniorinnen und Senioren mit ihren Tabletts von Theke zu Theke gehen. An jeder Theke wurde etwas anderes angeboten: Brötchen, Brot, Streichfette, verschiedene Aufstriche, Wurst und Käse oder auch diverse Müslis. Nach dem großen Umbau der „Abendsonne" hatte der Träger sich dann jedoch für die Cafeteria-Ausgabe entschieden."

4 Lies die beiden Infoboxen zur Cafeteria-Ausgabe und zur Free-Flow-Ausgabe. Unterstreiche Vorteile in grün und Nachteile in rot.

Infobox Cafeteria-Ausgabe

Bei der Cafeteria-Ausgabe werden die Speisen und Getränke nebeneinander (in Reihe) präsentiert. Aus Platzgründen kann meist nur eine beschränkte Auswahl an Speisen angeboten werden. Zudem kann es durch das Anstehen in der Reihe zu Wartezeiten kommen. Da warme Speisen oft durch Personal ausgegeben werden, können die Seniorinnen und Senioren die Portionsgröße beeinflussen oder andere individuelle Wünsche äußern. Zudem können sie Hilfe bei der Auswahl der Speisen erhalten und Feedback geben. Das Angebot an Speisen kann durch das Ausgabepersonal kommuniziert werden, z. B. wenn die Seniorinnen und Senioren Fragen zu einem Gericht haben.

Infobox Free-Flow-Ausgabe

Bei der Free-Flow-Ausgabe kann sich jeder selbst bedienen und sich das Essen individuell zusammenstellen. Im Vergleich zu anderen Ausgabesystemen benötigt eine Free-Flow-Ausgabe viel Platz, damit es nicht zu einem Engpass kommt und die Ausgabe auch bei Anwesenheit der Seniorinnen und Senioren nachbestückt werden kann. Im Vergleich zur Cafeteria-Ausgabe müssen sich die älteren Menschen nicht in eine Warteschlange einreihen. Sie schauen sich auch gerne um, bevor sie sich bedienen, weshalb die Wartezeit an einzelnen Ausgabestellen länger sein kann.

5 Stelle nun deine gewonnenen Informationen über die beiden Ausgabesysteme mit Selbstbedienung in der folgenden Tabelle gegenüber.

Gerne kannst du auch im Internet weitere Infos recherchieren. Nutze die Suchbegriffe „Ausgabesysteme Gemeinschaftsverpflegung“

Ausgabesystem mit Selbstbedienung	Cafeteria-Ausgabe	Free-Flow-Ausgabe
Beschreibung		
Eigenschaften der angebotenen Speisen		
Besonderheiten		
Vorteile		
Nachteile		

Einige Bewohnerinnen und Bewohner der „Abendsonne" nehmen die Mahlzeiten auf ihren Zimmern ein. Wie das funktioniert, zeigt ihm Sybille mittags bei der Essenausgabe.

6 Was berichtet Sybille über die Mahlzeitenausgabe? Lies dir den Informationstext aufmerksam durch.

„Hallo Barek! Schön, dass du mir heute bei der Ausgabe des Mittagessens helfen möchtest. Du kannst dir schon einmal unseren **Tablettwagen** genauer anschauen: Dort findest du die fertig portionierten Mittagsmenüs auf Tabletts.

Alle **Teller** sind mit einer Cloche zum Isolieren abgedeckt – egal, ob die Speisen darunter warm oder kalt gehalten werden müssen. Bei warmen Mahlzeiten hat der Teller zusätzlich einen Warmhaltekern.

Die Speisenausgabe muss gut organisiert sein! Wir bringen ja die Tabletts direkt zu den Bewohnern ... Diese haben nur bedingt Einfluss auf die Portionsgrößen. Das ist aber gar nicht so verkehrt, z. B. wenn jemand Diabetiker ist. Mir gefällt das Austeilen auf den Zimmern viel besser als unten in der Cafeteria! Es ist die beste Möglichkeit, den Kontakt zu pflegen.

Wichtig ist, wie du das Essen anrichtest. Dabei müssen wir die körperlichen Beeinträchtigungen der Bewohnerinnen und Bewohner berücksichtigen. Wenn jemand sein Essen im Bett einnehmen möchte, verwenden wir den dazugehörigen Klapptisch. Allen anderen stellen wir das Tablett auf den Tisch im Zimmer.

Zeig jedem Bewohner nach dem Servieren, was sich auf dem Teller befindet. Auf Wunsch kannst du beim Anrichten und Zerkleinern helfen. Wenn du das Getränk einschenkst, sollte das Glas nicht zu voll gefüllt werden. Wenn du merkst, dass ein Bewohner nicht in der Lage ist, selbstständig zu essen, reichst du ihm die Speisen an. Verwende hierbei aber nicht den Begriff „füttern" – der ist für Tiere gebräuchlich, aber nicht für Menschen!

Zum Schluss noch ein freundliches „Guten Appetit!" und ab zum nächsten ..."

7 Kreuze an: Sind die folgenden Aussagen richtig (R) oder falsch (F)? Tausche dich anschließend mit deinem Banknachbarn aus. Korrigiert die falschen Aussagen.

Aussage	R	F
Im Tablettwagen befinden sich die vorportionierten Menüs auf Tabletts.		
Eine Cloche kommt nur bei heißen Speisen zum Einsatz.		
Bei warmen Mahlzeiten hat der Teller einen Warmhaltekern.		
Bei bettlägerigen Personen muss das Essen auf einen Klapptisch gestellt werden.		
Nach dem Servieren sollte gezeigt werden, was sich auf den Tellern befindet.		
Becher und Gläser randvoll machen, damit die Bewohner genug zu trinken haben.		
Der Begriff „füttern" kann ruhig im Gespräch mit den Bewohnern verwendet werden.		

Barek denkt noch einmal an die Probleme, die einige Bewohner beim Essen und Trinken haben. Er fragt Sybille, wie man diesen Bewohnern helfen kann. Sie zeigt ihm daraufhin die verschiedenen Hilfsmittel und erklärt ihre Funktionen.

8 Wofür wird welches Hilfsmittel verwendet? Finde die passende Bezeichnung und Beschreibung der abgebildeten Esshilfen und ergänze die Nummer.

1
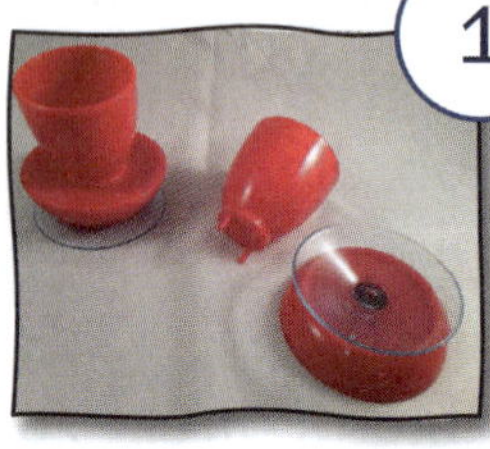
© Autorenfoto

2
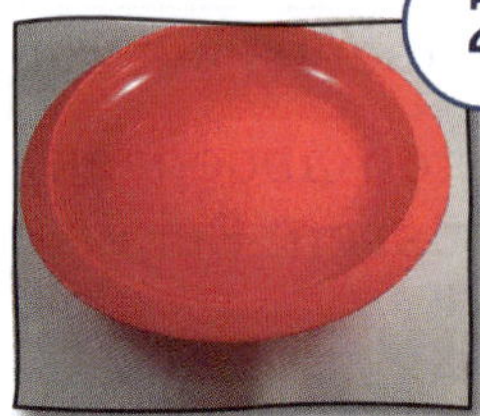
© Autorenfoto

3
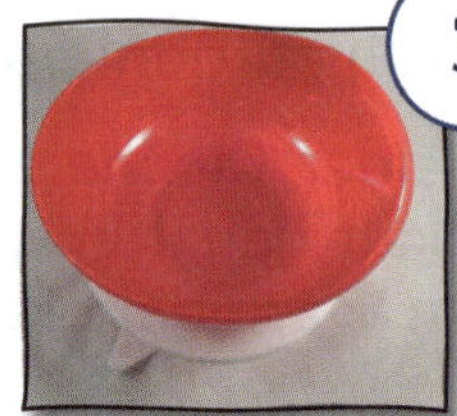
© Autorenfoto

4
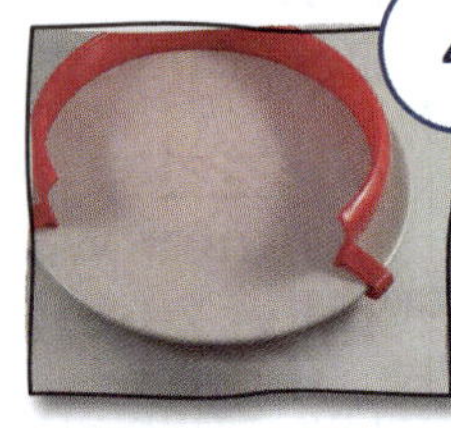
© Autorenfoto

5
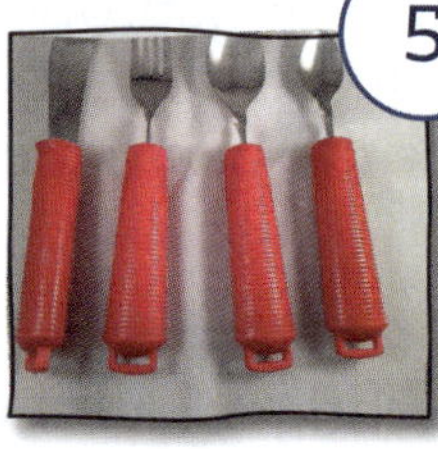
© Autorenfoto

6
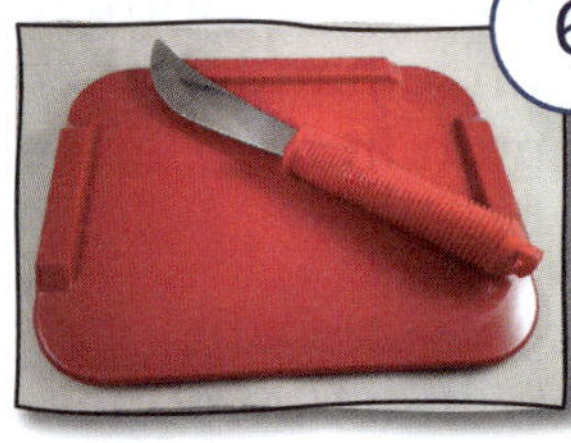
© Autorenfoto

7
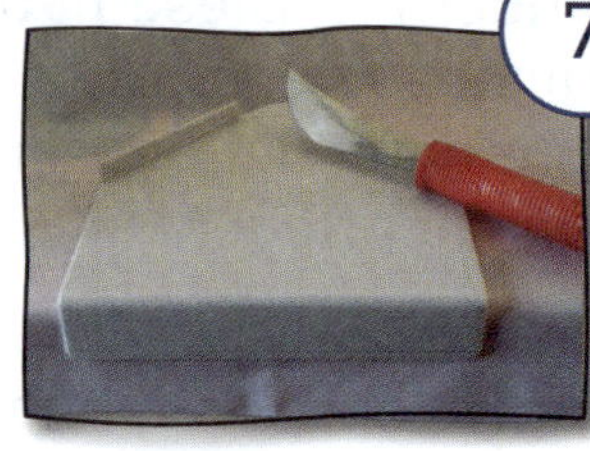
© Autorenfoto

behindertengerechtes Besteck
- für Personen mit Bewegungseinschränkungen
- auch geeignet bei Kraftlosigkeit, Schmerzen, Zittern und Empfindungsstörungen der Arme/Hände/Finger

Frühstücksbrett
- für Personen, die nur eine Hand bewegen können
- auch geeignet bei Koordinationsschwierigkeiten und Seheinschränkungen

Teller mit Randerhöhung
- für Personen, denen nur eine Hand zur Verfügung steht oder deren Motorik eingeschränkt ist
- ermöglicht ein sicheres Aufbringen von Speisen auf die Gabel
- ein Saugnapf am Boden verhindert das Wegrutschen

Eierbecher
- für Einhänder geeignet
- durch den Saugnapf unter dem Becher wird ein Verrutschen vermieden

Suppenschale mit Randerhöhung
- für Personen, denen nur eine Hand zur Verfügung steht oder deren Motorik eingeschränkt ist
- ermöglicht ein sicheres Aufbringen von Speisen auf die Gabel
- ein Saugnapf am Boden verhindert das Wegrutschen

Frühstücksbrett mit Kantenhalterung
- verhindert ein Verrutschen
- für Personen, die nur eine Hand bewegen können
- auch geeignet bei Koordinationsschwierigkeiten und Seheinschränkungen

Tellerranderhöhung
- für Personen mit einer Beeinträchtigung der Arme und Hände
- an einen herkömmlichen Teller aufsteckbar
- erleichtert das Schieben der Speisen an den Tellerrand

9 Wofür wird welches Hilfsmittel verwendet? Finde die passende Bezeichnung und Beschreibung der abgebildeten Trinkhilfen und ergänze die Nummer.

1
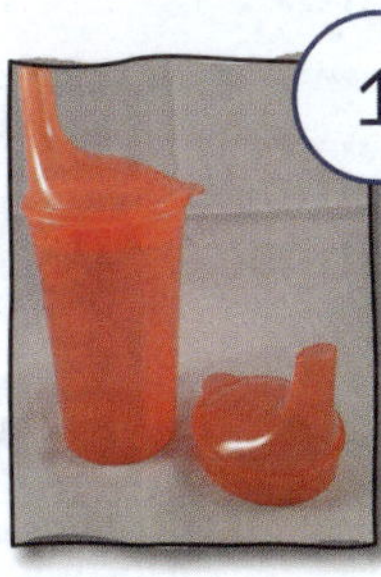
© Autorenfoto

2
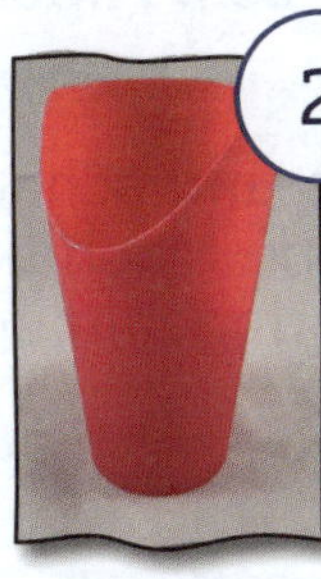
© Autorenfoto

3
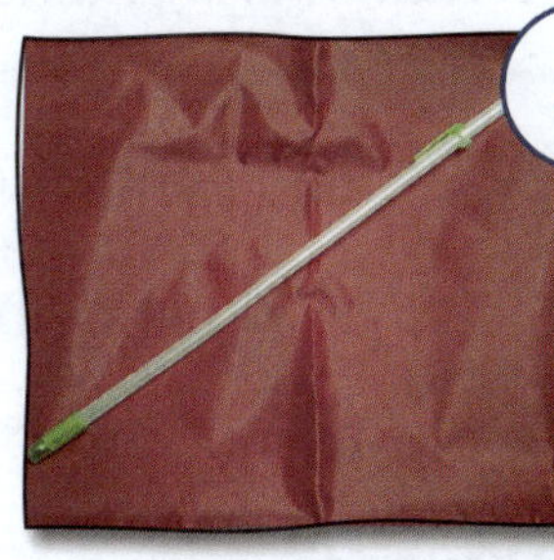
© Autorenfoto

Trinkbecher mit Nasenausschnitt

- für Personen mit Problemen im Nacken- oder Halsbereich und daher eingeschränkter Bewegung
- auch für Personen, die ihren Kopf allein nicht nach hinten legen können
- ermöglicht dem Pflegepersonal die Flüssigkeitsaufnahme genau zu beobachten

Pflegebecher mit Trinkaufsatz

- verhindert ein Überschwappen und gibt somit Sicherheit beim Trinken
- reduziert das Risiko des Verschüttens
- ermöglicht dem Pflegepersonal eine einfache Inhaltskontrolle für Trinkprotokolle

Strohhalm mit Rückflussstopp

- für Personen mit Problemen der Mundmuskulatur
- verhindert, dass man sich verschluckt, indem man beim Trinken zu viel Luft einatmet

https://www.youtube.com/user/Thomashilfen

Du brauchst Hilfe?
Dann scanne den QR-Code. Auf diesem YouTube Kanal findest du viele Videos zu den Hilfsmitteln.

10 Welche Hilfsmittel sollte Barek bereitstellen? Begründe deine Auswahl.

	geeignete Hilfsmittel	Begründung
Herr Yilmaz kann seinen rechten Arm nicht bewegen.		
Frau Biering hat Probleme beim Schlucken.		
Herr Mayer trinkt zu wenig.		

Barek hat sich während des gesamten Praktikumstages Notizen gemacht. Die gewonnenen Informationen zur Speisenausgabe und den Hilfsmitteln möchte er nun übersichtlich in einem Flipbook zusammentragen. Er überlegt daher, welche Materialien er braucht und wie er sein Flipbook gestalten möchte.

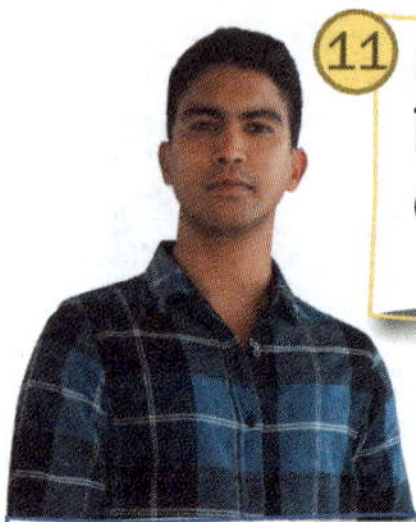

© vectorfusionart – stock.adobe.com

11 Scanne den QR-Code und schau dir das Video „Methode: Flipbook erstellen" an. Mach dir Notizen, welche Inhalte du in dein Flipbook bringen möchtest.

https://www.youtube.com/watch?v=gOc0zD-Us_8

Ideensammlung – mein Flipbook

Überlege dir auch, wie viele Register dein Flipbook haben soll!

Durchführen

12 Erstelle nun dein kreatives und informatives Flipbook. Du kannst hierfür auch die Bilder im Anhang A1 verwenden.

Verwende ruhig auch buntes Papier.

Barek ist mit seinem Flipbook fertig. Er möchte es Frau Weinert und Sybille beim nächsten Praktikumstag zeigen.

13 Tausche dein Flipbook mit deinem Banknachbarn aus: Schaut euch das jeweilige Arbeitsergebnis an. Gebt euch gegenseitig ein Feedback.

Rückmeldung für mein Flipbook von ____:

Kriterium			
Das Flipbook ist ordentlich gefaltet, getackert und beschriftet.			
Das Flipbook ist mit dekorativen Bildern oder Zeichnungen ergänzt.			
Das Flipbook ist abwechslungsreich und unterschiedlich gestaltet.			
Die Inhalte des Flipbooks sind vollständig.			
Die Inhalte des Flipbooks sind verständlich und interessant formuliert.			

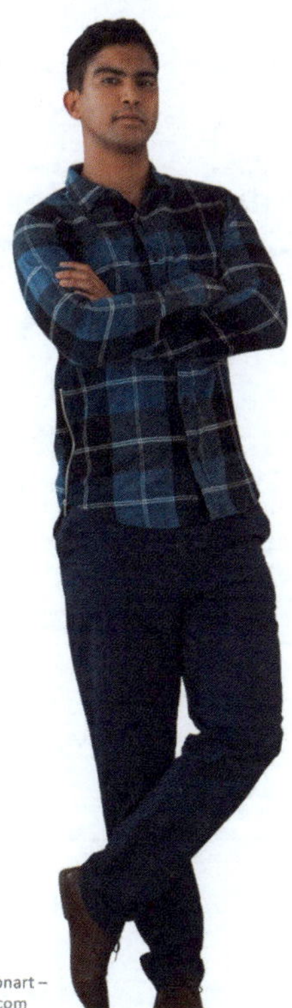

Folgende Veränderungen habe ich nach der Rückmeldung an meinem Flipbook noch vorgenommen:

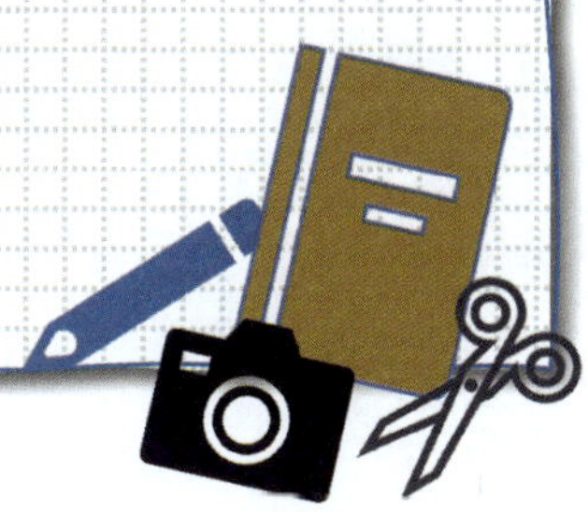

Barek ist sehr stolz auf sein Flipbook. Immer, wenn er sich bei den Hilfsmitteln nicht ganz sicher ist, weiß er, wo er nachschlagen kann.

(14) Wie gut hast du die Inhalte der Lernaufgabe verinnerlicht? Gib dir für die einzelnen Punkte Schulnoten von 1 bis 6. Verbinde anschließend deine Noten miteinander und male deinen Ergebnis-Fächer aus.

Ergebnis-Fächer

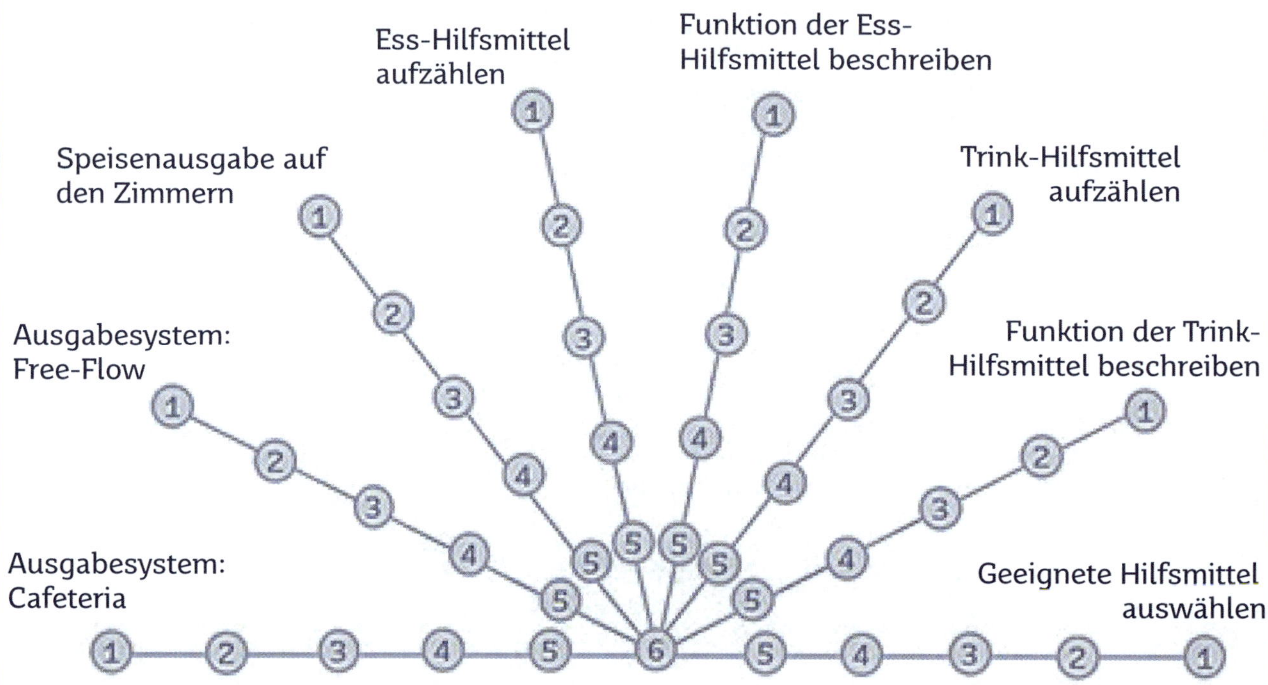

(15) Schau dir deinen Ergebnis-Fächer genauer an. Wie sieht er aus? Ist er groß oder klein? Hat er viele Zacken? Was bedeutet das?

Mein Ergebnisfächer ist/hat ______________________________

Das bedeutet, dass ______________________________

____

____

Barek hat in den letzten Wochen viel gelernt. Es hat ihm Spaß gemacht, Frau Weinert in der Cafeteria und Sybille bei der Speisenausgabe auf den Zimmern zu helfen.

Überprüfe, ob du alle Aufgaben bearbeitet hast. Bewerte dabei auch deinen Lernstand am Ende der Lernaufgabe. Verwende folgende Zeichen:

+ (kann ich richtig gut) +/– (kann ich) – (kann ich nicht gut)

Mein Lernstand

Handlungsprodukte	erledigt am:	Bewertung	Unterschrift
Tabelle Ausgabesysteme mit Selbstbedienung			
Speisenausgabe auf den Zimmern			
Zuordnung Hilfsmittel Essen und Trinken			
Auswahl geeigneter Hilfsmittel			
Flipbook			
Feedback Flipbook und evtl. Verbesserungen			
Ergebnis-Fächer			

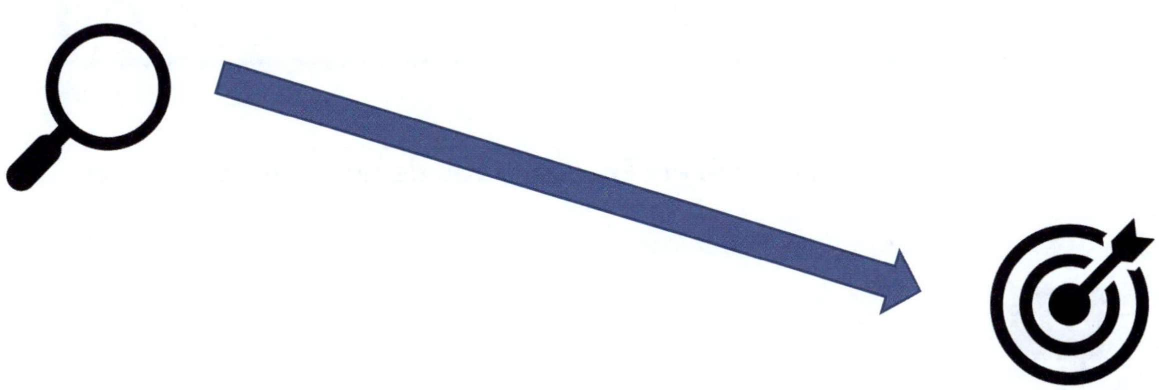

Das wusste ich zu diesem Thema schon:

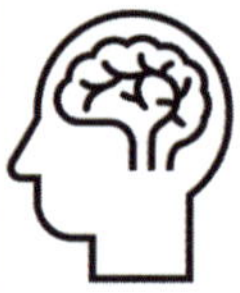

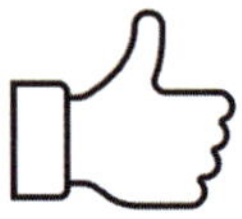

Das hat mich an diesem Thema besonders interessiert:

Meine drei wichtigsten Erkenntnisse aus dieser Lernaufgabe sind:

1.

2.

3.

Das möchte ich noch sagen:

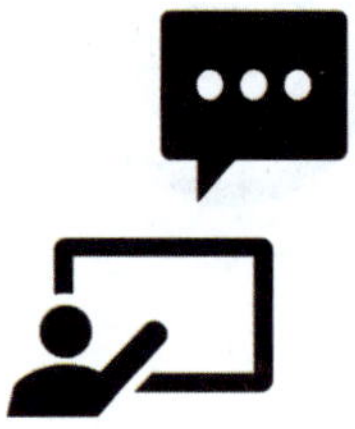

Zum Schluss noch ein Feedback von deiner Lehrkraft an dich:

Barek möchte sein Wissen testen: Wie war das noch einmal mit der Speisenausgabe?

Im folgenden Text stimmt einiges nicht! Markiere alle Fehler mit Rot.

Speisenausgabe mit Selbstbedienung

In Altenpflegewohnheimen gibt es oft Cafeterien. Die Senioren können hier aus einem reichhaltigen und abwechslungsreichen Angebot selbst auswählen. Dazu wird ihnen ein Tablett mit vorbestellten Speisen und Getränken an den Sitzplatz gebracht. Ein Nachteil hierbei ist, dass man sich nicht so viel nehmen kann, wie man möchte. Dafür braucht man für diese Form der Speisenausgabe nicht viel Platz.

Werden warme Speisen angeboten, wie zum Beispiel Rührei oder Bacon zur Frühstückszeit, müssen die Senioren diese an der Cafeteria abholen. Der ein oder andere nutzt dies gleich für einen kurzen Austausch. Denn auch das ist wichtig.

Eine andere Möglichkeit der Speisenausgabe mit Selbstbedienung ist das Free-Flow-System. Hier muss man mit seinem Tablett entlang einer Tablettrutsche rutschen. Alles wird nacheinander angeboten, z. B. zuerst Brötchen und Brot, dann Streichfette, verschiedene Aufstriche, Wurst und Käse und zum Schluss diverse Müsli und Getränke. Auch das Free-Flow-System benötigt nicht viel Platz.

Speisenausgabe auf den Zimmern

Auf den Tellerwagen befinden sich fertig portionierte Menüs auf Tabletts. Wenn die Speisen kalt gehalten werden müssen, sind alle Tabletts mit einer Cloche abgedeckt. Bei warmen Mahlzeiten hat das Tablett zusätzlich einen Warmhaltekern.

Die Speisenausgabe muss gut organisiert sein, da die Tabletts von den Bewohnern angeholt werden. Sie haben nur bedingt Einfluss auf die Portionsgrößen. Wichtig ist, wie das Essen angerichtet wird. Dabei müssen die körperlichen Beeinträchtigungen der Bewohnerinnen und Bewohner nicht berücksichtigt werden.

Nach dem Servieren wird gezeigt, was sich auf dem Teller befindet. Auf Wunsch kann beim Anrichten und Zerkleinern geholfen werden. Becher oder Gläser werden bis zum Rand mit Getränken gefüllt. Wenn eine Bewohnerin oder ein Bewohner nicht in der Lage ist, selbstständig zu essen, reicht man ihr oder ihm die Speisen und Getränke an. Dabei kann man ruhig „Kein Problem, ich füttere Sie einfach ..." sagen.

Schreibe nun den Text richtig auf.

Die folgenden Bilder können zur Gestaltung des Flipbooks verwendet werden!

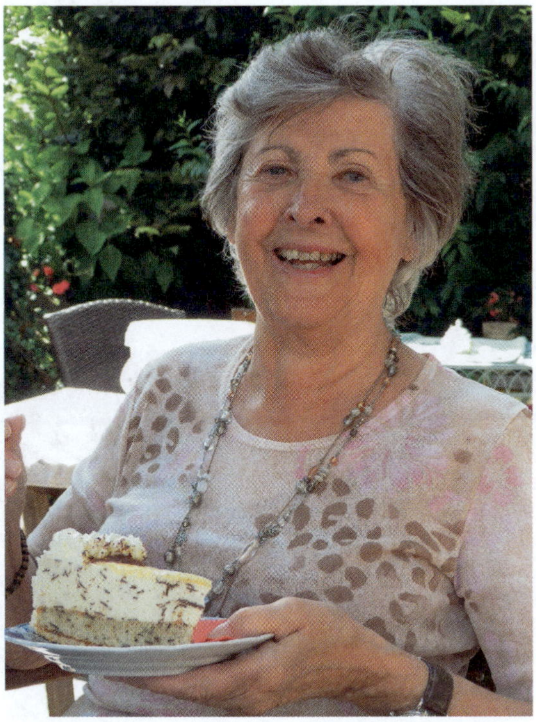

© silviarita – pixabay.com

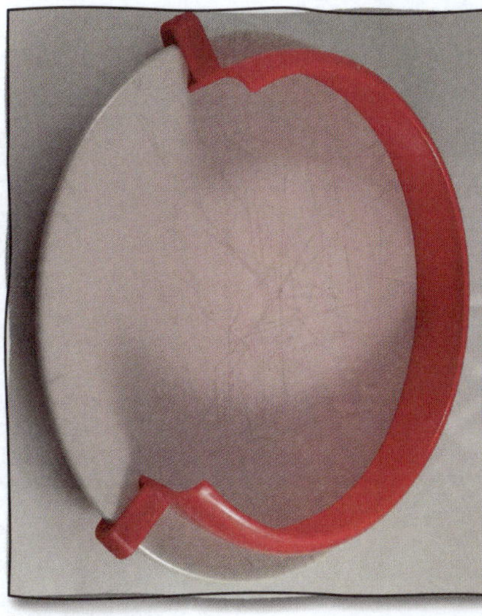

© Autorenfoto

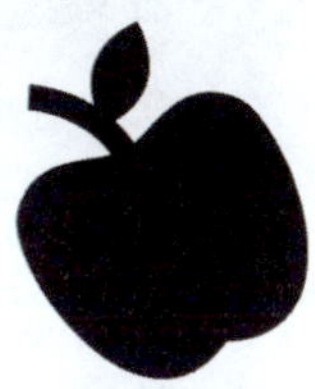

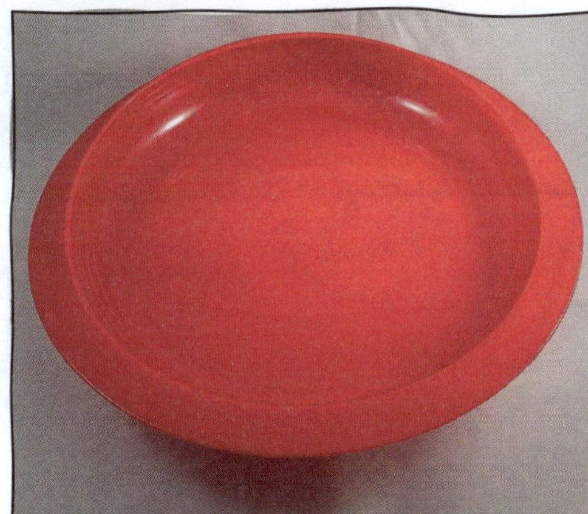

© Autorenfoto

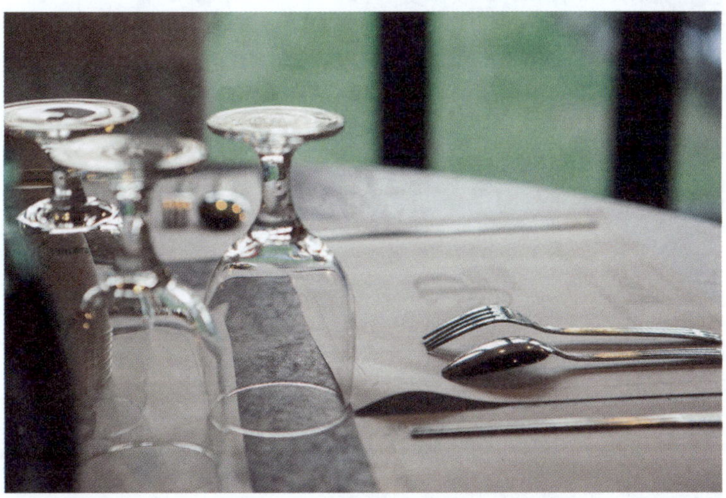

© allybally4b – pixabay.com

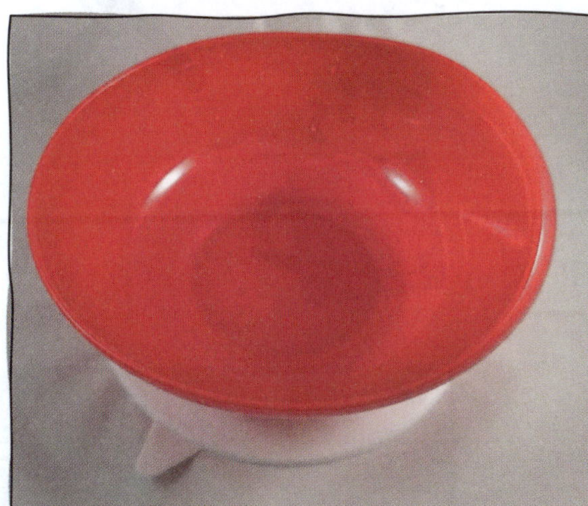

© Autorenfoto

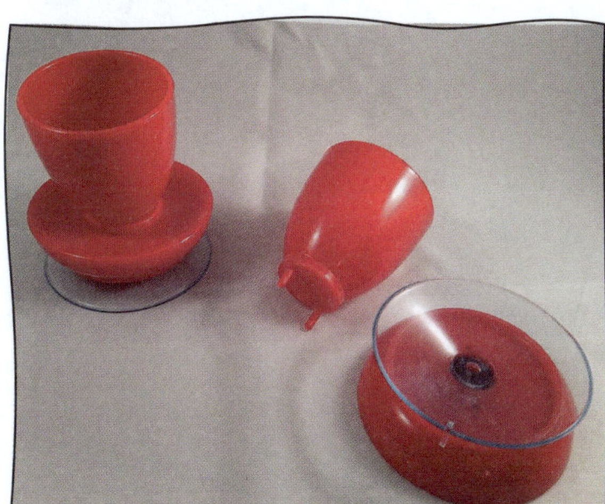

© Autorenfoto

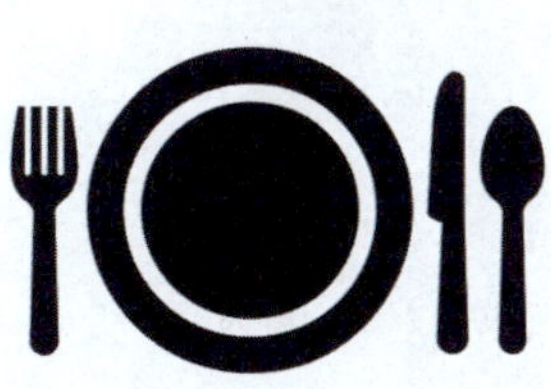

Die folgenden Bilder können zur Gestaltung des Flipbooks verwendet werden!

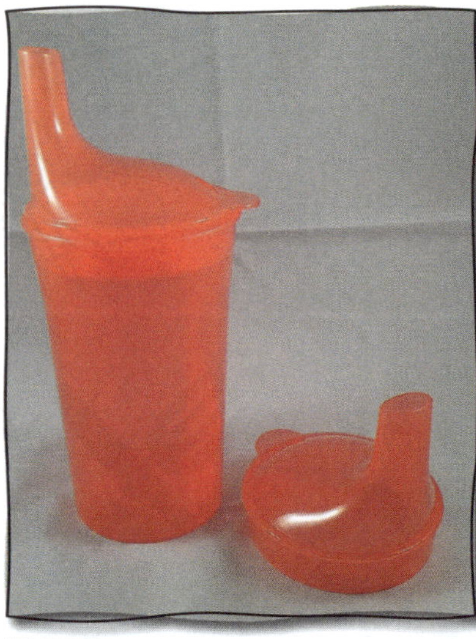

© Autorenfoto

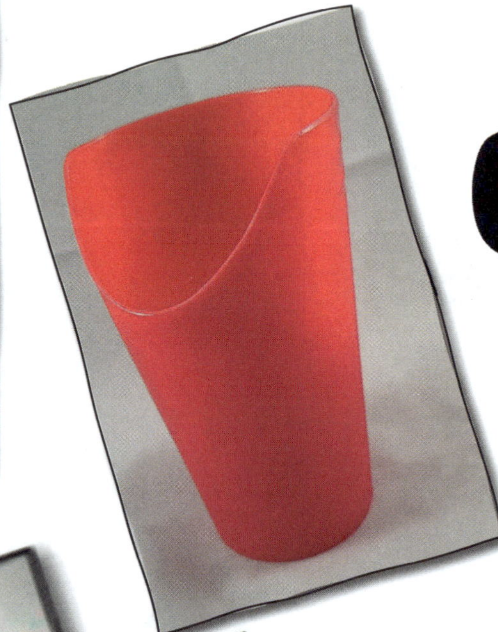

© Autorenfoto

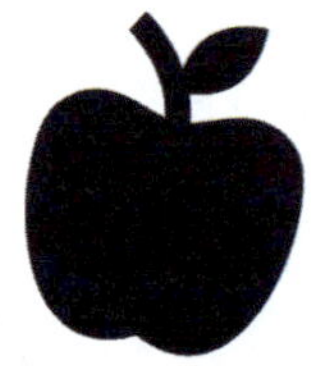

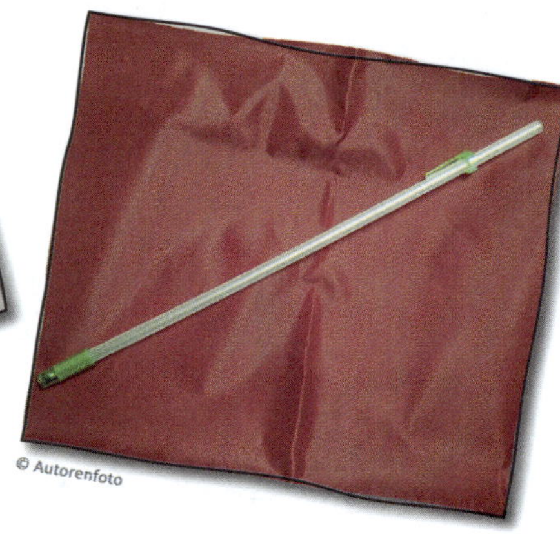

© Autorenfoto

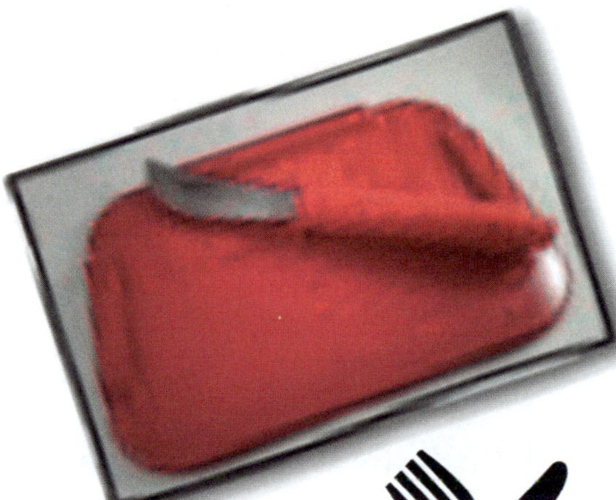

© Autorenfoto

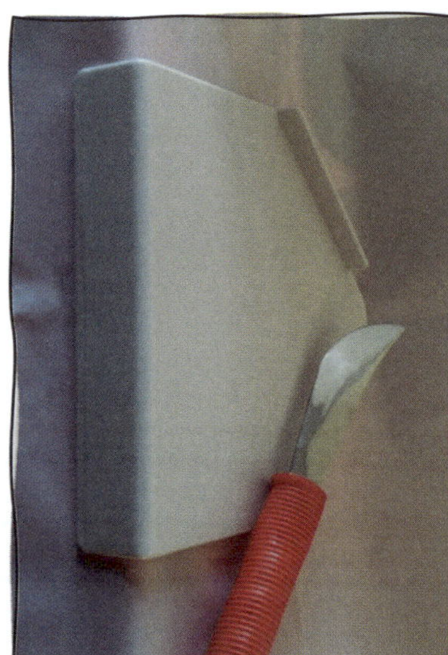

© Autorenfoto

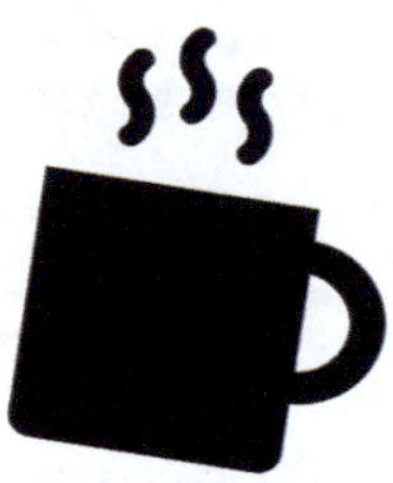

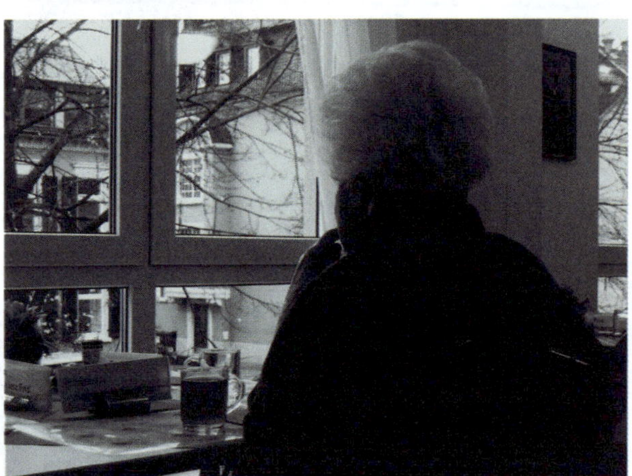

© pixabay.com

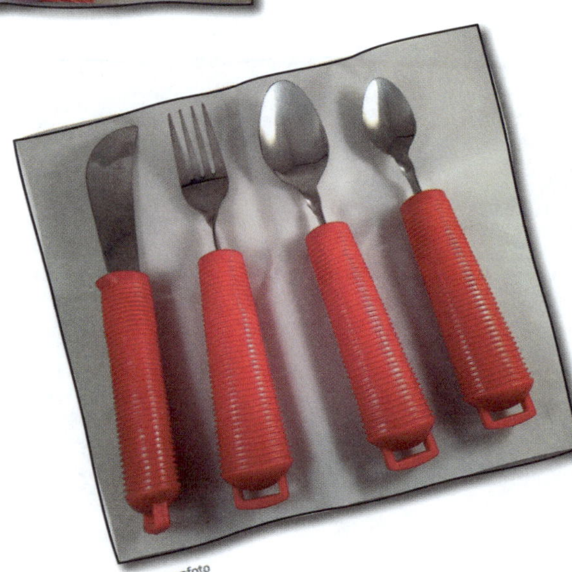

© Autorenfoto

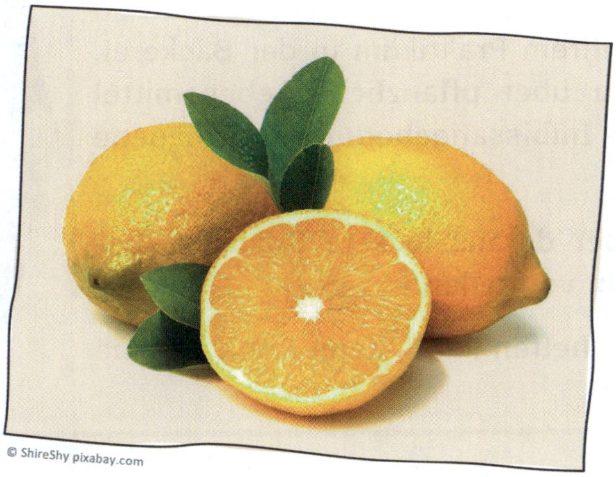

© ShireShy pixabay.com

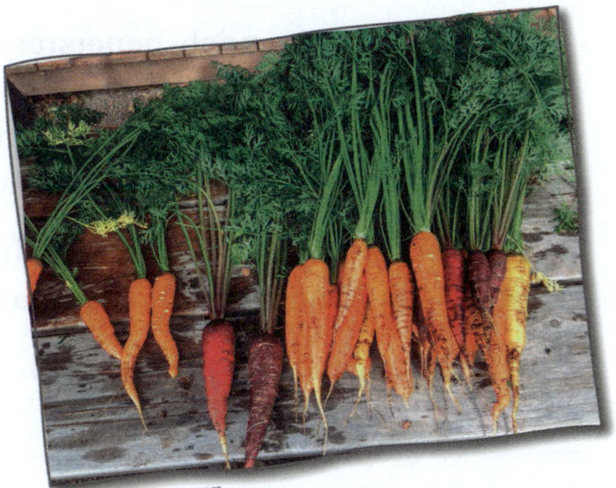

© FruitnMore – pixabay.com

Lernfeld 6: Umsetzung hauswirtschaftlicher Prinzipien

Lernaufgabe 6.3: Grüne Küche

Zeitumfang:
10 Unterrichtsstunden

Ich kann ...

- ein veganes Gericht zubereiten.
- ein Menü zusammenstellen.
- meiner Mitschülerin oder meinem Mitschüler meine Ergebnisse vorstellen und meine Entscheidungen begründen.
- Auswahlkriterien für ein vegetarisches Menü festlegen.
- umsetzbare Rezepte heraussuchen und diese in Form eines Plakates bildlich darstellen.

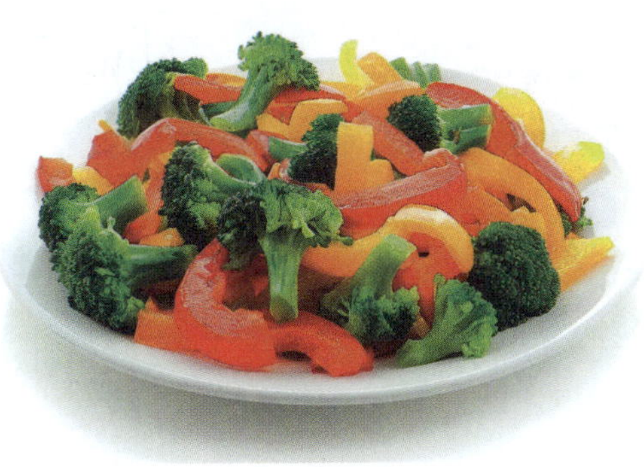

© Premreuthai – stock.adobe.com

Celina ist immer noch begeistert von ihrem Praktikum in der Bäckerei. Ihre Chefin möchte, dass sich Celina über pflanzliche Lebensmittel informiert, da das hauseigene Café das Imbissangebot um verschiedene vegane Speisen erweitern möchte.

Was vegan bedeutet, weiß Celina, aber daraus leckere Snacks zubereiten, das kann sie sich überhaupt nicht vorstellen.

In der Schule fragt sie Anna, ob sie ihr helfen kann, denn Anna ist eine eingefleischte Veganerin.

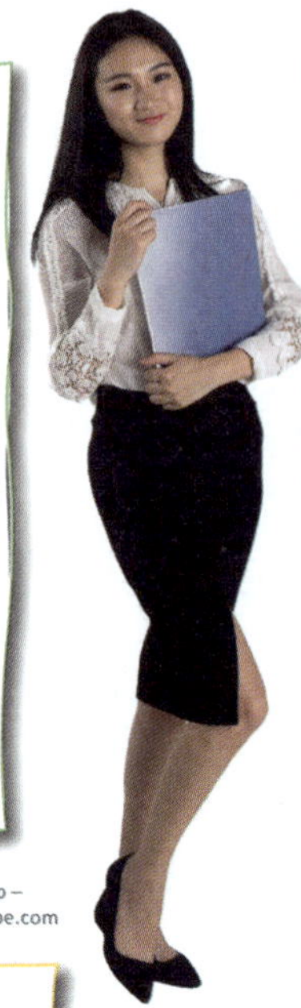

© imphillip – stock.adobe.com

1 Welche Informationen sind wichtig? W-Fragen können dir bei der Analyse helfen!

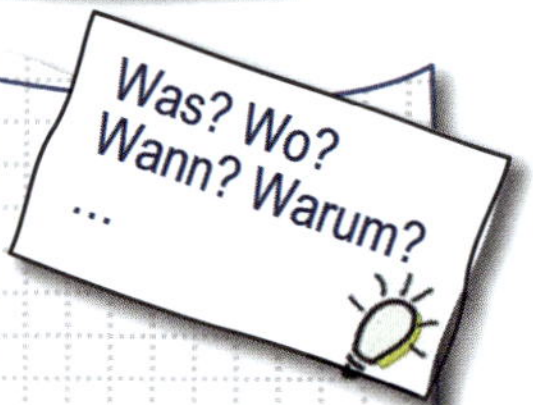

Was ?

Welche?

Welchen?

2 Was weißt du bereits über vegane Ernährung und pflanzliche Nahrungsmittel?

Halte deine Gedanken hier fest.

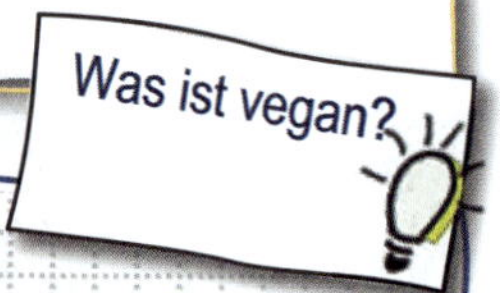

Celina erkundigt sich zunächst bei Anna, welche Lebensmittel genau zu den pflanzlichen Lebensmitteln gehören. Anna nennt ihr folgende Lebensmittelkategorien:

Gemüse, Obst, Pilze, Getreide, Öle und Nüsse.

Celina überlegt sich zu jeder Kategorie drei Beispiele, um einen umfangreicheren Überblick über mögliche Bestandteile ihres veganen Menüs zu erhalten.

3 Betrachte das folgende Diagramm. Finde für jede Kategorie drei Beispiele für pflanzliche Nahrungsmittel und schreibe diese in die entsprechenden Kästchen.

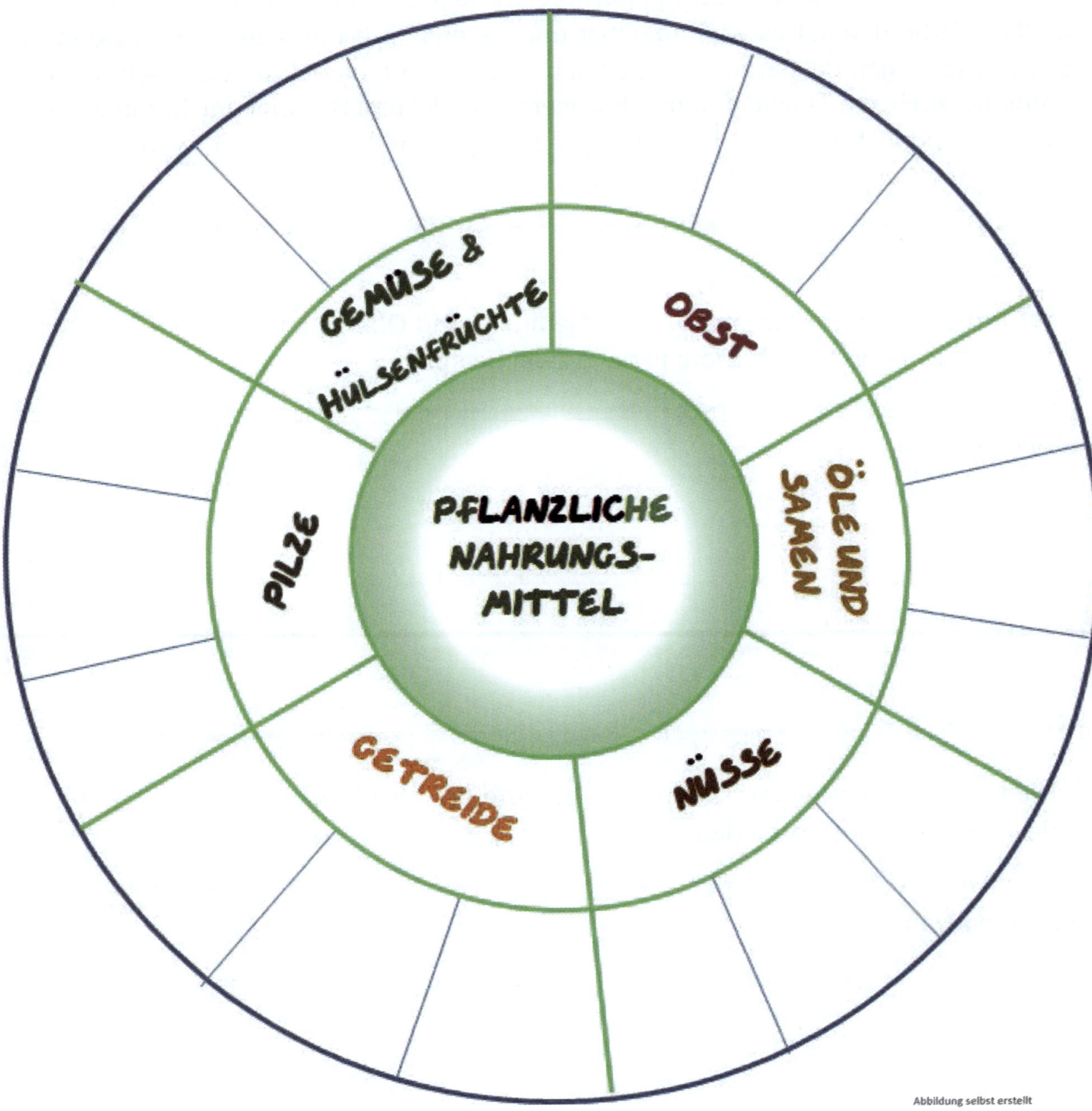

Abbildung selbst erstellt

4 Was ist dein Lieblings-Gemüse und was ist dein Lieblings-Obst? Informiere dich im Internet, wo deine Lieblingssorten überall angebaut werden.

Meine Notizen

Anna gibt Celina auch noch den Tipp, dass es gerade bei Gemüse und Obst darauf ankommt, diese idealerweise aus der Region oder zumindest aus Deutschland zu kaufen. Außerdem ist es wichtig, Obst und Gemüse nur dann zu kaufen, wenn in Deutschland gerade deren Erntezeit ist. Das schont nicht nur den Geldbeutel, sondern auch die Umwelt, denn Erdbeeren sind zum Beispiel im Sommer aus Deutschland viel günstiger und weniger weit gereist als im Winter, wenn sie aus spanischen Gewächshäusern kommen.

5 Informiere dich im Internet, welche Gemüse- und Obstarten aktuell in Deutschland geerntet werden. Notiere jeweils zwei Beispiele.

Meine Notizen

6 Hast du in deiner Region schon mal Anbaufelder für pflanzliche Nahrungsmittel gesehen? Welche waren das?

Meine Notizen

Celina hat nun einen guten Überblick über die Bestandteile eines veganen Gerichts erhalten und kann jetzt ein Rezept für einen passenden Snack zusammenstellen.

(7)

1. Suche dir im Internet oder einem veganen Kochbuch ein veganes Rezept mit **fünf** Zutaten für einen Snack, den es so auch in einer Bäckerei geben könnte.
   Achte darauf, dass du mindestens **zwei saisonale Zutaten** in deinem Rezept verwendest.
2. Überlege dir, wie du dein Rezept ansprechend gestalten kannst – wie zum Beispiel als Sketchnote-Rezept oder Fließdiagramm. Anregungen und Tipps hierzu findest du unten auf der Seite.

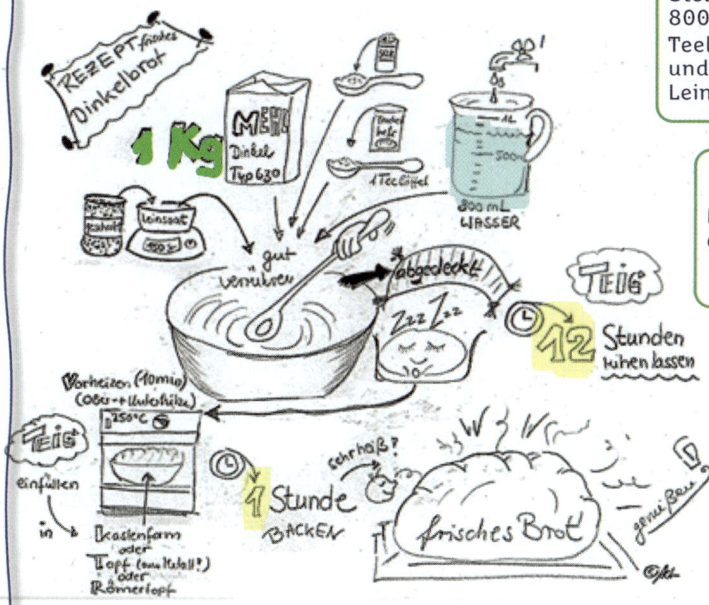
REZEPT für ein Dinkelbrot
1 Kg
MEHL Dinkel Typ 630
800 mL WASSER
gut verrühren
abgedeckt
TEIG
12 Stunden ruhen lassen
1 Stunde BACKEN
frisches Brot

© Autorenfoto

Stelle 1 kg Dinkelmehl, 800 ml Wasser, 1 Teelöffel Trockenhefe und 150 g geschrotete Leinsamen bereit.

↓

Mische alle Zutaten in einer großen Schüssel.

↓

Lasse den Brotteig 12 Stunden abgedeckt gehen.

↓

……

Ist das vegan? Oder doch vegetarisch? Schau selbst nach! Die Lernaufgabe 5.8 hilft dir wieder auf die Sprünge!

Tipps!

Die nachfolgenden Schritte helfen dir dabei, dein erstes Sketchnote-Rezept zu erstellen:

- **Suche dir ein fertiges Rezept aus.**
- Bringe die Zutaten in die richtige Reihenfolge: Wo werden die Zutaten verwendet? Wo platzierst du das Ergebnis? Was musst du besonders hervorheben?
- Halte deine **Bilder möglichst simpel** - fast alles lässt sich mit wenigen Strichen darstellen.
- Und zum Schluss: Verwende **Farben, die zu deinem Gericht passen.**

Celina erstellt nun ihr kreativ gestaltetes Rezept zu einem veganen Snack.

8 Füge dein Rezept hier unten ein.

Das hast du gut gemacht! Du hast Celina dabei geholfen, einen einfachen und leckeren, veganen Snack für die Bäckerei auszusuchen.

9 Neugierig geworden? Koche dein Rezept zuhause nach und vergib Punkte in Form von Kochmützen.

Mein Snack erhält folgende Punktzahl:

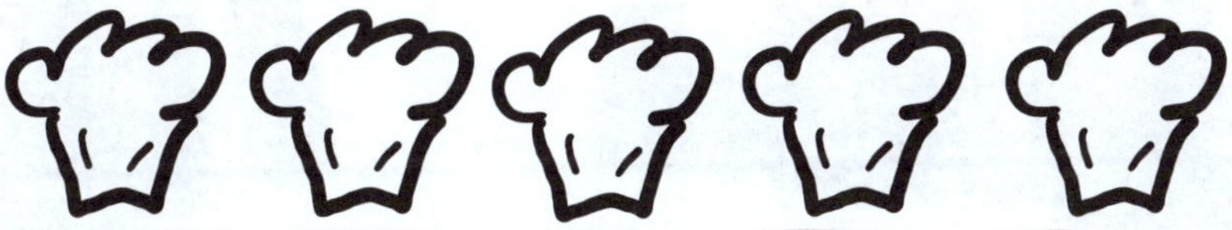

10 Bewerte nun, wie du mit der gesamten Lernaufgabe zurechtgekommen bist anhand der folgenden Kriterien:

- Gestaltung gelungen?
- Rezept vollständig?
- Rein vegan?
- Saisonale Zutaten verwendet?

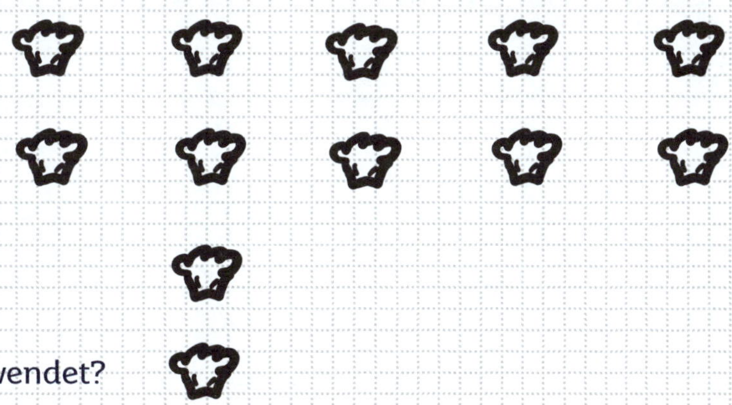

Abschluss

Aufgabe	erledigt am:	Unterschrift:
pflanzliche Nahrungsmittel		
saisonales & regionales Obst und Gemüse		
veganes Rezept aussuchen		
Rezept graphisch darstellen		
Kochmützen-Check		

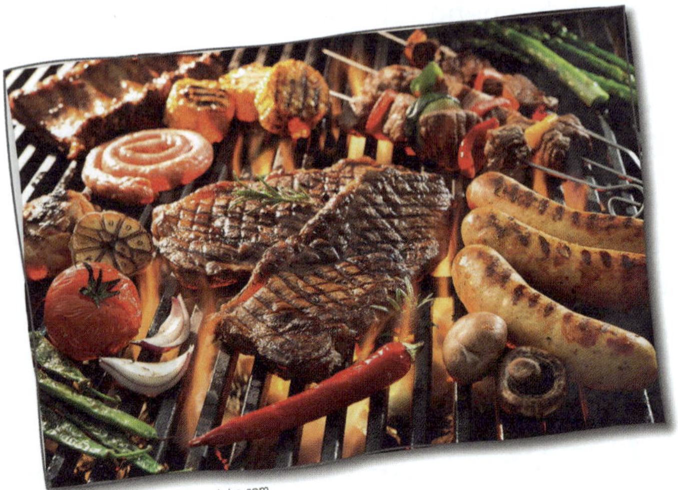

© Alexander Raths – stock.adobe.com

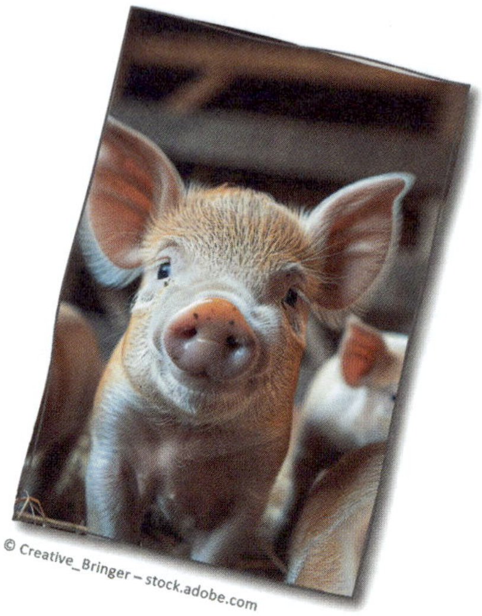

© Creative_Bringer – stock.adobe.com

Lernfeld 6: Umsetzung hauswirtschaftlicher Prinzipien

Lernaufgabe 6.4: Es geht um die Wurst

Zeitumfang:
5 Unterrichtsstunden

Ich kann ...

- Informationen und Zahlenwerte einer Tabelle entnehmen.
- tierische Lebensmittel anhand ihrer Eiweiß- und Fettwerte unterscheiden.
- Zahlenwerte vergleichen und als Diagramm übersichtlich darstellen.
- Diagramme mithilfe der notwendigen Achsenbeschriftung informativ und strukturiert erstellen.
- Diagramme sorgfältig erstellen.

Celina und Barek treffen sich, um gemeinsam zu grillen. Beide möchten gerne einen frischen Salat mit gegrillter Beilage essen. Barek hat Lust darauf, Rostwürste zu grillen. Celina möchte lieber frischen gegrillten Fisch zum Salat essen. Sie hat gelesen, dass Fisch viel gesünder sein soll als Fleisch. Beide möchten eine eiweißreiche Mahlzeit. Sie sind sich daher einig, dass sie tierische Lebensmittel verwenden möchten.

1 Welche Informationen sind wichtig? W-Fragen können dir bei der Analyse helfen!

Was? Wo? Wann? Warum? ...

Was haben Celina und Barek vor?

Welche Entscheidung müssen die beiden gemeinsam treffen?

Dokumentiere von Beginn an deinen Lernweg in der Tabelle, siehe Seite 52.

2 Stelle dir vor, du wärst in Celinas und Bareks Lage. Welche Informationen könnten noch wichtig für dich sein?

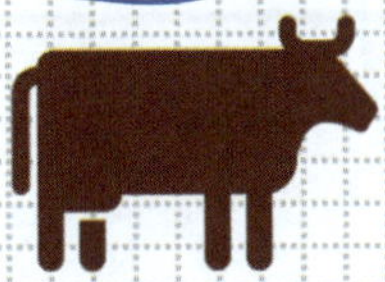

Celina und Barek überlegen gemeinsam, welche tierischen Nahrungsmittel es eigentlich gibt.

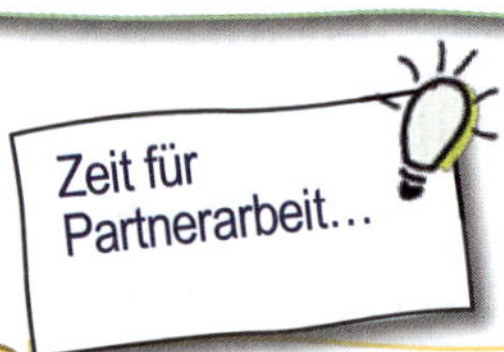

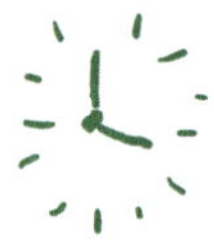

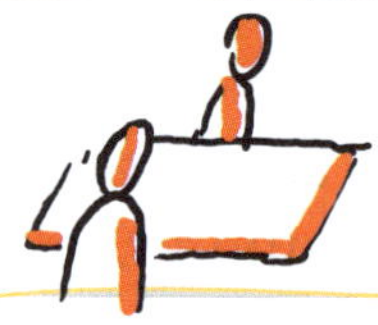

3 Bildet Zweierteams und setzt euch gegenüber an einen Tisch.

(1) Einer trägt ein passendes Nahrungsmittel ein und dreht dann das Arbeitsblatt so, dass der Teampartner die nächste Kategorie vor sich liegen hat.

(2) Der zweite Teampartner trägt ein und wählt die neue Kategorie – und so weiter …

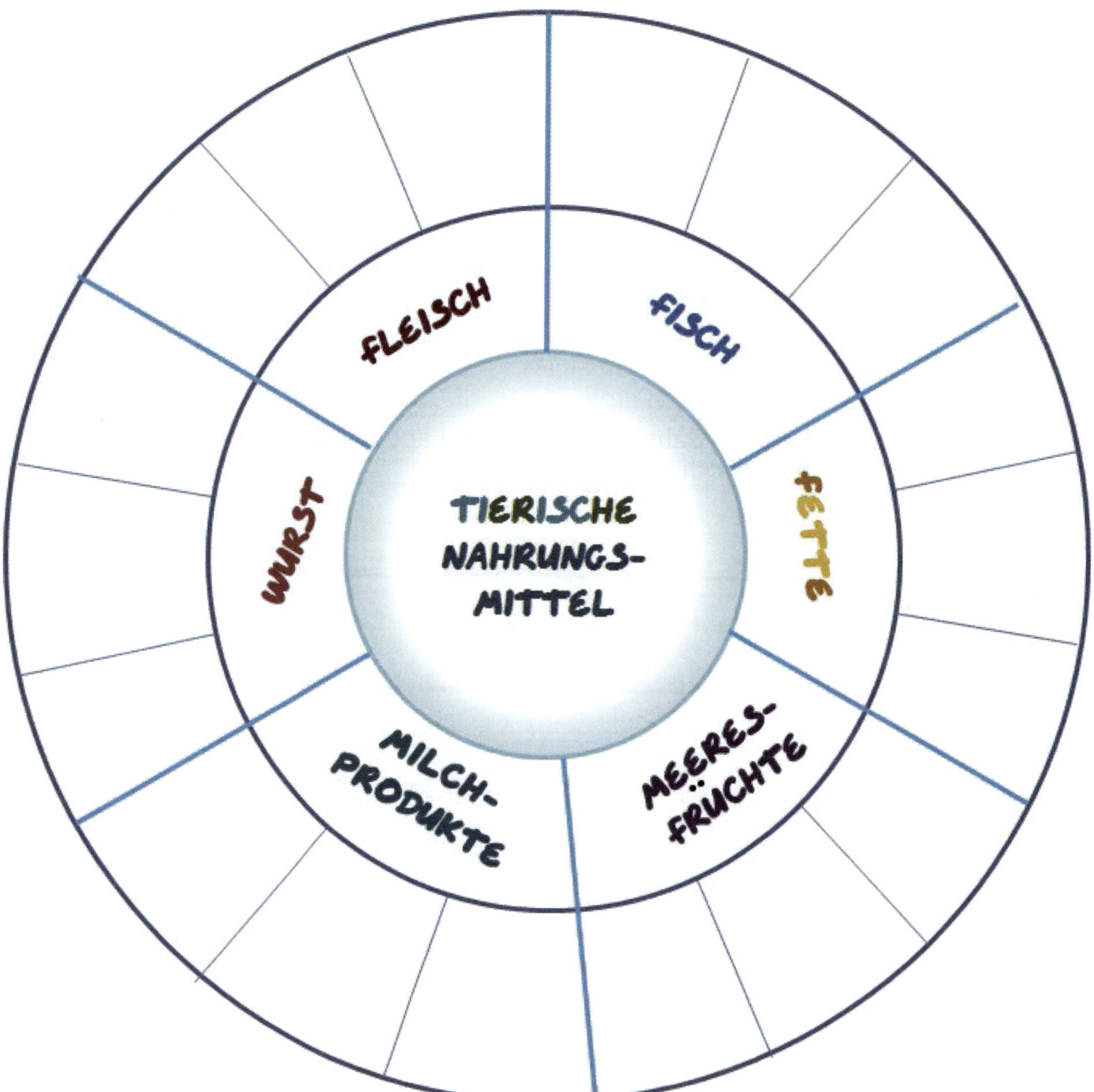

Abbildung selbst erstellt

Celina möchte gerne fettarm essen. Barek macht Krafttraining und möchte, genügend Eiweiß zu sich nehmen. Sie finden im Internet eine Tabelle und nehmen die Zusammensetzungen der tierischen Lebensmittel unter die Lupe.

4

1. Untersuche die Lebensmittel in der Tabelle und vervollständige die Sätze darunter.
2. Ergänze ein tierisches Lebensmittel deiner Wahl in der Zeile 6 durch eine Internetrecherche.
3. Berate die beiden Freunde bei der Auswahl eines Gerichts für den gemeinsamen Kochabend, so dass beide zufrieden sind.

	1 Portion	Kalorien	Kohlenhydrate	Fett	Eiweiß
1	**Rostwurst**	281	1 g	25 g	13 g
2	**Rinderpatty**	237	0 g	16 g	23 g
3	**Kabeljaufilet**	196	0 g	1 g	18 g
4	**Hähnchenbrustfilet**	99	0 g	1 g	21 g
5	**Schweinekotelett**	217	0 g	14 g	24 g
6					

Welches tierische Lebensmittel hat den höchsten Anteil an Kohlenhydraten?

Welches tierische Lebensmittel hat den höchsten Fettgehalt?

Welches tierische Lebensmittel hat den höchsten Eiweißgehalt?

Mit welchem tierischen Lebensmittel würden sich die Freunde eine kohlenhydratarme, aber eiweißreiche Mahlzeit zubereiten können?

Was wäre dein persönlicher Favorit aus der Tabelle?

Barek findet die Erkenntnisse aus den Recherchen der Freunde so interessant, dass er diese mit seinen Trainingspartnern im Fitnessstudio teilen will.

Um die Informationen übersichtlich darzustellen, möchte er zwei Diagramme erstellen:

Ein Diagramm vergleicht die Werte für Eiweiß in den verschiedenen tierischen Nahrungsmitteln, das zweite Diagramm vergleicht die Werte für den Fettgehalt.

Barek hängt die Informationen im Fitnessstudio aus.

5 Hilf Barek beim Erstellen der Diagramme. Entscheide dich zunächst, in welcher Art von Diagramm du die Nährstoffwerte festhalten möchtest.
Zur Auswahl stehen folgende Möglichkeiten:

Das Kreisdiagramm

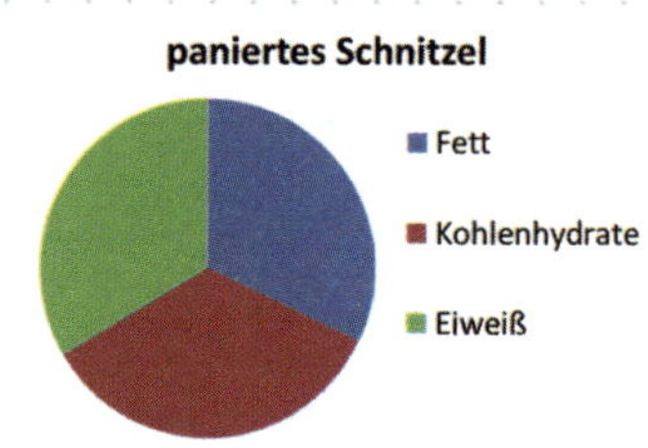

Das Balkendiagramm

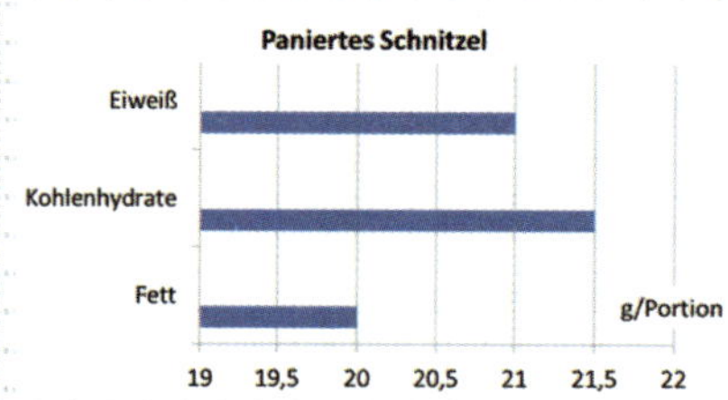

Überlege, mit welcher Art von Diagramm du am übersichtlichsten dein Ergebnis darstellen kannst.

Entscheide dich: Nutze für beide Diagramme dieselbe Art!

Das Säulendiagramm

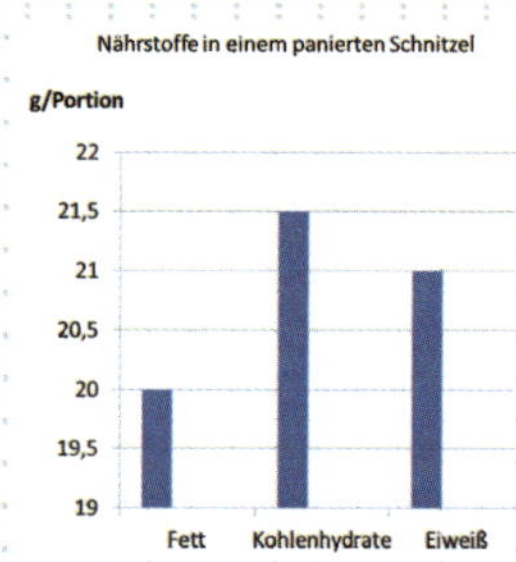

Abbildungen selbst erstellt

6 Überlege genau, welche Angaben notwendig sind, um dein Diagramm übersichtlich und informativ zu erstellen. Welche Achsenbeschriftung wählst du? Welche Farben benutzt du? Wie lautet die Überschrift?

Los geht's!

7 Zeichne die beiden Diagramme unten ein!

Arbeite sorgfältig!

Benutze die notwendigen Hilfsmittel wie Zirkel oder Lineal, um saubere Linien zu ziehen.

Du hast Barek bei der Gestaltung der Diagramme zu den unterschiedlichen Eiweiß- und Fettwerten der verschiedenen tierischen Lebensmittel geholfen. Nun sind die Diagramme fertig für die Veröffentlichung im Fitnessstudio.

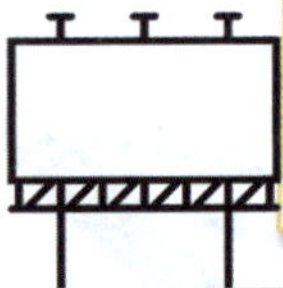

8 Hänge dein Diagramm in der Klasse aus. Zwei Mitschülerinnen und Mitschüler werden dir eine Rückmeldung schreiben.

Schau dir die Diagramme deiner Mitschülerinnen und Mitschüler an und gib zwei anderen ein Feedback.

Diese Rückmeldungen habe ich zu meinen Vergleichsdiagrammen für Eiweiß/Fettgehalt erhalten.

Kriterien	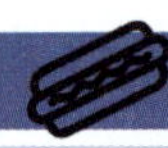	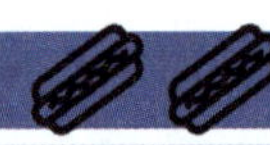	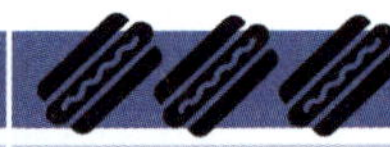
Achsen beschriftet			
Überschrift			
alle tierischen Nahrungsmittel berücksichtigt			
Das möchte ich noch rückmelden:			

Rückmeldung von:____________________

Diese Rückmeldungen habe ich zu meinen Vergleichsdiagrammen für Eiweiß/Fettgehalt erhalten.

Kriterien	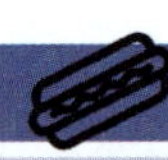	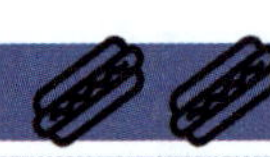	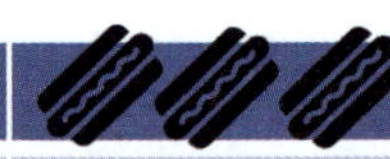
Achsen beschriftet			
Überschrift			
alle tierischen Nahrungsmittel berücksichtigt			
Das möchte ich noch rückmelden:			

Rückmeldung von:____________________

Folgende Veränderungen habe ich nach den Rückmeldungen an meiner Übersicht noch vorgenommen:

-

-

-

Barek ist total zufrieden – mit seinem Grillfleisch und auch mit seinen erstellten Diagrammen.

Bist du zufrieden mit deinem Lernerfolg?

9 Bewerte auch du deinen Lernerfolg mithilfe dieser Zielscheibe.

Je näher du deine Kreuze in der Mitte der Zielscheibe setzt, umso zufriedener bist du mit deinem Lernerfolg und mit deinem Ergebnis, also deinen Diagrammen.

Mach dir zusätzlich Notizen zu deinen Gedanken unter der Zielscheibe.

Zielscheibe

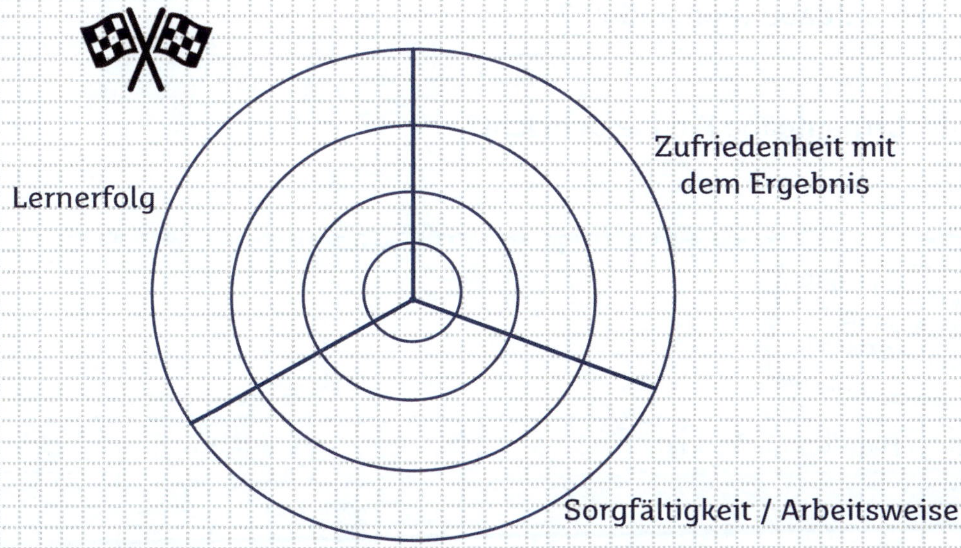

An diesem Thema interessiert mich besonders:

Meine drei wichtigsten Erkenntnisse sind:

1.

2.

3.

Und nun bitte noch ein Feedback an deine Lehrkräfte. Schreib eine kurze Rückmeldung und kreuze die Daumen an…

War die Lernaufgabe verständlich?

Hat dir die Lernaufgabe Freude gemacht?

Vielen Dank für dein Feedback!

Führe diese Tabelle immer parallel zu den Lernschritten.

Abschluss

Nr. Lern-aufgabe	Handlungsprodukt	erledigt am:	Lehrreich?	
			Ja	Nein
3	Übersicht tierische Nahrungsmittel			
4	Tabelle zu tierischen Nahrungsmitteln			
4	Fragen zur Tabelle			
7	Diagramme zu Eiweiß- und Fettwerten			
8	Rückmeldung			
9	Zielscheibe			
	Lernweg und Abschluss			

Zum Abschluss noch ein Feedback von der Lehrkraft an dich.

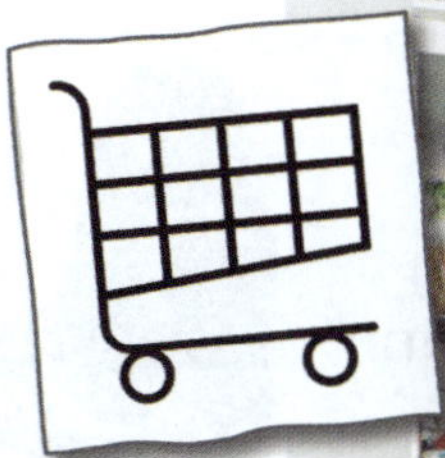

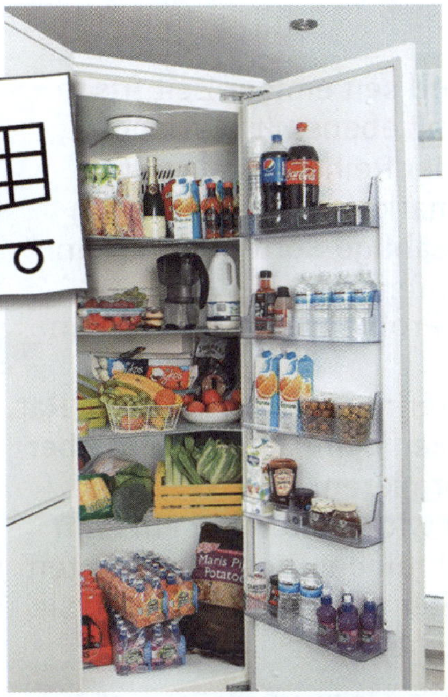

© dlfisher – pixabay.com

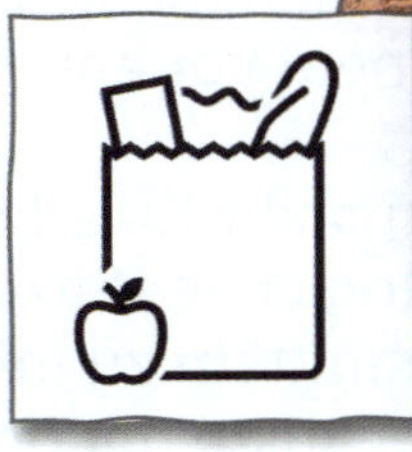

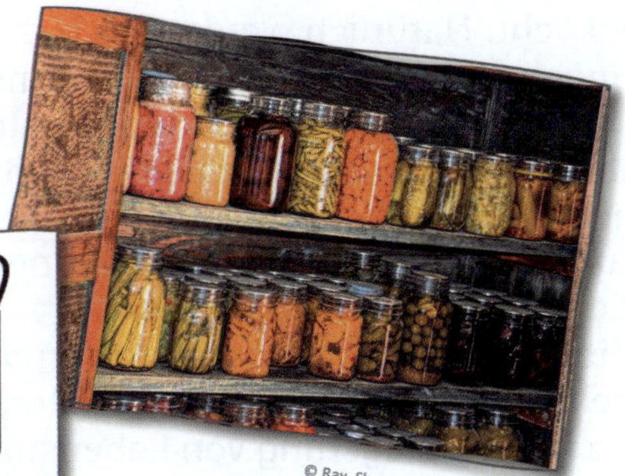

© Ray_Shrewsberry – pixabay.com

Lernfeld 6: Umsetzung hauswirtschaftlicher Prinzipien

Lernaufgabe 6.5: Einkauf und Lagerung von Lebensmitteln

Ich kann ...

- ökonomische und ökologische Grundprinzipien beim Einkauf nennen.
- Lebensmittel nach diesen Kriterien auswählen.
- die Begriffe saisonale und regionale Produkte erklären.
- die Begriffe Biosiegel und Faire Trade erklären.
- Lebensmitteln die geeignete Lagermöglichkeit (Kühlschrank, Gefrierschrank, Vorratsschrank) zuordnen.
- Lebensmittel richtig im Kühlschrank lagern.
- Checklisten mit Regeln zum Einkauf bzw. zur Lagerung von Lebensmitteln erstellen.
- meinen Mitschülerinnen und Mitschülern ein konstruktives Feedback zu ihrer Checkliste geben.

<u>Zeitumfang:</u>
4 Unterrichtsstunden

In der KiTa, in der Anna ihr Praktikum macht, wird seit einiger Zeit frisch gekocht. Natürlich werden auch die zubereiteten Lebensmittel frisch eingekauft. Heute ist Anna mit dem Einkauf an der Reihe. Als sie mit ihrem Einkaufszettel vor den Regalen im Supermarkt steht, ist sie völlig überfordert. Von jedem Lebensmittel gibt es unzählige Sorten! Anna kann sich kaum entscheiden, welche Produkte sie kaufen soll.
Zurück in der KiTa steht Anna erneut vor einem Problem: Wie lagert man die ganzen Lebensmittel richtig?
Mit ihren ganzen Fragen geht Anna zur KiTa-Leiterin. Sie gibt Anna den Rat, sich über ökonomische und ökologische Prinzipien beim Einkauf und über die richtige Lagerung von Lebensmitteln zu informieren.
Anschließend soll Anna eine Checkliste mit den wichtigsten Regeln zum Einkauf und zur Lagerung von Lebensmitteln schreiben. Diese Checklisten können dann alle Mitarbeiterinnen und Mitarbeiter nutzen, damit auch sie beim Einkauf und der Lagerung keine Fehler machen.

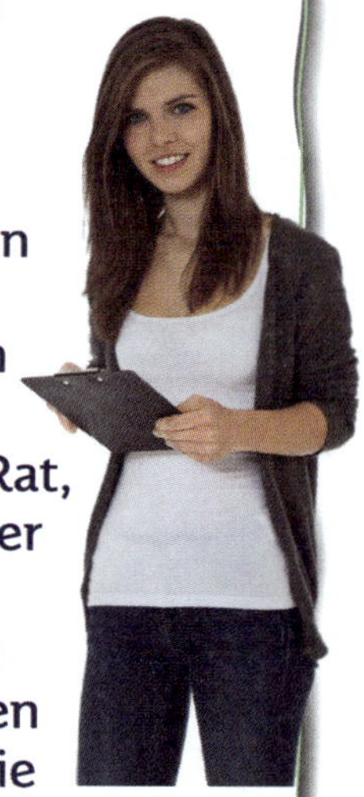

1 Fasse die wichtigsten Informationen aus dem Fallbeispiel zusammen. Notiere sie in der Notizbox.

Notizbox

Annas Problem:

Rat der KiTa-Leiterin:

Auftrag an Anna:

Du kannst in der LA 5.1 nachschlagen. Dort hat du den ökonomischen Wert und den ökologischen Wert von LM schon kennengelernt.

2 Annas KiTa-Leiterin spricht von ökonomischen und ökologischen Prinzipien beim Einkauf. Was versteht man darunter? Erkläre die beiden Begriffe.

Ökonomische Prinzipien:

Ökologische Prinzipien:

Anna hat sich über die Begriffe ökonomische und ökologische Prinzipien gut informiert. Wie hilft ihr das nun weiter, ihre Lebensmittelauswahl beim Einkauf leichter zu gestalten?

3 Um Anna zu helfen, recherchiere im Internet die folgenden Begriffe: Regionale Produkte, saisonale Produkte, Biosiegel und Faire Trade.

Tipp: Für saisonale Produkte gibt es einen Kalender.

Begriffserklärungen:

Regionale Produkte sind....

SCAN ME

Saisonale Produkte sind...

https://www.bzfe.de/nachhaltiger-konsum/orientierung-beim-einkauf/der-saisonkalender/saisonzeiten-bei-obst-und-gemuese/

Das Biosiegel ist...

https://www.bmel.de/DE/themen/landwirtschaft/oekologischer-landbau/eu-bio-logo.html

Faire Trade bedeutet...

https://www.fairtrade-deutschland.de/was-ist-fairtrade/fairtrade-siegel

4 Verfasse mithilfe der oben erklärten Begriffe einen kurzen Infotext, den Anna als Einkaufsleitfaden verwenden kann.

Einkaufsleitfaden (Informationstext)

Die ökologischen Prinzipien, die beim Einkauf zu beachten sind, hat Anna jetzt verstanden. Aber wie sieht es mit den ökonomischen Prinzipien aus?

5 Was ökonomische Prinzipien sind hast du bereits auf Seite 54 erklärt. Schreibe dazu jeweils eine Regel auf, die die Begriffe Preis, Menge, Qualität und Haltbarkeit beinhalten.

Informiere dich bei jemandem, den du kennst und der regelmäßig einkaufen geht, über seine Vorgehensweise beim Einkauf von Lebensmitteln.

Einkaufsregel zum Preis:

Einkaufsregel zur Menge:

Einkaufsregel zur Qualität/Haltbarkeit:

Weitere Hinweise zum nachhaltigen Einkauf findest du hier:

https://www.nabu.de/umwelt-und-ressourcen/ressourcenschonung/einzelhandel-und-umwelt/nachhaltigkeit/21716.html

6 Wenn du diese Regeln bzw. die ökonomischen und ökologischen Grundprinzipien beachtest, welches der folgenden Lebensmittel würdest du Anna zum Kauf empfehlen?

Begründe deine Entscheidung.

Bio-Naturjoghurt im 500 g-Glas aus Deutschland

MHD: 20.03.20..

Preis pro 500 g: 1,39 € inkl. Pfand

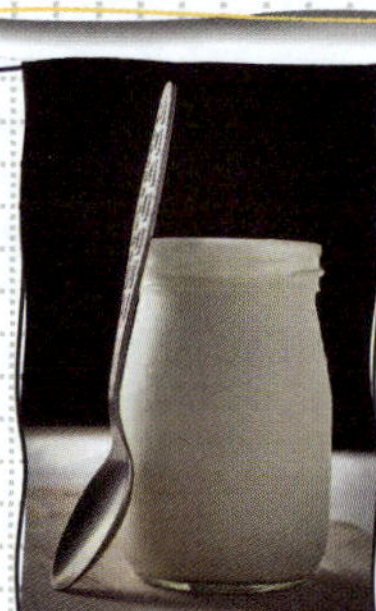

© Autorenfoto

Naturjoghurt im Plastikbechergebinde aus Holland

MHD: 12.03.20..

Preis pro 4 x 100g: 0,77 €

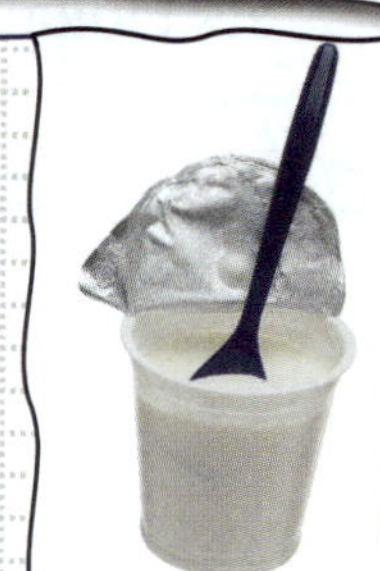

© Autorenfoto

Ich empfehle Anna den Joghurt....

zu kaufen, weil...

Nachdem Anna sich über den richtigen Einkauf von Lebensmitteln informiert hat, recherchiert sie im Internet zur richtigen Lagerung von Lebensmitteln. Dabei findet sie die folgenden Informationen

7 Schau dir die Abbildung zur Lagerung von Lebensmitteln im Kühl- bzw. Vorratsschrank genau an. Lies die Tipps zur Lagerung von Lebensmitteln.
Halte Informationen, die dir wichtig erscheinen, in den Notizen zur Checkliste „Lagerung von Lebensmitteln“ (S. 59) fest.

Kühl- und Gefrierschrank

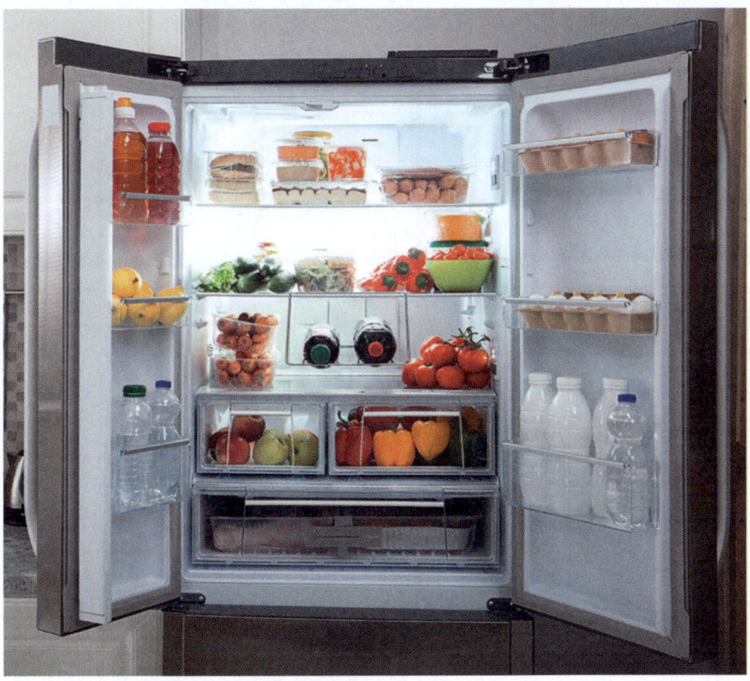

Vorratsschrank

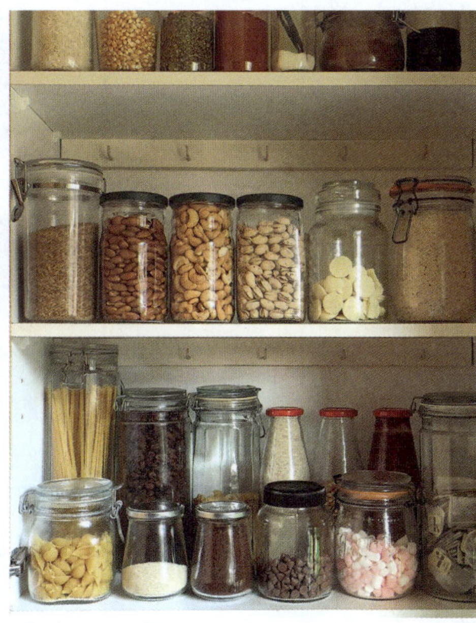

Weitere Tipps zur Lagerung von Lebensmitteln:

Lebensmittel sollten nach dem Einkauf rasch in den Kühlschrank geräumt werden, zudem sollten sie nicht offen, sondern verpackt gelagert werden. Offene Konserven sollten in andere Aufbewahrungsdosen umgefüllt werden.
Prinzipiell gilt: Auf das Haltbarkeitsdatum eines Lebensmittels achten, neue Vorräte werden hinten ins Regal geräumt, die alten werden nach vorne gestellt. Reis, Getreide, Nudeln, Müsli, Mehl und Zucker müssen in luftdicht verschlossene Gläser oder Dosen umgefüllt werden, damit kein Ungeziefer wie Mehlmotten an sie gelangt.

Anna möchte die wichtigsten Infos aus dem Schaubild zur Lagerung von Lebensmitteln im Kühl- bzw. Vorratsschrank übersichtlich in einer Tabelle festhalten.

8 Hilf Anna bei der Erstellung der Tabelle zur Lagerung von Lebensmitteln. Kreuze an, wo die folgenden Lebensmittel gelagert werden.

	Kühlschrank					Gefrierschrank	Vorratsschrank
	Tür	oberes Fach	mittleres Fach	unteres Fach	Schubladen		
Nudeln							
Reis							
Müsli							
Brot							
Brotaufstrich							
Essensreste							
Getränke							
Wurst							
Milch							
Joghurt							
Käse							
Butter							
Eier							
Bananen							
Äpfel							
Salat							
Möhren							
Kartoffeln							
Gewürze							
Dosen							
Süßes							
Snacks							
Pizza							

Anna hat alle notwendigen Informationen zum Einkauf und zur Lagerung von Lebensmitteln erhalten. Sie überlegt nun, welche Regeln sie in ihre Checklisten aufnehmen will und wie die Checklisten aussehen sollen.

9 Entscheide dich gemeinsam mit deinem Banknachbarn, welche Regeln zum Einkauf und zur Lagerung von Lebensmitteln in der Checkliste enthalten sein sollen und wie die Checkliste gestaltet werden soll.

Notizen zur Checkliste „Einkauf von Lebensmitteln"

Notizen zur Checkliste „Lagerung von Lebensmitteln"

Nun ist es so weit. Anna kann ihre Checklisten zum Einkauf und zur Lagerung von Lebensmitteln schreiben.

10 Erstellt eure Checklisten zum Einkauf und zur Lagerung von Lebensmitteln.

Ihr habt Anna bei der Erstellung der Checklisten gut unterstützt. Nun kann Anna die beiden Checklisten den Mitarbeiterinnen und Mitarbeitern der KiTa zeigen.

(11) Tauscht eure beiden Checklisten mit denen einer anderen Gruppe aus. Vergleicht eure Checklisten und gebt euch gegenseitig ein Feedback.

Diese Rückmeldung haben wir zu unserer Checkliste erhalten:

vollständig

übersichtlich

hilfreich

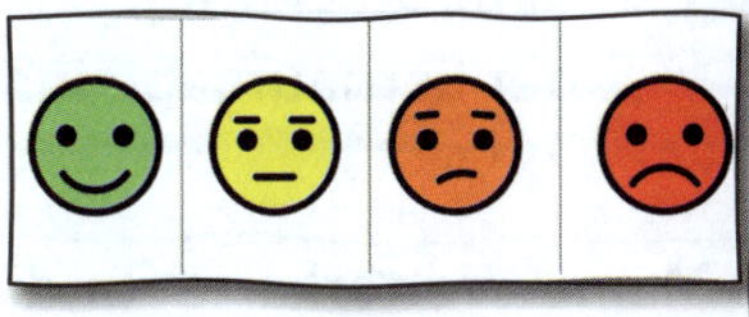

(12) Kontrolliert eure Checklisten im Alltags-Test.
Nehmt beim nächsten Einkauf eure Checkliste mit und schaut, welche Regeln euch beim Einkaufen helfen und welche Regeln vielleicht noch fehlen. Überprüft, ob bei euch zuhause die Lebensmittel gemäß eurer Checkliste gelagert werden. Könnte man auch hier noch Regeln ergänzen?

Diese Regeln haben mir beim Einkaufen von Lebensmitteln geholfen:

Diese Regeln zum Einkauf könnte man auf unserer Checkliste ergänzen:

Diese Regeln zur Lagerung von Lebensmitteln wenden wir zuhause auch an:

Diese Regeln zur Lagerung könnte man auf unserer Checkliste ergänzen:

Anna hat für ihre Checklisten viel Lob von der KiTa-Leiterin und den Mitarbeiterinnen und Mitarbeitern erhalten. Sie ist stolz auf sich!

13 Bist auch du stolz auf dich? Schätze dein eigenes Arbeitsverhalten ein. Kreuze dafür in der Wetterkarte an:

Deine Zufriedenheit mit...

... dem eigenen Lernerfolg.

... der Zusammenarbeit mit deinem Banknachbarn/deiner Banknachbarin.

... dem Steckbrief.

... der Lernaufgabe insgesamt.

Meine Wetterkarte für die Lernaufgabe „Einkauf und Lagerung von Lebensmitteln“:

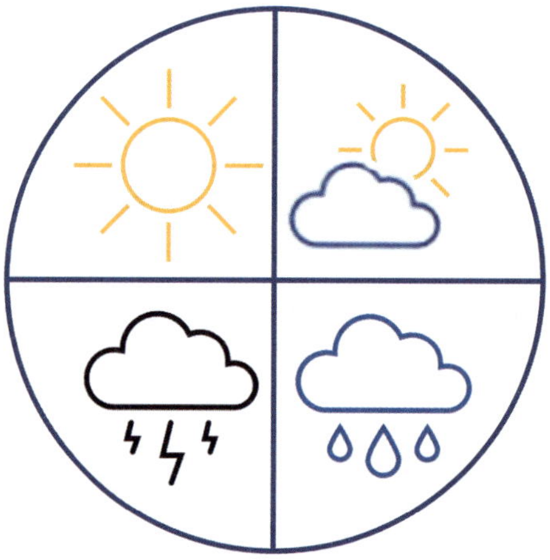

Abbildung selbst erstellt

Abschluss

Handlungsprodukte	erledigt am:	Unterschrift:
Informationstext zu ökologischen Prinzipien		
Regeln zu ökonomischen Einkaufsprinzipien (inkl. Anwendungsbeispiel)		
Tabelle „Lagerung von Lebensmitteln“		
Checklisten		
Feedback zu den Checklisten + Kontrolle im Alltags-Test		
Wetterkarte		
Bewertung		

An diesem Thema interessiert mich besonders:

Bewerte deinen Lernstand am Ende der Lernaufgabe.

Male dazu die Einkauftüten in der passenden Farbe an. Dabei gilt:

Grün = Das kann ich richtig gut! Gelb = Das kann ich! Rot = Das muss ich noch üben!

Ich kann...

... ökonomische und ökologische Grundprinzipien beim Einkauf nennen.

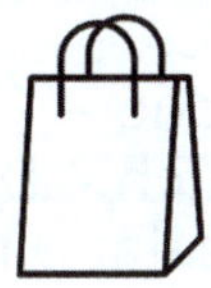

... Lebensmittel nach diesen Kriterien auswählen.

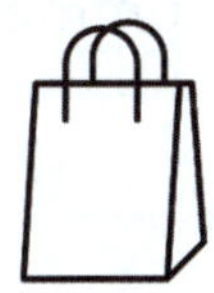

... die Begriffe saisonale und regionale Produkte erklären.

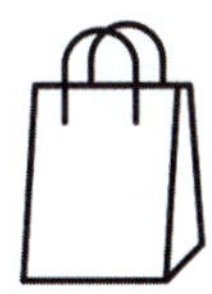

... die Begriffe Biosiegel und Faire Trade erklären.

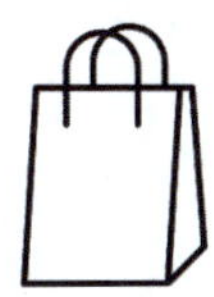

... Lebensmitteln die geeignete Lagermöglichkeit (Kühlschrank, Gefrierschrank, Vorratsschrank) zuordnen.

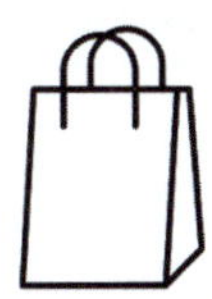

... Lebensmittel richtig im Kühlschrank lagern.

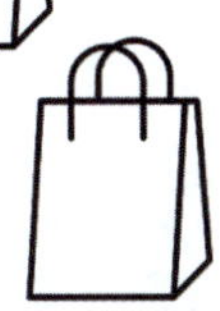

... Checklisten mit Regeln zum Einkauf bzw. zur Lagerung von Lebensmitteln erstellen.

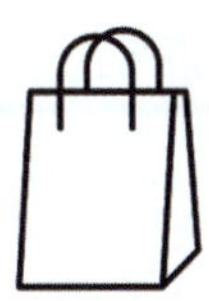

Meine drei wichtigsten Erkenntnisse zu dieser Lernaufgabe sind:

Anna war mit ihrem neu erworbenen Wissen für ihre Mutter einkaufen. Als sie mit dem Einkauf nach Hause kommt, ist Annas Mutter allerdings gar nicht begeistert. Einige Produkte fehlen oder wurden falsch gekauft. Kein Wunder, denn auf Annas Einkaufszettel stehen die Produkte kreuz und quer ...

Lies dir die Tipps zum Schreiben eines Einkaufszettels durch. Schreibe anschließend einen richtigen Einkaufszettel für die genannten Produkte.

Tipps zum Schreiben eines Einkaufszettels

- ✓ Produkte genau beschreiben, z. B. grüne Äpfel
- ✓ Mengen genau angeben
- ✓ Produkte gleicher Gruppen (z. B. Gemüse, Tiefkühlprodukte) zusammen schreiben
- ✓ Produkte nach der Anordnung im Supermarkt aufschreiben

Möhren – Shampoo – Pizza – Schokolade – Gesichtscreme – Bonbons – Äpfel – Deo – Milch – Duschgel – Bananen– Nudelsauce – Reis – Käse – Pommes – Kopfsalat – Nudeln – Gurken – TK-Erbsen – Joghurt – Kekse

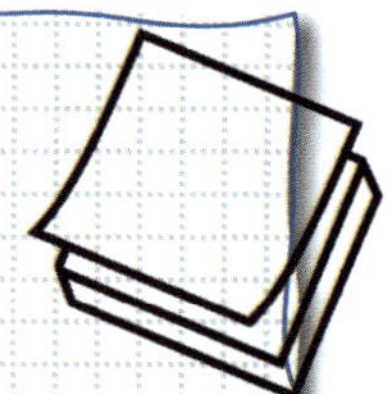

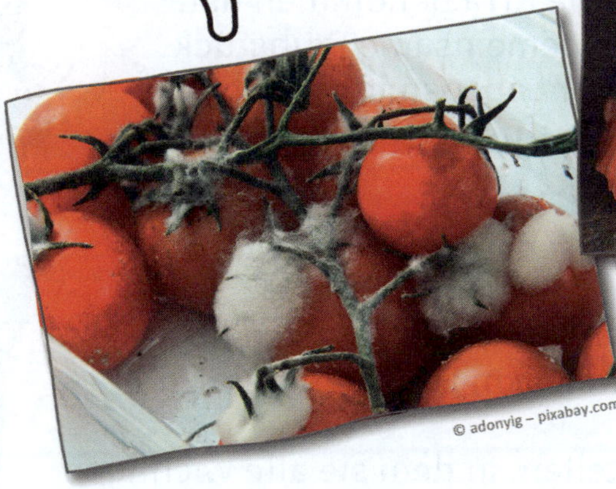

© adonyig – pixabay.com

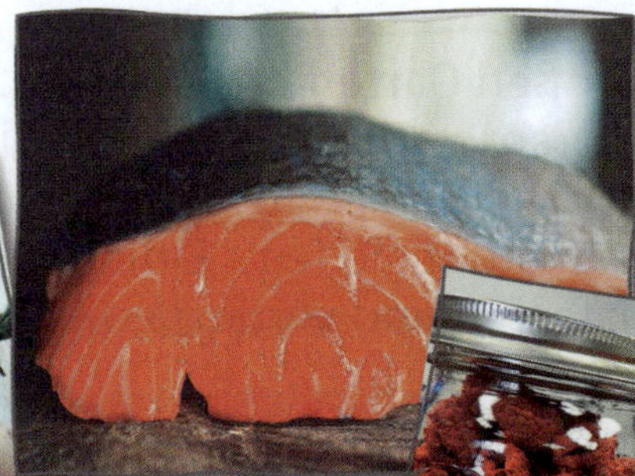

© congerdesign – pixabay.com

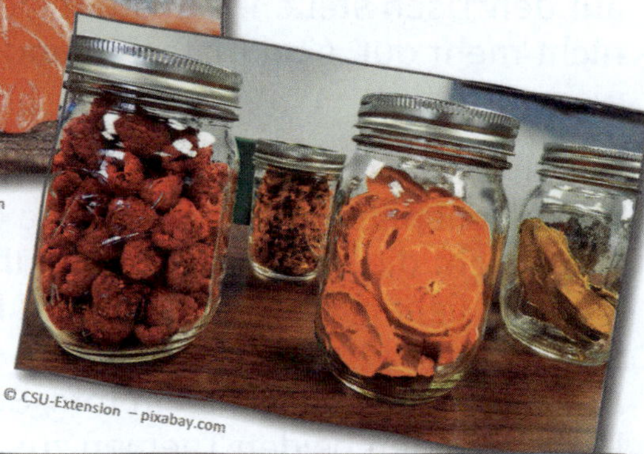

© CSU-Extension – pixabay.com

Lernfeld 6: Umsetzung hauswirtschaftlicher Prinzipien

Lernaufgabe 6.6: Lebensmittelverderb und Lebensmittelkonservierung

Ich kann ...

- die Lebensbedingungen von Mikroorganismen nennen.
- den Begriff Lebensmittelverderb erklären.
- die unterschiedlichen Arten des Lebensmittelverderbs erklären.
- Versuche zum Nachweis eines Lebensmittelverderbs durchführen und auswerten.
- den Begriff Lebensmittelkonservierung erklären.
- die unterschiedlichen Konservierungsverfahren nennen.
- das Erhitzen, Kühlen, Gefrieren und zwei der weiteren Konservierungsverfahren erläutern.
- Lebensmittel den unterschiedlichen Konservierungsverfahren zuordnen.
- ein Info-Schreiben mit den wichtigsten Informationen zum Lebensmittelverderb bzw. der Lebensmittelkonservierung verfassen.
- meinen Mitschülerinnen und Mitschülern ein konstruktives Feedback zu ihrem Info-Schreiben geben.
- mein eigenes Infos-Schreiben kritisch bewerten.

Zeitumfang:
10 Unterrichtsstunden

Annas Oma hat einen großen Garten und hat ihre Enkelin mit vielen frischen Früchten und Gemüse versorgt, die Anna mit in die KiTa genommen hat. Als Anna heute morgen die Lebensmittel für das gemeinsame Frühstück auf den Tisch stellen will, stellt sie fest: Einige der Lebensmittel riechen nicht mehr gut, sind matschig und verdorben. Anna muss sie alle wegwerfen!

Das findet Anna natürlich sehr schade. Sie fragt sich, wie es zum Verderb der Lebensmittel kommen konnte und was man dagegen tun kann.
Sie spricht die KiTa-Leiterin darauf an. Diese gibt Anna den Rat, sich über die Themen Lebensmittelverderb und Haltbarmachung von Lebensmitteln zu informieren.
Anschließend soll Anna ein Info-Schreiben erstellen, in dem sie alle wichtigen Punkte zu den beiden Themen zusammenfasst und mit dem alle Mitarbeiterinnen und Mitarbeiter der KiTa informiert werden können.

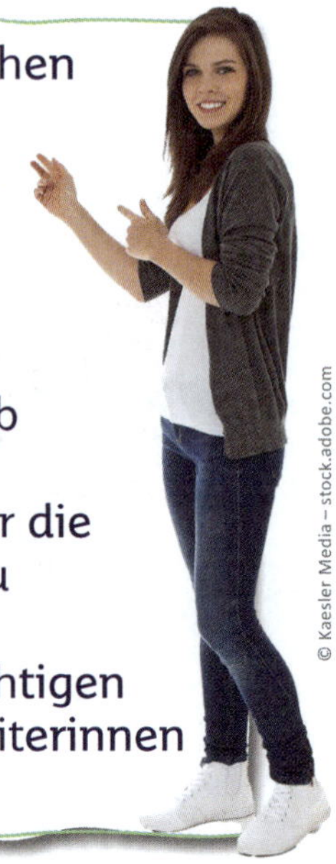

(1) Analysiere Annas Situation nun genauer. Formuliere dabei drei Leitfragen, die dir die Analyse erleichtern.

Dokumentiere von Beginn an deine Arbeitsschritte auf Seite 80.

1.

2.

3.

(2) Gibt es noch weitere Fragen, die sich stellen, wenn du dich in Annas Lage versetzt? Notiere sie hier.

Weitere Fragen...

Anna erinnert sich, dass im vergangenen Schuljahr die Mikroorganismen im Unterricht besprochen wurden. Sie erinnert sich, dass die Lebensbedingungen der Mikroorganismen wichtig sind, deshalb möchte sie diese wiederholen.

3 Lies den Informationstext aufmerksam durch.
Anschließend kannst du von den Lebensbedingungen der Mikroorganismen auf mögliche Verfahren schließen, diese Bedingungen zu verschlechtern und so den Verderb von Lebensmitteln zu verlangsamen. Ordne hierfür die vorgegebene Auswahl an Verfahren sinnvoll zu.

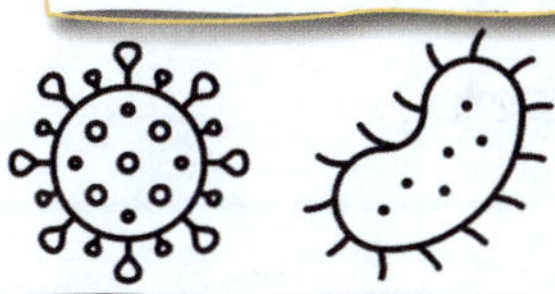

Zu den wichtigen Mikroorganismen im Lebensmittelbereich zählen Bakterien, Hefen, Schimmelpilze und Viren.

Verfahren (Auswahl): Kühlen, Erhitzen, Wasserentzug, Säurezugabe, Einlegen in Öl

Was die meisten Mikroorganismen zum Leben brauchen...

✓ *Mikroorganismen brauchen Nahrung*
Die Hauptnährstoffe Kohlenhydrate, Eiweiße und Fette stehen auch bei den Mikroorganismen auf dem Speisenplan. Sie haben unterschiedliche Vorlieben, aber Nahrung benötigen sie alle.

✓ *Mikroorganismen brauchen Wasser*
Ohne Wasser ist kein Leben möglich, das gilt auch für Mikroorganismen. Anders als beim Menschen benötigen sie aber Wasser, das nicht an andere Stoffe, z. B. an Salz oder Zucker, gebunden ist. Das Wasser muss frei verfügbar sein. Daher verderben wasserreiche Lebensmittel, deren Wasser nicht gebunden ist, besonders schnell.

✓ *Mikroorganismen brauchen Wärme*
Die Ansprüche an eine optimale Temperatur ist zwar unterschiedlich, jedoch mögen die meisten Mikroorganismen einen Temperaturbereich von ca. 20 °C bis ca. 40 °C am liebsten. Bei diesen Temperaturen vermehren sie sich besonders gut. Ab 80 °C sterben sie. Bei kühlen Temperaturen unter 5 °C vermehren sie sich langsam, bei unter −18 °C stellen sie ihre Stoffwechselaktivitäten fast ganz ein.

✓ *Manche Mikroorganismen brauchen Sauerstoff, andere können ihn nicht vertragen*
Die meisten Mikroorganismen benötigen zum Leben ausreichend Sauerstoff. Einige wenige leben ausschließlich ohne Sauerstoff.

✓ *Mikroorganismen können Säure nicht vertragen*
Im neutralen pH-Bereich fühlen sich Mikroorganismen am wohlsten. Säure vertragen sie nicht. Bei pH-Werten unter 4 sind sie nicht mehr lebensfähig.

Anna kennt nun die Lebensbedingungen von Mikroorganismen. Sie weiß, dass Bakterien, Hefen und Schimmelpilze bei geeigneten Lebensbedingungen besonders gut wachsen und dann ein Lebensmittel verderben können.

4 Lies die folgenden Infotexte zu den verschiedenen Arten des Lebensmittelverderbs durch. Unterstreiche dabei die wichtigsten Informationen

- rot: Lebensmittel, die für diese Art des Verderbs besonders gefährdet sind.
- gelb: Veränderungen, die an den Lebensmitteln durch den Verderb entstehen.
- blau: Erreger, die den Verderb verursachen.
- grün: Maßnahmen, die vor einem Lebensmittelverderb schützen.

Lebensmittel können aufgrund ihres hohen Nährstoffgehaltes von Mikroorganismen stark befallen werden. Dadurch verderben sie. Beim Lebensmittelverderb unterscheidet man das Faulen, Gären, Schimmeln und Säuern.
Im Gegensatz zu Lebensmittelvergiftungen kann man einen Lebensmittelverderb mit den Sinnesorganen wahrnehmen. Verdorbene Lebensmittel verändern ihr Aussehen, ihre Oberfläche, ihren Geruch und Geschmack sowie ihre Festigkeit. Sie werden genussuntauglich.

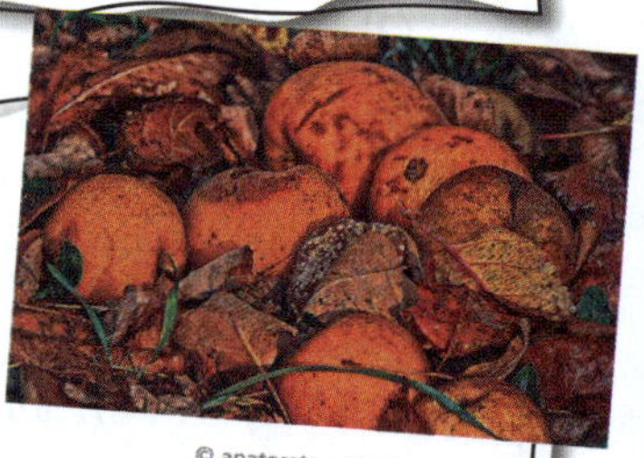

© anaterate – pixabay.com

Faulen

Eiweißreiche Lebensmittel wie Fleisch, Fisch und Eier faulen besonders leicht. Fäulnis wird durch Bakterien verursacht. Durch Verunreinigungen aber auch einfach über die Luft können die Fäulniserreger auf Lebensmittel gelangen. Unter günstigen Bedingungen bauen diese Bakterien Eiweißstoffe im Lebensmittel ab. Dabei entstehen Ammoniak- und Schwefelwasserstoffgas (Geruch nach faulen Eiern). Auf der Oberfläche faulender Lebensmittel bildet sich eine schmierige Schleimschicht. Faulendes Fleisch stinkt widerlich und verfärbt sich in fortgeschrittenem Zustand gelb bis grünlich. Da sich Fäulniserreger unter 5 °C sehr langsam vermehren, kann das Faulen von Lebensmitteln also durch Kühlen und Gefrieren verhindert werden.

Gären

Lebensmittel, die viele süß schmeckende Kohlenhydrate enthalten, wie Fruchtsäfte, Konfitüren, Marmeladen und Kompott, können durch Gärung verderben. Wilde Hefen sind die Verursacher, sie kommen von Natur aus auf allen süßen Früchten vor, da sie sich dort gut vermehren können. Bei der Gärung bauen diese Mikro-organismen den Zucker bei Zimmertemperatur zu Alkohol und Kohlenstoffdioxid (CO_2) ab. Vergorene Lebensmittel sind deshalb an der Gasbläschen- und Schaumbildung zu erkennen. Sie schmecken leicht nach Alkohol und riechen stechend. Fruchtsäfte, die viele wilde Hefen enthalten, sind trüb. Durch Kühlung und Abdecken bzw. Verschließen gefährdeter Lebensmittel kann eine Gärung vermieden werden.

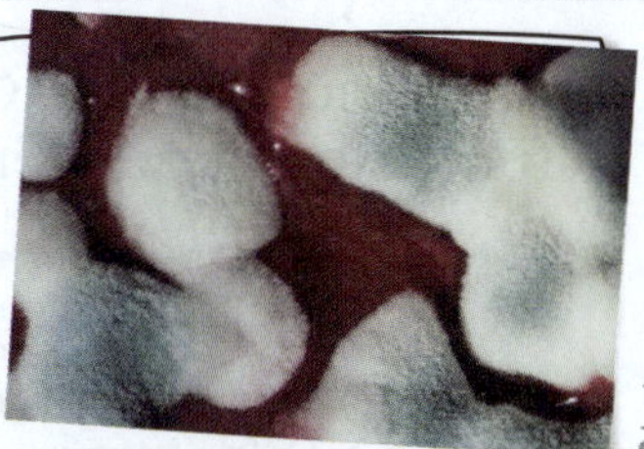

Schimmeln

Das Schimmeln von Lebensmitteln wird durch Schimmelpilze verursacht. Diese Mikroorganismen sind sehr anspruchslos, so dass sie auf fast allen Lebensmitteln wachsen können, wenn genügend Feuchtigkeit und Wärme vorhanden sind.
Lebensmittel, die leicht schimmeln, sollen deshalb trocken und kühl gelagert werden. Besonders gefährdet sind Brot, Backwaren, Obst, Marmelade und Gelee, Säfte und Nüsse. Schimmelpilze vermehren sich durch Sporen, die über die Luft verbreitet werden. Gelangen diese Sporen auf ein geeignetes Lebensmittel, so keimen sie aus und bilden ein unsichtbares Fadengeflecht (Myzel). In diesem Fadengeflecht bilden einige Schimmelpilze Giftstoffe, z. B. Aflatoxin. Auf der Oberfläche der befallenen Lebensmittel entsteht ein sichtbarer Schimmelrasen. Dieser kann gelb-weiß, grün-blau oder auch grau-schwarz sein, da es verschiedene Schimmelpilzarten gibt. Verschimmelte Lebensmittel riechen muffig oder modrig.

Säuern

Lebensmittel, die Zucker enthalten, können durch Säuern verderben. Frische Milch und Sahne sowie Rohwurst und Leberwurst werden besonders schnell sauer. Durch Säuern verdorbene Wurst weist einen unerwünschten Nebengeschmack auf und wird im Inneren grau. Milchsäurebakterien, die bereits in der Milch enthalten sind oder Milchsäure-Streptokokken, die im Darm von Rindern vorkommen, verursachen die unerwünschte Säuerung von Lebensmitteln. Durch ausreichende Kühlung und hygienische Herstellung von Lebensmitteln lässt sich die Säuerung vermeiden.

5 Hilf Anna dabei, das Satzpuzzle zum Verderb von Lebensmitteln zu vollständigen Sätzen zusammenzusetzen.
Schreibe die entstehenden Sätze auf ein Notizblatt und nutze sie als Anhaltspunkt beim Verfassen des Info-Schreibens.

- Kohlenhydrate mit Hilfe
- Verursacher sind Schimmelpilze.
- Beim Sauerwerden von Milch oder Wurst
- Bei Fäulnis zersetzen
- Bei der Gärung werden
- Ein erster Hinweis ist z. B.
- durch einen Schimmelrasen auf der Oberfläche zu erkennen.
- übelriechende Gase und ein schmieriger Belag.
- Bakterien eiweißreiche Lebensmittel wie Fleisch und Fisch.
- kann man riechen und schmecken.
- wilder Hefen abgebaut.
- Das Schimmeln von z. B. Brot, Obst oder Marmelade ist
- die Schaumbildung auf der Oberfläche eines Fruchtsaftes.
- Die entstehenden Säuren
- bauen Bakterien Zucker ab.
- Dabei bilden sich

Anna möchte den Kindern auch zeigen, wie Lebensmittel verderben können. Daher führt sie mit den Kindern drei Versuche durch.

6 Führt in Partnerarbeit die folgenden Versuche durch und schreibt anschließend ein Versuchsprotokoll. Notiert dabei eure Beobachtungen und findet für diese eine Erklärung.

Experimentierbox I

Versuchsdurchführung I:
- Füllt je 40 g Apfelkompott in je zwei 100 ml Bechergläser.
- Lasst ein Glas 2 Stunden offen stehen. Deckt es dann ab und lasst es abgedeckt noch 3 Tage bei Zimmertemperatur stehen.
- Deckt das zweite Glas sofort ab und stellt es 3 Tage in den Kühlschrank.

Beobachtung:

Erklärung:

Experimentierbox II

Versuchsdurchführung:
- Füllt je 40 ml frische Sahne in je zwei Reagenzgläser.
- Lasst ein Reagenzglas 3 Tage bei Zimmertemperatur stehen.
- Das zweite Reagenzglas deckt ihr ab und stellt es 3 Tage in den Kühlschrank.
- Prüft den Geruch und messt mit pH-Papier den pH-Wert in beiden Reagenzgläsern.

Beobachtung:

Erklärung:

Experimentierbox III

https://de.wikihow.com/Schimmel-auf-Brot-wachsen-lassen

Versuchsdurchführung:
- Befeuchte eine frische Scheibe Brot mit wenig Wasser.
- Steckt die Brotscheibe in eine gut verschließbare Kunststofftüte, z. B. einen Gefrierbeutel mit Zip, und verschließt vollständig.
- Legt die verschlossene Tüte 5 bis 7 Tage an einen warmen Ort.

Wichtig! Beobachtet ausschließlich die verschlossene Tüte und entsorgt sie verschlossen. Nicht ÖFFNEN, sonst atmet ihr schädliche Mikroorganismen ein!

Beobachtung:

Erklärung:

Anna hat viel über den Verderb von Lebensmitteln gelernt. Nun möchte sie erfahren, was man tun kann, um Lebensmittel länger haltbar zu machen.

7 Lies die Infotexte zu den verschiedenen Methoden der Lebensmittelkonservierung. Unterstreiche dabei die wichtigsten Informationen.

gelb: Beschreibung des Verfahrens, mit dem das Lebensmittel behandelt wird.
blau: Wirkung auf die Mikroorganismen.
grün: Lebensmittel, die für das Verfahren geeignet sind.
rot: mögliche Veränderungen am Lebensmittel.

Unter Lebensmittelkonservierung versteht man die Behandlung von LM, sodass sie länger haltbar werden. Dafür gibt es verschiedene Verfahren.

Konservierungsverfahren Erhitzen

Mikroorganismen lieben zwar Wärme, Hitze vertragen sie allerdings nicht sehr gut. Beim Erhitzen unterscheidet man die beiden folgenden Verfahren:

Beim **Pasteurisieren** werden Lebensmittel kurz auf eine Temperatur von mindestens 72 °C bis maximal 100 °C erhitzt. Dadurch werden die meisten Mikroorganismen wie Hefen oder Schimmelpilze abgetötet, es bleiben aber noch einige Bakteriensporen erhalten. Sie können sich bei günstigen Bedingungen wieder vermehren und das Lebensmittel verderben lassen. Deshalb müssen pasteurisierte Lebensmittel auch kühl gelagert werden und sind nur beschränkt haltbar. Pasteurisieren wird beispielsweise bei Milch und Milchprodukten, Flüssigeiern, Obst- oder Fruchtsäften angewendet.

Beim **Sterilisieren** werden Lebensmittel auf Temperaturen über 100 °C erhitzt. Dadurch werden alle Mikroorganismen und auch die Bakteriensporen abgetötet, das Lebensmittel ist also keimfrei und lange haltbar. Beim Sterilisieren kommt es aber zu einer Farb- und Geschmacksveränderung, da das das Eiweiß und die Kohlenhydrate in den Lebensmitteln verändert werden. Außerdem werden bis zu 60 % der im Lebensmittel enthaltenen Vitamine zerstört. Sterilisiert werden z.B. Gemüse-, Fleisch- und Wurstkonserven sowie Milch, diese nennt man dann H-Milch.

Konservierungsverfahren Kühlen

Fast alle Menschen in Deutschland nutzen täglich den Kühlschrank. Er ist unser verlässlichster Helfer in Sachen Lebensmittelrettung. Lebensmittel sind im Kühlschrank kurzfristig haltbar, sie bleiben also länger frisch und verderben langsamer. Denn durch die Kühlung werden die Tätigkeiten der Mikroorganismen verlangsamt.
Die Kühltemperaturen liegen zwischen 0 °C und +8 °C. Je tiefer die Kühltemperatur ist, umso länger sind die frischen Lebensmittel haltbar. Den Kohlenhydraten, Eiweißen, Mineralstoffen und Vitaminen in einem Lebensmittel passiert durch die Kühlung nichts, sie bleiben unverändert. Der Nährstoff Fett kann jedoch durch die niedrigen Temperaturen verderben. Die meisten Nährstoffe werden also durch dieses Konservierungsverfahren geschont und die Lebensmittel behalten ihr Aroma und ihr Aussehen.
Lebensmittel, die im Kühllager oder zuhause im Kühlschrank gelagert werden, sind zum Beispiel Butter, Milch, Milchprodukte wie Joghurt oder Quark, Obst (keine Südfrüchte), Gemüse, Fisch, Fleisch- und Wurstwaren.

Konservierungsverfahren Gefrieren

Mit steigenden Minusgraden verlangsamt sich die Aktivität der Mikroorganismen, ihre Vermehrung wird stark eingeschränkt. Der Grund dafür ist, dass das Wasser in den Lebensmitteln gefriert und den Mikroorganismen nicht mehr zur Vermehrung zur Verfügung steht.
Um Lebensmittel möglichst schonend einzufrieren, muss es schnell passieren, am besten bei einer Temperatur von –35 °C. Man nennt dieses Verfahren **Schockfrosten**. Bei –35 °C bilden sich in kurzer Zeit nur kleine Eiskristalle, die die Zellen der Lebensmittel nicht beschädigen. So verlieren schockgefrostete Lebensmittel beim Auftauen nur wenig Saft, es kommt kaum zu Geschmacksveränderungen oder Vitaminverlusten.
Wenn man Lebensmittel bei einer Temperatur von –18 °C einfriert, bilden sich größere Eiskristalle, die die Zellen zerstören können. Taut man diese Lebensmittel auf, verlieren sie eine größere Menge an Saft und es kommt leider zu Vitamin- und Mineralstoffverlusten.
Alle tiefgefrorenen Lebensmittel werden bei –18 °C gelagert. Beispiele für Lebensmittel, die tiefgefroren werden, sind Fleisch, Fisch, Obst, Gemüse, Backwaren oder Fertigprodukte.

Anna hat sich mit dem Erhitzen, Kühlen und Gefrieren über die wichtigsten Verfahren der Lebensmittelkonservierung informiert. Nun möchte sie sicher gehen, dass sie alles richtig verstanden hat.

8 Ergänze die folgenden Aussagen zu den Konservierungsverfahren Erhitzen, Kühlen und Gefrieren mit den passenden Angaben.
Nutze die Informationen beim Verfassen des Info-Schreibens.

- ✓ Beim Gefrieren werden Lebensmittel bei _____ °C gelagert.
- ✓ Beim ___________ werden Lebensmittel zwischen 0 und _____ °C gelagert.
- ✓ Beim Sterilisieren werden Lebensmittel werden auf über ______ °C erhitzt.
- ✓ Beim Pasteurisieren werden Lebensmittel auf ____ °C bis maximal ______ °C erhitzt.
- ✓ Beim ____________________________ werden Mikroorganismen abgetötet, aber Bakteriensporen überleben.
- ✓ Beim ____________________________ werden alle Mikroorganismen abgetötet, das Lebensmittel ist anschließend ______________________________
- ✓ Durch die folgenden Verfahren wird die Aktivität der Mikroorganismen verlangsamt: ____
- ✓ Das Lebensmittel wird durch diese Verfahren sehr lange haltbar: ____
- ✓ Das Lebensmittel wird durch diese Verfahren eine begrenzte Zeit haltbar: ____
- ✓ Bei Obst und Gemüse wendet man die folgenden Verfahren an: ____
- ✓ Bei Fleisch, Fisch und Fertigprodukten wird _____________________ genutzt.
- ✓ Bei Milch werden die folgenden Verfahren angewendet: ____
- ✓ Diese Verfahren werden bei Milchprodukten wie Joghurt und Quark genutzt: ____
- ✓ Hierbei kommt zu Farb- und Geschmacksveränderungen des Lebensmittels: ____
- ✓ Hier gehen Vitamine verloren: ____

9 Lies nun auch die folgenden Texte zu weiteren Verfahren der Lebensmittelkonservierung. Nutze dabei die gleiche farbige Markierung wie in Aufgabe 7.

Konservierungsverfahren Trocknen

Trocknen gehört zu den ältesten Konservierungsverfahren, die der Mensch kennt. Durch unterschiedliche Verfahren (z. B. Gefrier- oder Lufttrocknung) wird dem Lebensmittel Wasser entzogen. Dadurch haben die Mikroorganismen nicht mehr genug Wasser, um sich vermehren zu können.
Die Lebensmittel werden dadurch lange haltbar. Getrocknet werden z. B. Gewürze, Obst (Trockenobst), Kartoffelpüree in Pulverform, Kaffee-, Milch- oder Orangensaftpulver. Beim Trocknen kommt es zu Vitaminverlusten, Farb- und Geschmacksveränderungen.

Konservierungsverfahren Zuckern

Beim Zuckern wird den Lebensmitteln - wie auch beim Trocknen - Wasser entzogen, da Zucker eine wasseranziehende Wirkung hat. Somit steht das Wasser für die Mikroorganismen nicht mehr zur Verfügung, ihre Vermehrung wird stark eingeschränkt. Wegen des süßen Geschmacks wird das Zuckern nur bei Früchten und Beeren oder wenigen Gemüsesorten wir Rhabarber oder Möhren angewendet. Meist werden die Lebensmittel auch noch zusätzlich erhitzt, wie z. B. bei Marmelade, Konfitüre oder Kompott. Nachteil der Zuckerung ist, dass der Zucker den Geschmack und oft auch das Aussehen und die Farbe des Lebensmittels verändert.

Konservierungsverfahren Salzen

Auch Salz entzieht dem Lebensmittel Wasser. Die Mikroorganismen, die unsere Lebensmittel verderben lassen, haben kein Wasser mehr zur Verfügung und können sich nicht mehr vermehren. Lebensmittel können in einer Salzlösung eingelegt oder mit Salz eingerieben werden.
Lebensmittel, die durch Salz haltbar gemacht werden, sind zum Beispiel Salzgurken, gesalzener Fisch oder roher Schinken. Beim Salzen kommt es zu Geschmacksveränderungen und Farbveränderungen.

Konservierungsverfahren Säuern

Beim Säuern wird der pH-Wert durch die Zugabe von Säuren, zum Beispiel Essigsäure oder Zitronensäure, gesenkt. Die Lebensmittel werden also in Säure eingelegt. Eine weitere Möglichkeit ist es, die Bildung von Säuren im Lebensmittel durch gute Milchsäurebakterien zu fördern. Sie bilden Milchsäure, die z. B. in Sauerkraut oder in Joghurt vorkommt. Da kannst du den säuerlichen Geschmack wahrnehmen. Weitere Beispiele für gesäuerte Lebensmittel sind Essiggurken und Heringe. Die Mikroorganismen können sich durch die saure Umgebung nicht mehr vermehren. Durch die Säure können jedoch Nährstoffe zerstört werden.

Anna hat sich beim Lesen der Info-Texte zur Lebensmittelkonservierung eine Karteikartensammlung erstellt. Leider haben die KiTa-Kinder ihre Karteikarten aus Versehen zerschnitten, so dass Anna nun ein Satzpuzzle in den Händen hält.

10 Hilf Anna dabei, das Satzpuzzle zur Lebensmittelkonservierung zu vollständigen Sätzen zusammenzusetzen.
Schreibe die entstehenden Sätze auf ein Notizblatt und nutze sie beim Verfassen des Info-Schreibens.

Satzpuzzle Lebensmittelkonservierung

- Beim Trocknen
- durch Essig, Zitrone oder Milchsäurebakterien
- Durch Trocknen, Salzen und Zuckern
- Zuckern wird
- wird bei Gurken, Schinken und Fisch angewendet.
- Beim Säuern wird
- Sauerkraut, Joghurt und Gurken haltbar gemacht,
- Salzen
- Durch Trocknen, Salzen, Zuckern und Säuern
- entzieht den Lebensmitteln Wasser.
- wird Lebensmitteln Wasser entzogen,
- Durch die Säure werden
- Zuckern und Salzen
- aber auch Nährstoffe zerstört.
- z. B. Obst, Gewürze, Kaffee und Milch.
- wird die Vermehrung von Mikroorganismen gehemmt.
- aber auch Vitamine zerstört.
- der pH-Wert in den sauren Bereich gesenkt.
- bei Früchten und Beeren, z.B. bei Marmelade, genutzt.
- werden Farbe und Geschmack des Lebensmittels verändert.
- Getrocknet werden

Anna hat nun alle notwenigen Informationen zusammen, um die beiden Info-Schreiben zu den Themen „Lebensmittelverderb“ und „Lebensmittelkonservierung“ zu verfassen. Bevor sie loslegt, überlegt sie sich, wie sie die Schreiben aufbauen möchte, welche Inhalte hinein sollen und wie die Schreiben gestaltet werden können.

11 Unterstützt Anna bei ihrer Aufgabe. Entscheidet euch gemeinsam in Partnerarbeit für den Aufbau, die Inhalte und die Gestaltung der beiden Info-Schreiben. Haltet eure Ideen in den beiden Notizkästen fest.

Wenn ihr euch nicht sicher seid, was man bei einem Info-Schreiben beachten muss, schaut in den Bewertungskriterien der Lernaufgabe nach.

Legt anschließend fest, wer von euch das Info-Schreiben zum Lebensmittelverderb und wer das Info-Schreiben zur Lebensmittelkonservierung verfasst.

Notizen zu Aufbau, Inhalt und Gestaltung des Info-Schreibens „Lebensmittelverderb“

wird geschrieben von: ________________________________

Notizen zum Aufbau, Inhalten und Gestaltung des Info-Schreibens „Lebensmittelkonservierung“

wird geschrieben von: ________________________________

Nachdem Anna sich für den Aufbau, die Inhalte und die Gestaltung der Info-Schreiben entschieden hat, macht sie sich an die Arbeit. Sie verfasst ihre Info-Schreiben.

12 Schreibe auch du das Info-Schreiben über dein Thema. Du kannst es von Hand direkt auf diese Seite schreiben. Oder du schreibst es mit dem Computer und klebst es anschließend hier ein.
Natürlich kann dein Partner bzw. deine Partnerin dein Info-Schreiben vorher lesen und dir vielleicht noch hilfreiche Tipps geben.

Ihr habt Anna beim Verfassen der Info-Schreiben gut unterstützt. Nun kann Anna die Info-Schreiben den Mitarbeiterinnen und Mitarbeitern der KiTa zeigen.

13 Tauscht eure beiden Info-Schreiben mit denen einer anderen Gruppe aus. Vergleicht eure Schreiben und gebt euch gegenseitig ein Feedback.

Diese Rückmeldungen haben wir zu unseren Info-Schreiben erhalten:

Thema erkennbar ☆☆☆☆☆	sinnvoll aufgebaut ☆☆☆☆☆	übersichtlich gegliedert ☆☆☆☆☆
wichtige Infos hervorgehoben ☆☆☆☆☆	inhaltlich vollständig ☆☆☆☆☆	inhaltlich richtig ☆☆☆☆☆
kurze Sätze verwendet ☆☆☆☆☆	richtige Rechtschreibung ☆☆☆☆☆	lesbare Schrift(größe) ☆☆☆☆☆

14 Ihr habt von euren Mitschülerinnen und Mitschülern ein Feedback zu euren Info-Schreiben bekommen.
Bewertet nun eure eigenen Info-Schreiben, indem ihr die Satzanfänge ergänzt.

Gut gelungen ist uns...

Es wäre besser gewesen, wenn wir...

Wenn wir unsere Info-Schreiben mit den anderen vergleichen, fällt uns auf, dass...

Anna ist nun bestens über Lebensmittelverderb und Lebensmittelkonservierung informiert. Sie hat von ihrer Chefin viel Lob für ihre Info-Schreiben bekommen.

15 Bewerte mit dem Feedback-Burger dein eignes Arbeitsverhalten.

Feedback-Burger

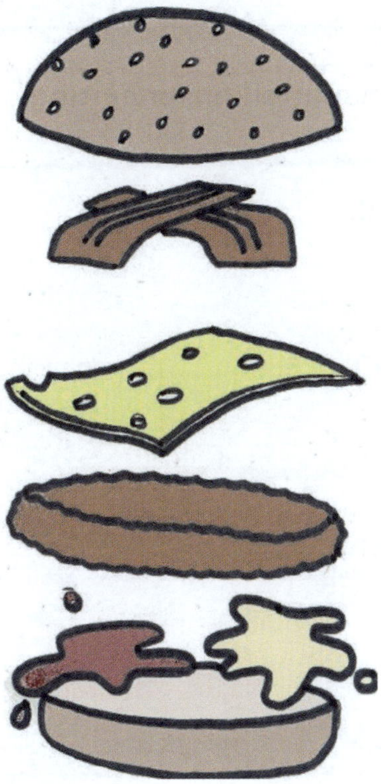

Ich fand gut...

Mir ist aufgefallen...

Mich stört....

Ich mag nicht...

Ich wünsche mir ...

Abschluss

Handlungsprodukte	erledigt am:	Unterschrift:
Lebensbedingungen von Mikroorganismen		
Satzpuzzle „Lebensmittelverderb“		
Experimentierbox I, II und III		
Aussagen zu Erhitzen, Kühlen und Gefrieren		
Satzpuzzle „Lebensmittelkonservierung“		
Info-Schreiben		
Feedback zu den Steckbriefen		
Bewertung „Feedback-Burger“		
Mein Lernweg		

An diesem Thema interessiert mich besonders:

Mein Wissen zum Thema „Lebensmittelverderb & Lebensmittelkonservierung“

Lebensbedingungen von Mikroorganismen sind:

Den Verderb von Lebensmitteln erkennt man an:

Erreger und gefährdete Lebensmittel von Faulen, Gären, Schimmeln und Säuern sind:

Unter Lebensmittelkonservierung versteht man:

Methoden der Lebensmittelkonservierung sind:

Meine 3 wichtigsten Erkenntnisse:

Anna hat gelernt, dass nicht alle Lebensmittel auf die gleiche Art verderben und dass die Konservierungsmethoden nicht für alle Lebensmittel gleich gut geeignet sind. Ihre Erkenntnisse möchte sie in einer Tabelle zusammenfassen.

Kreuze zu jedem Lebensmittel den passenden Lebensmittelverderb bzw. die geeignete Konservierungsmethode an.

Lebensmittelverderb

	Faulen	Gären	Schimmeln	Sauer werden
Fleisch + Fisch				
Wurst				
Saft				
Gemüse				
Obst				
Milch + Sahne				
Brot				

Lebensmittelkonservierung

	Erhitzen	Gefrieren + Kühlen	Trocknen	Zuckern	Salzen	Säuern
Fleisch						
Fisch						
Saft						
Gemüse						
Gurken						
Obst						
Milch						
Milch-produkte						
Brot						

Anna will noch einmal überprüfen, ob sie auch wirklich alle Verfahren zur Lebensmittelkonservierung kennt.

Finde für die Textpassagen die passenden Verfahren der Haltbarmachung und schreibe sie als Titel/Überschrift dazu.
Kontrolliere am Ende der Übung im Kästchen der Lückenfüller, ob du alle Verfahren zugeordnet hast.

Lebensmitteln wird auf schonende Art Feuchtigkeit entzogen. Ohne Wasser können Fäulnisbakterien oder Schimmelpilze nicht überleben. Früchte werden so haltbar gemacht. Bei dem Verfahren schrumpfen die Früchte allerdings durch den Verlust an Wasser zusammen. Bei sachgerechter, d. h. weiterhin trockener Lagerung, bleiben solche Lebensmittel bis zu einem Jahr haltbar.

Bei diesem Verfahren zur Haltbarmachung werden die Lebensmittel eingelegt, z. B. in Essig oder sie werden mit Zitronensaft beträufelt. Manchmal werden sogar Mikroorganismen eingesetzt, wie beispielsweise Milchsäurebakterien.

Lebensmittel werden in eine „Lake“ eingelegt oder sie werden auf ihrer Oberfläche umfänglich eingerieben. Das frei verfügbare Wasser wird dadurch zu großen Anteilen gebunden und steht den Mikroorganismen nicht mehr zur Verfügung. Dabei kommt es zu Geschmacks- und Farbveränderungen, wodurch nicht alle Lebensmittel für dieses Verfahren geeignet sind.

Zum Teil werden sehr kalte Temperaturen benötigt, um die Mikroorganismen in ihrem Wachstum zu inaktivieren und den Stoffwechsel stark einzuschränken. Dieses Verfahren zur Haltbarmachung nutzen Gastronomie- und Nahrungsbetriebe, aber auch viele Menschen auch zu Hause, um Lebensmittel länger lagern zu können.

Durch die Zugabe wird Wasser im Lebensmittel gebunden und ist somit für die Mikroorganismen nicht mehr verfügbar. Zur Lösung und damit zur besseren Wirksamkeit wird das wasserreiche Lebensmittel nach der Zugabe erhitzt. Die Geschmacksveränderung schränkt die Auswahl ein.

Lückenfüller: Säuern | Trocknen | Zuckern | Haltbarmachen durch Kälte | Salzen

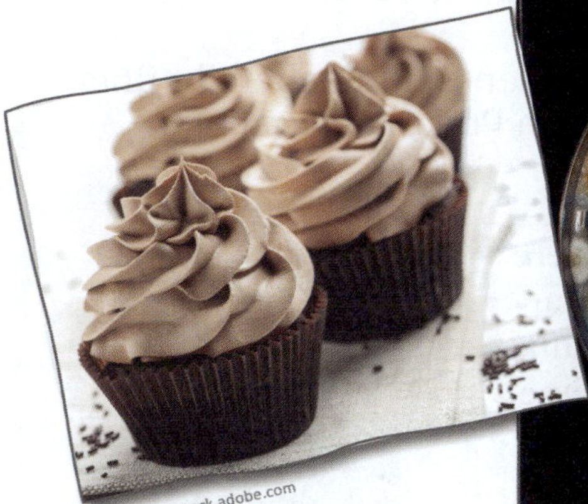

© 5second – stock.adobe.com

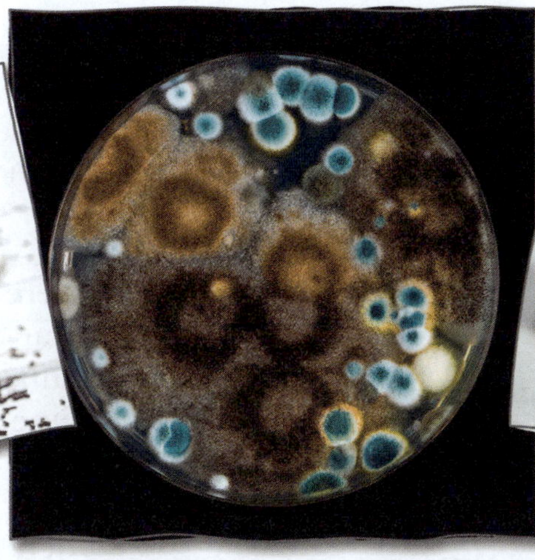

© Grebcha – stock.adobe.com

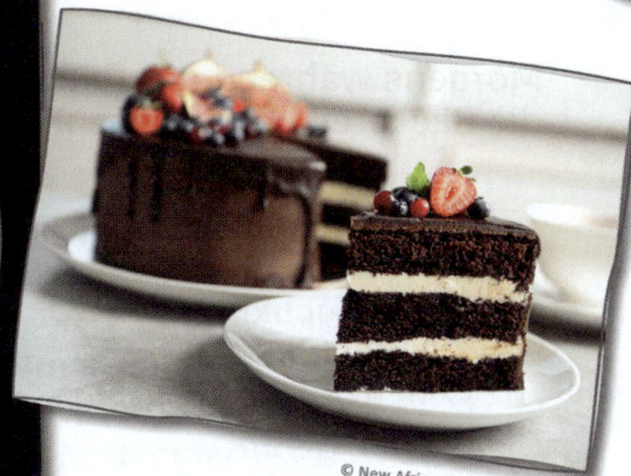

© New Africa – stock.adobe.com

Lernfeld 6: Umsetzung hauswirtschaftlicher Prinzipien

Lernaufgabe 6.7: Keime im Essen – die unsichtbare Gefahr
Lebensmittelinfektionen

Ich kann ...

- bei Lebensmittelinfektionen häufig verwendete Fachbegriffe erklären.
- Erreger von Lebensmittelinfektionen nennen.
- Lebensmittel nennen, die häufig mit diesen Erregern kontaminiert sind.
- Hygienefehler beschreiben, die zu einer Lebensmittelinfektion führen können.
- die schädlichen Auswirkungen von Lebensmittel-infektionen auf den Menschen beschreiben.
- Hygieneregeln zur Vermeidung von Lebens-mittelinfektionen formulieren.
- Infektionsketten mit verschiedenen Infektions-quellen erstellen.
- verschiedene Diagramm-Typen benennen, beschreiben und erklären.
- in einer Tabelle enthaltene Daten in einem geeigneten Diagramm darstellen.
- Aussagen zu Lebensmittelinfektionen bewerten.
- Informationen zu den wichtigsten Lebensmittel-infektionen strukturiert in einem Steckbrief wiedergeben.
- die Informationen aus dem Steckbrief in einer Präsentation an meine Mitschülerinnen und Mitschüler weitergeben.
- meinen Mitschülerinnen und Mitschülern eine konstruktive Rückmeldung zu ihren Steckbriefen geben.

<u>Zeitumfang:</u>
14 Unterrichtsstunden

Morgens während des Frühstücks liest Celina den folgenden Zeitungsbericht über die Bäckerei, bei der eine ihrer Mitschülerinnen gerade ein Praktikum macht

Eine Geburtstagsfeier hatte für mehrere Gäste schwere Folgen: Sie wurden mit heftiger Übelkeit und mit starken Bauchkrämpfen noch in der Nacht in die Klinik eingeliefert. Wahrscheinlich handelt es sich um eine Lebensmittelinfektion, verursacht durch Torten, die es bei der Geburtstagsfeier gab.
Das Gewerbeaufsichtsamt überprüft den vorhandenen Hygienestatus der Bäckerei. Ob im Bistro der Bäckerei weiterhin Speisen angeboten werden dürfen, steht noch nicht fest. Sicher ist, dass die Bäckerei nachweisen muss, ob und vor allem wie die Mitarbeiter bezüglich der Hygiene geschult wurden. Da hierfür keine Unterlagen gefunden wurden, nimmt die örtliche Behörde an, dass bisher keine Mitarbeiterschulung im Bereich Hygiene erfolgte. Dem Geschäftsführer der Bäckerei werden nun diesbezüglich Auflagen gemacht.

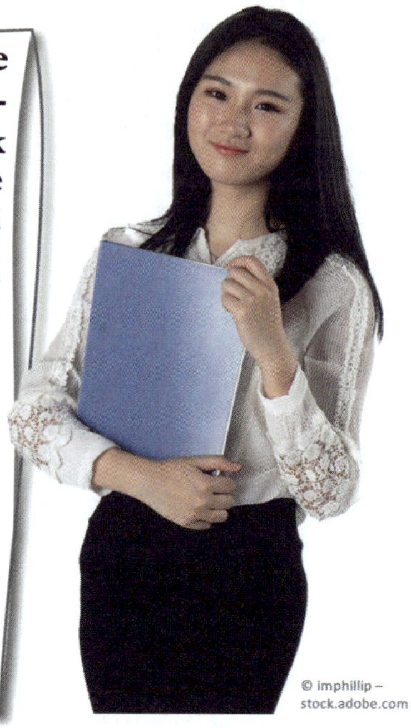

© imphillip – stock.adobe.com

Als Celina in ihrem Praktikumsbetrieb ankommt, spricht sie sofort ihren Chef auf das Thema an. Er sagt ihr, dass es bei ihnen ein „Hygieneteam“ gibt, in dem auch Celina mitarbeiten kann. Der Chef beauftragt Celina und das Hygieneteam damit, Steckbriefe über Mikroorganismen zu erstellen, die Lebensmittelinfektionen verursachen können. Diese sollen vor allem die gefährdeten Lebensmittel und Hygieneregeln zum Umgang mit diesen Lebensmitteln enthalten. Die Steckbriefe sollen als Information für die Hygieneschulung aller Mitarbeiter dienen und dann dauerhaft im Betrieb aushängen.

1 Welche Informationen sind wichtig? W-Fragen können dir dabei weiterhelfen, wichtige Informationen herauszufinden.

Was ist passiert?

Warum ist dies vermutlich passiert?

Was soll Celina tun?

Was weiß Celina vermutlich schon zu dem Thema?

Celina und das Hygieneteam möchten als erstes wissen, was Lebensmittelinfektionen sind und wie sie entstehen.

2 Lies den Text über Lebensmittelinfektionen und Lebensmittelintoxikationen. Notiere dir anschließend die wichtigsten Begriffe, recherchiere unbekannte Begriffe im Internet.

Lebensmittelinfektion und Lebensmittelintoxikation

Lebensmittel, die mit Krankheitserregern kontaminiert sind, können Lebensmittelinfektionen verursachen. Die Krankheitserreger werden mit der Nahrung aufgenommen, können sich dann im Darm des Menschen vermehren und Giftstoffe freisetzen. Nach einer Inkubationszeit von wenigen Tagen treten Krankheitssymptome auf.
Lebensmittelvergiftungen (Lebensmittelintoxikationen) treten auf, wenn Lebensmittel gegessen werden, die Giftstoffe (sogenannte Toxine) enthalten. Die in den Lebensmitteln bereits enthaltenen Toxine lösen nach dem Verzehr innerhalb weniger Stunden im Körper die Vergiftung aus.
Verschiedene Krankheitserreger können eine Lebensmittelinfektion, eine Lebensmittelvergiftung oder beides auslösen.

Wichtige Fachbegriffe:

- Lebensmittelinfektion:
- Lebensmittelintoxikation:
- kontaminiert:
- Inkubationszeit:
- Symptom:

3 Welche Krankheitserreger kennst du, die eine Lebensmittelinfektion verursachen können? Schreibe sie hier auf:

Nachdem Celina und das Hygieneteam wissen, was Lebensmittelinfektionen sind, möchten sie die Ursachen von Lebensmittelinfektionen herausfinden.

4 Schau dir das <u>Kreisdiagramm</u> zu den Ursachen von Lebensmittelinfektionen genau an. Notiere anschließend deine drei wichtigsten Erkenntnisse.

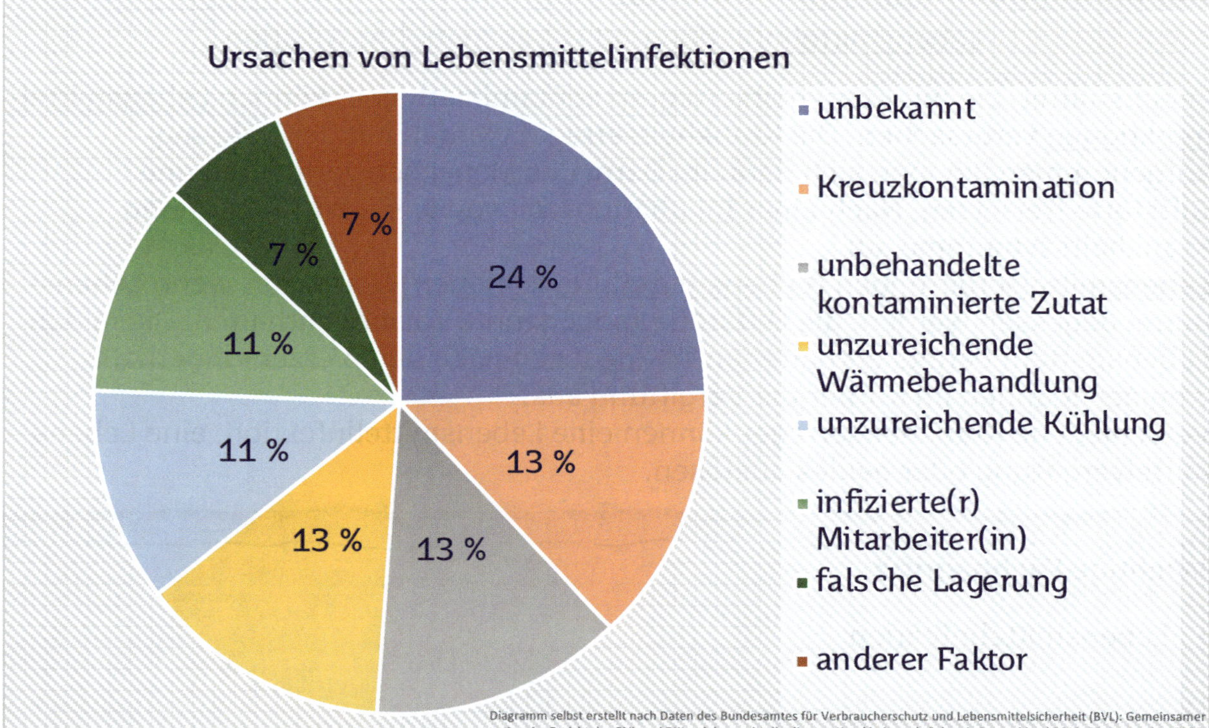

Diagramm selbst erstellt nach Daten des Bundesamtes für Verbraucherschutz und Lebensmittelsicherheit (BVL): Gemeinsamer nationaler Bericht des BVL und RKI zu lebensmittelbedingten Krankheitsausbrüchen in Deutschland 2019, 29. September 2020

Meine drei wichtigsten Erkenntnisse zu den Ursachen von Lebensmittelinfektionen:

1.

2.

3.

Recherchiere die Bedeutung des neuen Fachbegriffs!

Neuer Fachbegriff:

- Kreuzkontamination:

Celina möchte sich gemeinsam mit ihrem Hygieneteam Informationen über die wichtigsten Mikroorganismen beschaffen, die Lebensmittelinfektionen verursachen. Hilf ihnen dabei.

5 Unterstreiche im Text zu Salmonellen wichtige Informationen zum Vorkommen, zur Übertragung, zu gefährdeten Lebensmitteln, den gesundheitlichen Folgen und den Regeln zur Vermeidung einer Infektion in unterschiedlichen Farben.

Salmonellen

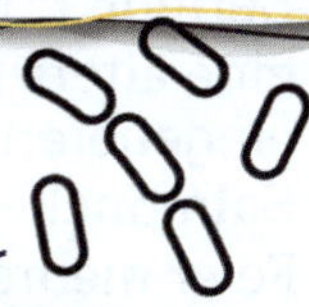

Salmonellosen, hervorgerufen von **Salmonellen**, sind die häufigsten bakteriellen Erkrankungen beim Menschen. Manchmal verlaufen sie sogar tödlich. Salmonellen sind stäbchenförmige Bakterien, die im Dickdarm von Tieren und Menschen leben.
Salmonellen können sich mit oder ohne Sauerstoff vermehren. Die Vermehrung findet besonders schnell bei Temperaturen zwischen 7 °C und 45 °C statt. Ab 70 °C werden die Bakterien abgetötet. Bei stark salz- bzw. säurehaltigen Lebensmitteln findet keine Vermehrung statt.
Salmonellen können über kontaminiertes Fleisch, vor allem Hackfleisch, Wurst, Geflügelfleisch und Eier in die Nahrung gelangen. Gefährdet sind auch Speisen, die aus diesen Lebensmitteln zubereitet wurden und die nicht gegart werden. So werden immer wieder Salmonellosen gemeldet, die durch eihaltige Süßspeisen wie Tiramisu, Eiscreme und Softeis verursacht wurden. Sehr riskant ist es, Speisen längere Zeit warmzuhalten oder nur langsam abzukühlen. Außerdem können Salmonellen über den Menschen in Lebensmittel gelangen: Sie können oft unbemerkt im Darm des Menschen vorkommen und werden dann ständig ausgeschieden. Haben diese sogenannten Dauerausscheider beruflich mit Lebensmitteln zu tun, kann es sehr schnell zu Übertragungen kommen, vor allem wenn nach dem Toilettenbesuch die Hände nicht gründlich gereinigt und desinfiziert wurden. Durch Anfassen infiziert ein Dauerausscheider dann Gegenstände, Personen und Lebensmittel.
Wenige Salmonellen verursachen häufig keine Infektion. Erst wenn sie sich in den Lebensmitteln vermehren konnten, kann es zu einer Infektion kommen.
12 bis 36 Stunden nach dem Verzehr infizierter Speisen kommt es zu Erbrechen, Bauchschmerzen, Fieber und Durchfall. Die Symptome können mehrere Tage anhalten. Meist heilt die Erkrankung ohne ärztliche Behandlung in wenigen Tagen aus.
Zur Vermeidung einer Salmonelleninfektion ist die Personalhygiene von größter Bedeutung: z. B. Hände waschen und desinfizieren nach dem Toilettengang oder dem Anfassen roher Lebensmittel. Zudem sollte bei gefährdeten Lebensmitteln die Kühlkette nicht unterbrochen werden, sie sollten kühl gelagert, nicht warmgehalten und vor dem Verzehr auf mindestens 70 °C erhitzt werden. Vor allem Speisen mit rohen Eiern müssen kühl gelagert werden. Bei der Zubereitung von tiefgefrorenem Fleisch, insbesondere Geflügel muss langsam im Kühlschrank aufgetaut werden, das Auftauwasser muss aufgefangen und sicher beseitigt werden. Zudem sollte Geflügelfleisch immer durchgegart werden. Bei der Verarbeitung von Fleisch, Eiern und anderen Lebensmittel sollten verschiedene Schneidebretter und Messer verwendet werden, nach der Verarbeitung müssen Arbeitsplatz und Arbeitsgeräte gründlich gereinigt und desinfiziert werden.

Bei ihrer Recherche zu Salmonellen findet Celina immer wieder Berichte über Salmonellose-Ausbrüche, die durch falsche Hygiene in der Küche entstanden sind.

6 Lies dir die beiden Berichte durch und erstelle anschließend die Infektionskette.

Bericht 1: Nach einer Familienfeier mussten mehrere Gäste – darunter auch ein Kind und eine ältere Frau – mit Fieber, schwerem Durchfall und Erbrechen ins Krankenhaus eingeliefert werden. Ursache für die Erkrankung ist mit hoher Wahrscheinlichkeit eine Salmonelleninfektion, ausgelöst durch Tiramisu. Das italienische Dessert stand während der Feier mehrere Stunden auf dem Dessertbüffet.

Infektionskette:

Infektionsquelle ⟶ Übertragung bzw. Hygienefehler ⟶ Empfänger

Bericht 2: In einem Imbiss gab es zu Beginn der Woche zum Mittagessen Hähnchen mit Kartoffelsalat und Kopfsalat. Das Hähnchen wurde von der Küchenhilfe über Nacht auf der Heizung aufgetaut und das Auftauwasser ins Spülbecken gegossen. Danach hat sie das Hähnchen auf einem Brettchen geschnitten. Anschließend hat sie auf dem Brettchen die gekochten Kartoffeln für den Kartoffelsalat geschnitten, der Kopfsalat wurde im Spülbecken gewaschen. Den Gästen hat das Essen gut geschmeckt, sie beschwerten sich nur darüber, dass das Hähnchen noch fast roh war. Am nächsten Tag waren mehrere Gäste krank. Sie litten unter Übelkeit, Brechdurchfall und Fieber.

Infektionskette:

Infektionsquelle ⟶ Übertragung bzw. Hygienefehler ⟶ Empfänger

7 Bei Salmonellen gibt es neben kontaminierten Lebensmitteln noch eine weitere Infektionsquelle. Erstelle auch zu dieser eine mögliche Infektionskette.

Infektionskette:

Bei ihren Recherchen finden Celina und das Hygieneteam viele Daten zur Häufigkeit von Salmonellosen. Vor allem die Daten zur Häufigkeit im Verlauf eines Jahres finden sie interessant.

8 Beschreibe und erkläre das folgende Diagramm mithilfe der untenstehenden Fragen.

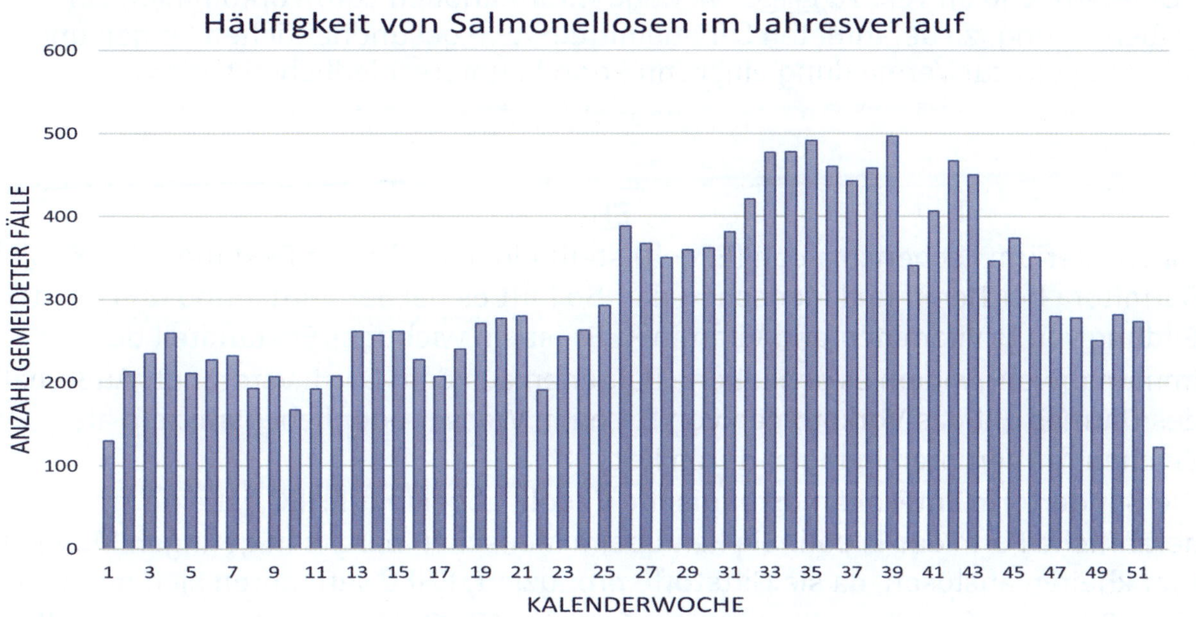

Diagramm selbst erstellt nach Daten des Robert-Koch-Instituts (Berlin), Datenbank SurvStat mit Meldedaten nach Infektionsschutzgesetz (IfSG) https://survstat.rki.de/

1. Schritt: Das Diagramm einordnen

- Welche Art von Diagramm ist es?
- Woher stammen die Daten?
- Was zeigt das Diagramm? Was steht auf der x- und y-Achse?

2. Schritt: Das Diagramm beschreiben
Welche Besonderheiten kannst du erkennen?

3. Schritt: Das Diagramm erklären
Welche Gründe kann es für die Werte geben?

Nachdem Celina und das Hygieneteam viele Informationen über Salmonellen erhalten haben, informieren sie sich über ein weiteres, beim Menschen vorkommendes Bakterium: E. coli.

9 Unterstreiche im Text zu EHEC wichtige Informationen zum Vorkommen, zur Übertragung, zu gefährdeten Lebensmitteln, den gesundheitlichen Folgen und den Regeln zur Vermeidung einer Infektion in unterschiedlichen Farben.

EHEC

Das Bakterium Escherichia coli (E. coli) stellt einen wichtigen Bestandteil der Darmflora bei Tieren und Menschen dar. So hilft es bei der Verdauung und bei der Bildung von B-Vitaminen und Vitamin K. Es ist ein wichtiger Bestandteil der Immunabwehr, indem es schädliche Bakterien aus dem Darm verdrängt. Außerhalb des Darmes gilt das Vorkommen von E. coli in Wasser oder Lebensmitteln als Zeichen für Verunreinigungen durch Kot.

Die Sonderform **Enterohämorrhagische E. coli**, abgekürzt **EHEC**, ist eine gefährliche Form des E. coli. Sie kann beim Menschen bereits in geringen Mengen Krankheiten auslösen, da sie Giftstoffe produziert. EHEC vermehren sich mit oder ohne Sauerstoff bei Temperaturen von 8 °C bis 47 °C sehr gut. Sie treten vor allem im Darm von Rindern, Schafen und Ziegen auf und werden über den Kot der Tiere ausgeschieden. Besonders gefährdete Lebensmittel sind somit unzureichend gegartes Rindfleisch, Hackfleisch und Rohmilch sowie daraus hergestellte Lebensmittel. Von Mai bis Juli 2011 kam es in Deutschland zu einem gehäuften Auftreten von EHEC-Infektionen durch aus Ägypten importierte Bockshornkleesamen, aus denen Sprossen hergestellt wurden. Da diese roh verzehrt wurden, infizierten sich viele Personen mit dem Erreger. Bis heute ist nicht geklärt, wie die Bockhornkleesamen mit EHEC kontaminiert wurden. Seitdem gelten aber auch Sprossen und rohes Gemüse als gefährdete Lebensmittel für EHEC.

Menschen stecken sich sowohl durch den Verzehr der kontaminierten Lebensmittel, als auch durch direkten Kontakt zu infizierten Tieren an. Infizierte Menschen können die Erreger bis zu drei Wochen lang ausscheiden, ohne etwas zu bemerken. Bei mangelhafter Hygiene stellen diese Menschen eine Gefahr für ihre Umgebung dar. Die von dem Bakterium produzierten Giftstoffe können akute Darmentzündungen mit blutigem Durchfall und krampfartigen Bauchschmerzen hervorrufen. In wenigen Fällen ist der Verlauf tödlich.

Zur Vermeidung einer EHEC-Infektion sollten rohe Lebensmittel über 10 Minuten auf 70 °C erhitzt werden. Der Erreger und das gebildete Gift werden dabei unschädlich gemacht. Zudem sollten die Lebensmittel nicht über einen längeren Zeitraum warmgehalten werden. Nach Berührung von Tieren sowie nach dem Toilettengang sollten Hände gründlich gereinigt und desinfiziert werden.

Celina und das Hygieneteam möchten wissen: Wie oft kommen EHEC-Infektionen eigentlich vor? Dazu recherchieren sie auf den Internetseiten des Robert-Koch-Instituts.

(10) Beschreibe und erkläre das folgende Diagramm. Nutze dazu die Fragen aus Aufgabe 8.

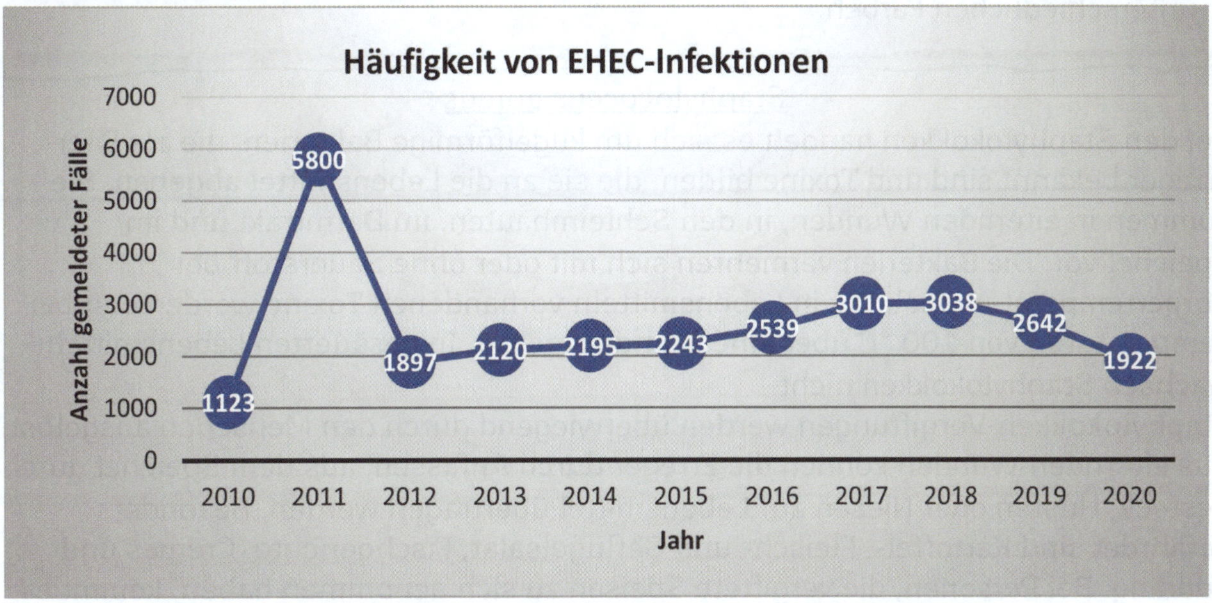

Diagramm selbst erstellt nach Daten des Robert-Koch-Instituts (Berlin), Datenbank SurvStat mit Meldedaten nach Infektionsschutzgesetz (IfSG) https://survstat.rki.de/

1. Schritt: Das Diagramm einordnen

2. Schritt: Das Diagramm beschreiben

3. Schritt: Das Diagramm mit passenden Infektionsketten erklären

Mit den Salmonellen und E. coli/EHEC hat Celina zwei Bakterien kennengelernt, die im Darm des Menschen vorkommen. Doch es gibt auch welche, die auf Haut und Schleimhäuten leben.

11 Unterstreiche im Text zu Staphylococcus aureus wichtige Informationen zum Vorkommen, zur Übertragung, zu gefährdeten Lebensmitteln, den gesundheitlichen Folgen und den Regeln zur Vermeidung einer Infektion in unterschiedlichen Farben.

Staphylococcus aureus

Bei den Staphylokokken handelt es sich um kugelförmige Bakterien, die als Eitererreger bekannt sind und Toxine bilden, die sie an die Lebensmittel abgeben. Sie kommen in eiternden Wunden, in den Schleimhäuten, im Darmtrakt und im Speichel vor. Die Bakterien vermehren sich mit oder ohne Sauerstoff bei Körpertemperatur ideal. Die in Lebensmitteln vorhandenen Toxine werden erst bei Temperaturen von 100 °C über eine Stunde zerstört. In gesäuerten Lebensmitteln wachsen Staphylokokken nicht.
Staphylokokken-Vergiftungen werden überwiegend durch den Menschen ausgelöst. Aus eiternden Wunden können die Erreger durch Anfassen, aus dem Speichel durch Besteck, Husten oder Niesen auf Lebensmittel übertragen werden. Besonders gefährdet sind Kartoffel-, Fleisch- und Geflügelsalat, Fischgerichte, Cremes und Pudding. Bei Personen, die vergiftete Speisen zu sich genommen haben, kommt es nach zwei bis sechs Stunden zu Symptomen wie Durchfall und Übelkeit. Die Beschwerden klingen nach einem Tag wieder ab.
Zur Vermeidung einer Infektion mit Staphylococcus aureus ist – wie bei allen Lebensmittelinfektionen – eine gründliche Körperhygiene und Küchenhygiene unerlässlich. Wer mit Lebensmitteln arbeitet, darf nicht auf Speisen husten oder niesen und sollte Lebensmittel nur mit einem sauberen Löffel probieren. Personen mit Hautausschlag oder eitrigen Entzündungen dürfen nicht mit Lebensmitteln arbeiten, grundsätzlich sind alle Wunden sauber abzudecken. Wie bei allen anderen Erregern auch sollten Lebensmittel kühl gelagert und nicht warm gehalten werden.

12 Erstelle zu Staphylococcus aureus drei mögliche Infektionsketten.

1)

2)

3)

Bei ihren Recherchen auf den Internetseiten des Robert-Koch-Instituts finden Celina und das Hygieneteam eine weitere gefährliche und deshalb auch meldepflichtige Erkrankung: Lebensmittelbotulismus.

13 Unterstreiche im Text zu Clostridium botulinum wichtige Informationen zum Vorkommen, zur Übertragung, zu gefährdeten Lebensmitteln, gesundheitlichen Folgen und den Regeln zur Vermeidung einer Infektion in unterschiedlichen Farben.

Clostridium botulinum

Lebensmittelbotulismus ist eine lebensbedrohliche Lebensmittelvergiftung, die von dem Bakterium Clostridium botulinum verursacht wird. Dieses Bakterium bildet unter Sauerstoffabschluss gefährliche Toxine in Lebensmitteln. Botulismusbakterien vermehren sich unter Luftabschluss bei Temperaturen zwischen 3 °C und 40 °C und bilden hitzestabile, außergewöhnlich widerstandsfähige, langlebige Sporen, die selbst Temperaturen von 100 °C überstehen. Deshalb kommt es nur bei Lebensmitteln vor, die konserviert oder luftdicht verpackt sind.

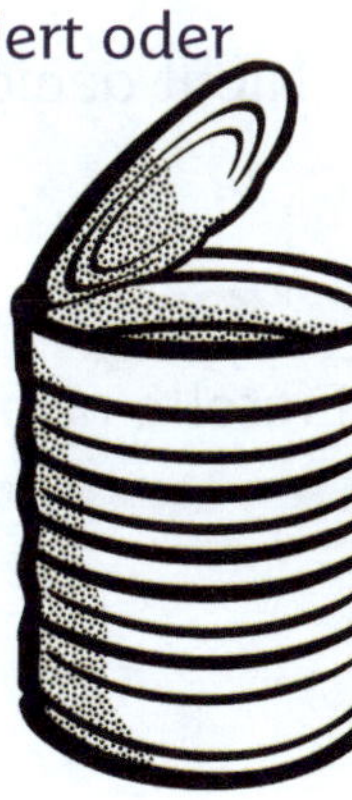
© pixabay.com

In der Natur kommt das Bakterium im Boden vor und bleibt an den Gemüsen haften. Beim Haltbarmachen werden nur die Bakterien, nicht aber deren Sporen abgetötet, sodass diese im luftdichten Raum auskeimen, sich vermehren und dabei giftige Toxine und Gase bilden. Die Gasbildung führt dazu, dass sich Konserven und Folienbeutel aufblähen. Die aufgeblähten Dosen und Beutel nennt man Bombagen. Die Bakterien tauchen in Lebensmitteln auf, die im Haushalt unsachgemäß haltbar gemacht wurden, wie unzureichend erhitzte Obst- und Gemüse-Konserven oder nicht fachgerecht hergestellte Fleisch- und Wurst-Pökelware. Denn beim gängigen Einkochen und Einmachen im Kochtopf können die zur Zerstörung der notwendigen Giftstoffe notwendigen Temperaturen oft nicht erreicht werden.

Hat eine Person das Botulinusgift mit der Nahrung zu sich genommen, treten nach 12 bis 36 Stunden die ersten Krankheitsanzeichen auf. Anfangs Benommenheit, dann Sinnestäuschungen, Schluckbeschwerden und Muskellähmungen. Die Symptome können sechs Tage anhalten. Wenige Fälle führen zu einer tödlichen Atemlähmung.
Zur Vermeidung einer Lebensmittelvergiftung mit Clostridium botulinum muss der Inhalt von Bombagen bzw. von selbst aufgegangenen Einmachgläsern unbedingt entsorgt werden. Gemüse sollte beim Einkochen mindestens zweimal erhitzt werden, da die Sporen durch das zweite Erhitzen abgetötet werden.

Celina und das Hygieneteam möchten wissen: Kommt Lebensmittelbotulismus häufig vor? Auch dazu recherchieren sie auf den Internetseiten des Robert-Koch-Instituts.

14 Stelle die in der Tabelle enthaltenen Daten zur Häufigkeit von Lebensmittelbotulismus in Deutschland in einem geeigneten Diagramm dar.

Kalender-jahr	2010	2011	2012	2013	2014	2015	2016	2017	2018	2019	2020
Botulismus fälle	4	9	0	6	6	3	15	4	15	8	5

Quelle der Daten: Robert-Koch-Institut (Berlin), Datenbank SurvStat mit Meldedaten nach Infektionsschutzgesetz (IfSG)

Auswahl des geeigneten Diagramms:

✓ Ich wähle ein ___________________________________, weil:

✓ Auch geeignet wäre ein ________________________________, weil:

✓ Nicht geeignet wäre ein _________________________________, weil:

15 Erstelle nun dein Diagramm.

16 Ordne nun dein Diagramm ein, beschreibe und erkläre es.

1. Schritt: Das Diagramm einordnen

2. Schritt: Das Diagramm beschreiben

3. Schritt: Das Diagramm erklären

Celina findet in verschiedenen Internetforen viele Tipps zur Vermeidung von Lebensmittelbotulismus. Doch stimmen die Tipps auch?

17 Beurteile die folgenden Tipps zur Vermeidung von Lebensmittelbotulismus.

Lebensmittelbotulismus kann man an den Dosen erkennen.	Der Tipp ist ________________, weil
Bombagen müssen nur bei Lebensmitteln entsorgt werden, die roh verzehrt werden. Werden Lebensmittel erwärmt, kann nichts passieren.	Der Tipp ist ________________, weil
Bei Einkochen sollte Gemüse mindestens zweimal erhitzt werden.	Der Tipp ist ________________, weil

Am Ende ihrer Recherchen widmen sich Celina und das Hygieneteam einem Erreger, der bei ihnen allen schon zu Lebensmittelverderb geführt hat: dem Schimmelpilz.
Doch können Schimmelpilze auch Lebensmittelvergiftungen verursachen?

18 Unterstreiche im Text zu den Schimmelpilzen wichtige Informationen zum Vorkommen, zur Übertragung, zu gefährdeten Lebensmitteln, gesundheitlichen Folgen einer Infektion und den Regeln zum Vermeiden einer Infektion in unterschiedlichen Farben.

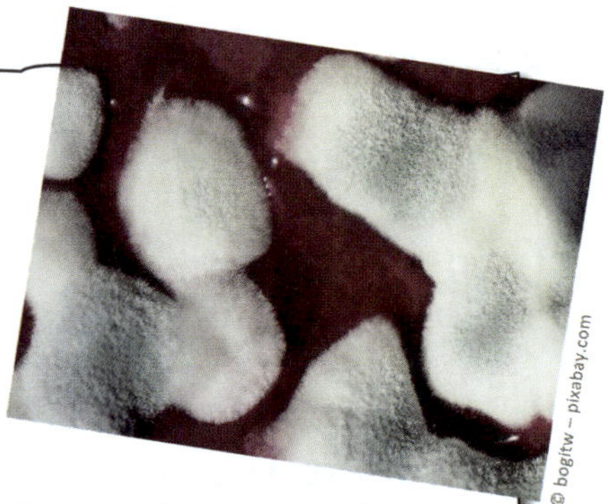
© bogitw – pixabay.com

Schimmelpilze

Schimmelpilze sind ein- oder mehrzellige Lebewesen. Und man findet sie auf fast allen Lebensmitteln, die ihnen ausreichend Nahrung und Feuchtigkeit bieten. Besonders betroffen sind Brot, Backwaren, reifes Obst, Obstsäfte, Marmeladen, Gelees, Konfitüren, Fleisch- und Wurstwaren, Nüsse und Mandeln.

Fallen Schimmelsporen auf einen geeigneten Nährboden, keimen sie aus und wachsen zu einem Fadengeflecht, dem Myzel, heran. Dieses reicht unsichtbar oft weit in das Lebensmittel hinein. Aus ihm wachsen die Sporenträger. An ihren Enden bilden sich bald sehr viele, je nach Schimmelart gelbe, grünliche oder schwarze Sporen, die dem Schimmel die Farbe geben. Die Sporen gelangen durch die Luft auf weitere Lebensmittel.

Zur Vermehrung bevorzugen Schimmelpilze Temperaturen von 20 °C bis 25 °C. Bei über 40 °C sterben sie zusammen mit ihren Sporen ab. Am Ende des Wachstumsprozesses entstehen im Myzel Giftstoffe, die sogenannten Mykotoxine. Diese Gifte werden bei hohen Temperaturen, wie beim Kochen, Braten und Backen nicht zerstört, weshalb Mykotoxine für den Menschen so gefährlich sind. Sie können beim Menschen die Entstehung von Krebs begünstigen, Nieren und Leber schädigen, das Immunsystem beeinträchtigen oder Durchfall und Erbrechen verursachen.

Zur Vermeidung von Schimmelbildung sollten Lebensmittel kühl und trocken gelagert werden. Schimmelbefallene Lebensmittel müssen vollständig weggeworfen werden. Auf keinen Fall darf man nur die verschimmelten Bereiche abschneiden!

Ebenso sollten verschimmelte Nahrungsmittel nicht an Tiere verfüttert werden, da sie auch bei ihnen gesundheitliche Schäden hervorrufen können.

Starke Säuren können die Schimmelpilze nicht vertragen. Deshalb sollten der Kühlschrank und Aufbewahrungsboxen von Lebensmitteln regelmäßig mit Essigwasser abgewaschen werden.

Celina findet in verschiedenen Internetforen viele Tipps zum Umgang mit verschimmelten Lebensmitteln und zur Vermeidung von Schimmelpilzbefall. Doch stimmen die Tipps auch?

(19) Beurteile die folgenden Tipps zum Umgang mit verschimmelten Lebensmitteln und zur Vermeidung von Schimmelpilzbefall.

Tipp	Beurteilung
Nur Brot, Obst und Gemüse können verschimmeln.	Der Tipp ist ________________, weil
Zur Vermeidung von Schimmelbildung sollten Lebensmittel kühl und trocken gelagert werden.	Der Tipp ist ________________, weil
Man sieht es direkt, wenn ein Lebensmittel mit Schimmelpilzen befallen ist.	Der Tipp ist ________________, weil
Wenn Lebensmittel ausreichend erhitzt werden, sind die gebildeten Giftstoffe für den Menschen ungefährlich.	Der Tipp ist ________________, weil
Verschimmelte Lebensmittel kann man noch essen, wenn man die verschimmelte Stelle großzügig entfernt.	Der Tipp ist ________________, weil
Zur Vermeidung von Schimmelbildung sollte der Kühlschrank regelmäßig mit Essigwasser ausgewaschen werden.	Der Tipp ist ________________, weil

Celina und die Mitglieder des Hygieneteams haben alle notwendigen Informationen zusammengetragen. Nun überlegen sie, wie ihre Steckbriefe aussehen sollen, damit ihre Kollegen möglichst ansprechend und übersichtlich informiert werden.

20 Schließt euch zu Gruppen zusammen (am besten bildet ihr Fünfer-Teams). Entscheidet euch im Team, welche Inhalte und Gestaltungsmöglichkeiten am besten für die Erstellung eures Steckbriefes geeignet sind.

Hier sind einige Beispiele:

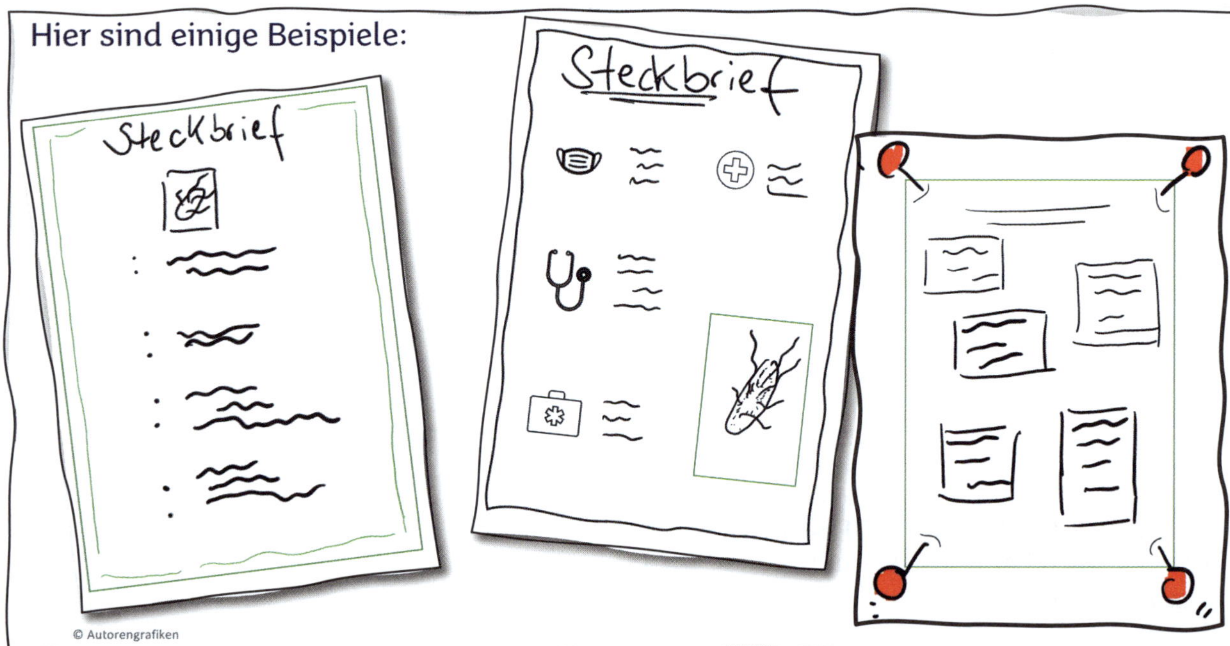

21 Erstellt und gestaltet im Team eure Steckbriefe:
Ihr seid ein Fünfer-Team? Dann sollte jeder den Steckbrief für einen Erreger erstellen.
Ihr seid ein Dreier- oder Vierer-Team? Dann teilt die Steckbriefe gerecht unter euch auf.

Notizen für den Steckbrief

Ihr habt Celina und das Hygieneteam der Bäckerei gut unterstützt! Alle Steckbriefe sind fertig und können nun präsentiert werden.

22 Präsentiert eure Steckbriefe der Klasse. Nutzt dabei zur Unterstützung z. B. eine Dokumentenkamera, damit alle Schüler gleichzeitig die Steckbriefe sehen können.

Gebt den anderen Teams ein Feedback zu deren Steckbriefen und deren Präsentation.

Diese Rückmeldungen haben wir zu unserer Präsentation erhalten:

Kriterien	☺	😐	☹
Vortragsweise: Die Sprechweise, -geschwindigkeit, -lautstärke sind angemessen.			
Bei der Präsentation ist eine Struktur erkennbar.			
Beim Präsentieren wurde Blickkontakt mit Klasse gehalten.			
Es wurden Sätze frei formuliert und nicht nur abgelesen.			

Diese Rückmeldungen haben wir zu unserem Steckbrief erhalten:

Kriterien	☺	😐	☹
Der Steckbrief ist übersichtlich.			
Es ist eine Überschrift vorhanden.			
Der Steckbrief enthält Informationen zu gefährdeten Lebensmitteln.			
Der Steckbrief enthält Informationen zur Übertragung.			
Der Steckbrief enthält Regeln zum Schutz vor dem Erreger.			
Es wurde sauber und gut lesbar geschrieben.			
Es wurden Farben benutzt.			
Es wurden Stichpunkte verwendet, keine ganzen Sätze.			
Der Steckbrief enthält Grafiken, Abbildungen, Zeichnungen.			
Der Steckbrief ist selbsterklärend.			

Celina und das Hygieneteam haben von ihrem Chef und den anderen Mitarbeiterinnen und Mitarbeitern viel Lob für ihre Steckbriefe bekommen. Celina hat gelernt und ist stolz, dass sie und ihr Team diese anspruchsvolle Aufgabe so gut gelöst haben.

23 Hast auch du viel gelernt? Fandest auch du die Lernaufgabe anspruchsvoll? Bewerte dein Arbeitsverhalten, das deines Teams und die Lernaufgabe.

Mein Arbeitsverhalten und das meines Teams

Das hat mir Spaß gemacht:

Das nehme ich mit:

Das habe ich gelernt:

Das hat mir nicht gefallen:

Die Lernaufgabe

Das habe ich gut gekonnt:

Das hat mich interessiert:

Das muss ich noch üben:

Das ist mir schwer gefallen:

Celina und das Hygieneteam sind stolz auf sich. Sie haben alle Steckbriefe erstellt und
haben alle Aufgaben, die sie vom Chef der Bäckerei bekommen haben, erledigt.

24 Überprüfe, ob auch du alle Aufgaben bearbeitet hast.

Handlungsprodukt	erledigt am:	Unterschrift
Lebensmittelinfektionen (Fachbegriffe)		
Lebensmittelinfektionen (Diagramm)		
Salmonellen (Infektionsketten)		
Salmonellen (Diagramm)		
EHEC (Infektionsketten)		
EHEC (Diagramm)		
Staphylococcus aureus (Infektionsketten)		
Clostridium botulinum (Diagramm)		
Clostridium botulinum (Tipps aus Internetforen bewerten)		
Schimmelpilze (Tipps aus Internetforen bewerten)		
Steckbriefe im Team erstellen		
Steckbriefe präsentieren und bewerten		
Arbeitsverhalten und Lernaufgabe bewerten		
Give me 5! Ich kenne nun 5...		

Give me 5! Du kennst nun bestimmt...

5 Erreger von Lebensmittelinfektionen:

5 gefährdete Lebensmittel:

5 Übertragungsmöglichkeiten von Lebensmittelinfektionen:

5 wichtige Hygieneregeln zur Vermeidung von Lebensmittelinfektionen:

5 Dinge, die du beim Auswerten von Diagramme beachten musst:

Zum Abschluss noch ein Feedback von der Lehrkraft an dich.

Celina möchte ihr Wissen noch einmal überprüfen. Kann sie die Erreger von Lebensmittelinfektionen richtig unterscheiden?

Du suchst die Herausforderung? Dann lass dir von deiner Lehrerin oder deinem Lehrer eine Kopie dieses Blattes geben. Schneide die Begriffe aus, bringe sie in einen sinnvollen Zusammenhang (z. B. in Form einer Mindmap), finde passende Überschriften.

Du willst lieber nur wiederholen? Markiere die Erreger in unterschiedlichen Farben. Markiere anschließend alle Begriffe, die zu den Erregern passen, in derselben Farbe.

Salmonellen	Kühlschrank mit Essig auswaschen	Brot, Obst, Gemüse, Nüsse, Joghurt,...
durch kontaminierte Lebensmittel	Durchfall und Übelkeit	EHEC
Auftauflüssigkeit wegschütten	Schimmelpilze	durch Husten und Niesen
Rind- und Hackfleisch, Rohmilch	Lebensmittel nicht lange warm halten	Lebensmittel kühl und trocken lagern
Hände gründlich waschen	bildet Giftstoffe	durch Menschen als Dauerausscheider
Clostridium botulinum	Lebensmittel auf mind. 70 °C erhitzen	Sprossen
unterschiedliche Bretter + Messer	rohes Geflügel und rohe Eier	bildet keine Giftstoffe
durch eiternde Wunden	Bombagen entsorgen	Staphylococcus aureus
Lebensmittel mind. 2 x erhitzen	Lebensmittelinfektion	Muskellähmung
Lebensmittel in Konserven	bildet Sporen	Tiramisu und Mousse au chocolat
Lebensmittel-intoxikation	Leber- und Nieren-schäden	Salate, Cremes und Pudding

Alle Mitarbeiterinnen und Mitarbeiter in der Bäckerei wissen nun, bei welchen Lebensmitteln sie besonders gut aufpassen müssen. Weißt du es auch?

Benenne für die folgenden Produkte der Bäckerei die gefährdete Zutat. Gib an, welcher Erreger enthalten sein kann und worauf die Mitarbeiterinnen und Mitarbeiter besonders achten müssen.

Tiramisu- und Mousse au chocolat-Torte

- ✓ gefährdete Zutat(en):
- ✓ mögliche Erreger:
- ✓ Darauf ist zu achten:

Sandwich mit Rohkost und Sprossen

- ✓ gefährdete Zutat(en):
- ✓ mögliche Erreger:
- ✓ Darauf ist zu achten:

Mettbrötchen (Brötchen mit rohem Hackfleisch)

- ✓ gefährdete Zutat(en):
- ✓ mögliche Erreger:
- ✓ Darauf ist zu achten:

Zum Mitnehmen: Obstsalat mit Pudding-Joghurt-Creme

- ✓ gefährdete Zutat(en):
- ✓ mögliche Erreger:
- ✓ Darauf ist zu achten:

Celina hat viel über Lebensmittelinfektionen gelernt. Nun möchte sie überprüfen, ob sie auch das Einordnen, Beschreiben und Erklären von Diagrammen alleine kann.

Ordne das folgende Diagramm ein, beschreibe und erkläre es. Vergleiche dabei die Daten zu Salmonellose und EHEC.

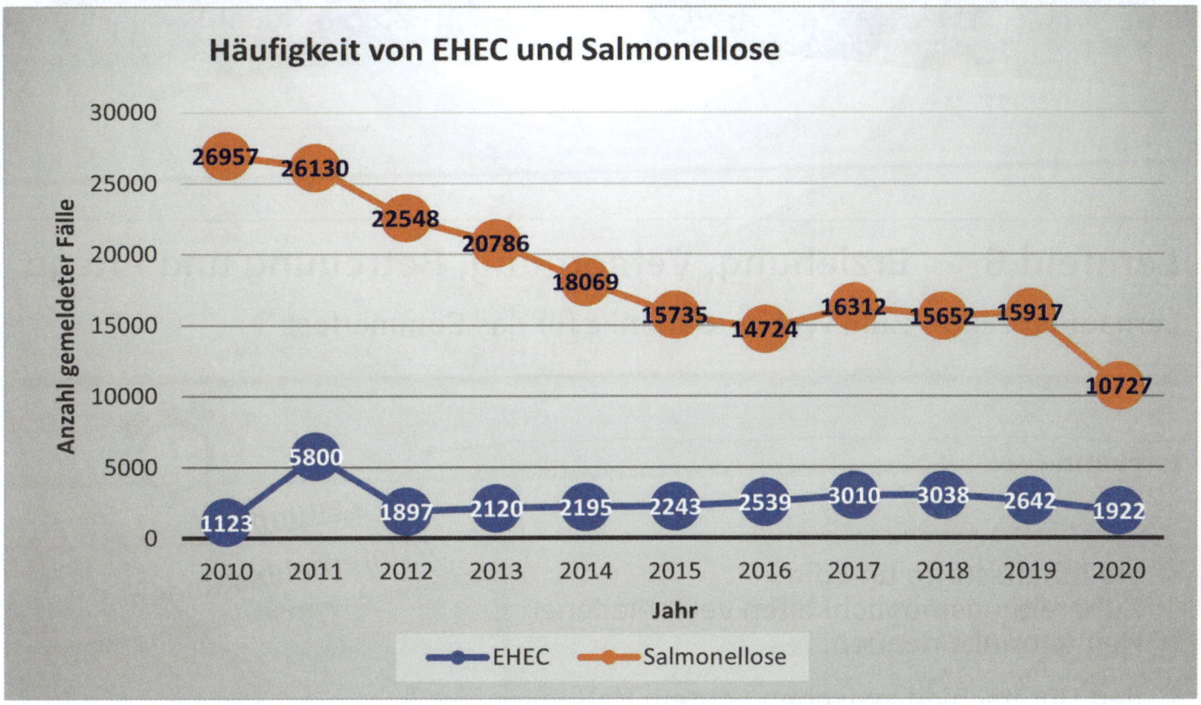

Diagramm selbst erstellt nach Daten des Robert-Koch-Instituts (Berlin), Datenbank SurvStat mit Meldedaten nach Infektionsschutzgesetz (IfSG) https://survstat.rki.de/

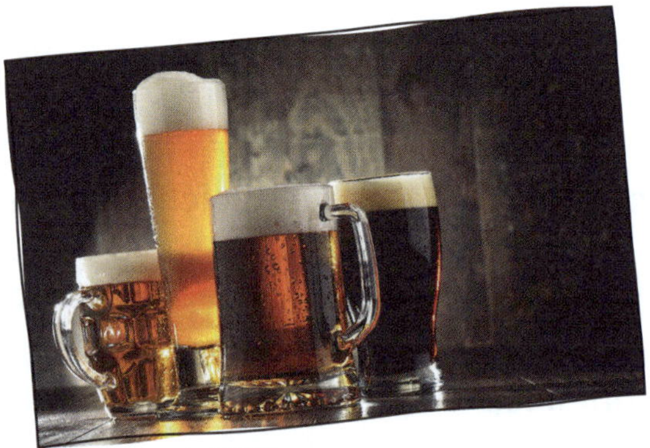

© monticellllo – stock.adobe.com

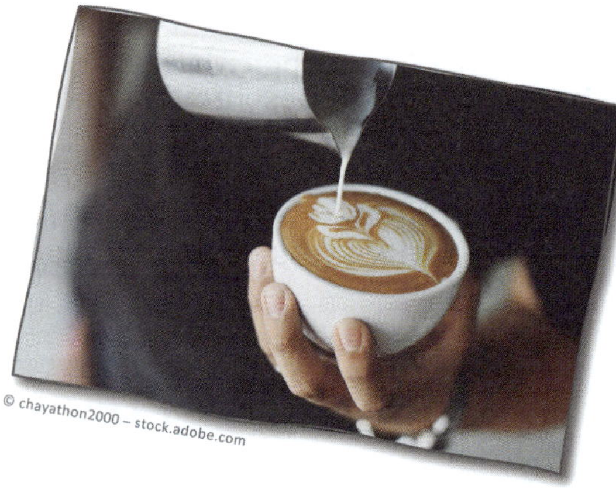

© chayathon2000 – stock.adobe.com

Lernfeld 6 Erziehung, Versorgung, Betreuung und Pflege

Lernaufgabe 6.8: Zum Wohl – Getränke für das Sommerfest

Ich kann ...

- die Inhaltsstoffe und die Zubereitungsmöglichkeiten verschiedener Heißgetränke nennen.
- den Unterschied zwischen echtem Kaffee und Ersatzkaffe beschreiben.
- den Unterschied zwischen echtem Tee und teeähnlichen Getränken beschreiben.
- eine Auswahl geeigneter Heißgetränke für den Nachmittagskaffee treffen.
- den Unterschied zwischen Mineralwasser und Tafelwasser beschreiben.
- den Unterschied zwischen Saft, Nektar und Fruchtsaftgetränken beschreiben.
- die Geschmackseigenschaften ausgewählter Biersorten nennen.
- den Unterschied zwischen trockenen, halbtrockenen und lieblichen Weinen beschreiben.
- eine Auswahl geeigneter Kaltgetränke für den Grillabend treffen.
- eine Getränkekarte für das Sommerfest ansprechend gestalten.

Zeitumfang:
7 Unterrichtsstunden

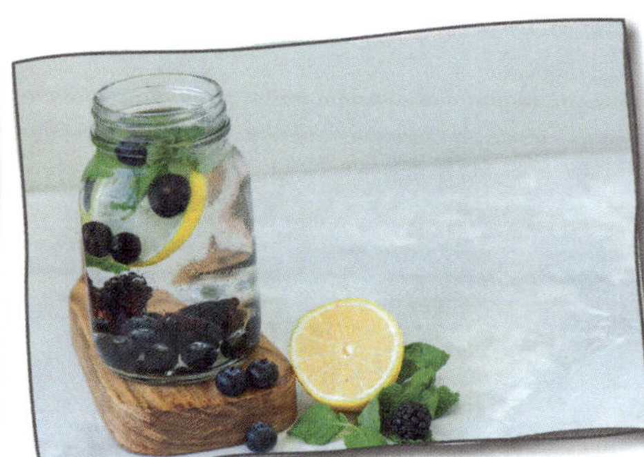

© galiyahassan – stock.adobe.com

Das Seniorenheim Abendsonne plant einen Tag der offenen Tür mit Sommerfest, an dem es neben Kuchen und Torte am Nachmittag auch Gegrilltes und Salate am Abend zum Essen geben soll. Die Organisation des Tages soll von den Mitarbeitern des Seniorenheims übernommen werden. Barek bekommt die Aufgabe, sich um die Getränkeauswahl zu kümmern. Nach der Genehmigung der Getränkeauswahl durch Bareks Chefin soll Barek auch eine ansprechende Getränkekarte für die Esstische entwerfen. Hierbei muss er sich keine Gedanken um eine Preisangabe machen, da die Festlegung der Getränkepreise durch die Heimleitung erfolgt.

1 Fasse den Inhalt des Fallbeispiels in maximal 5 Stichworten zusammen.

Da es am Sommerfest nachmittags Kuchen und Torte geben soll, überlegt sich Barek, welche Getränke hier am besten dazu passen würden. Er befragt eine Kollegin und diese empfiehlt ihm verschiedene Heißgetränke.

2) Lies den unteren Informationstext und entscheide dich für 5 Heißgetränke, die auf dem Sommerfest angeboten werden sollen. Begründe deine Auswahl.

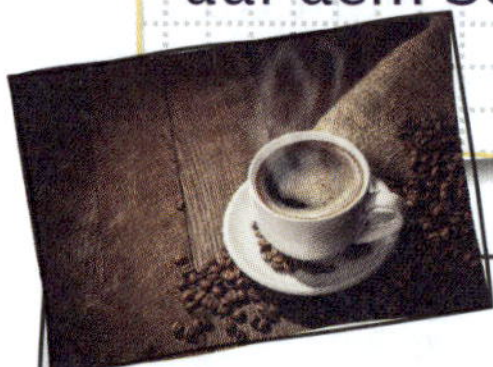
© dimakp - stock.adobe.com

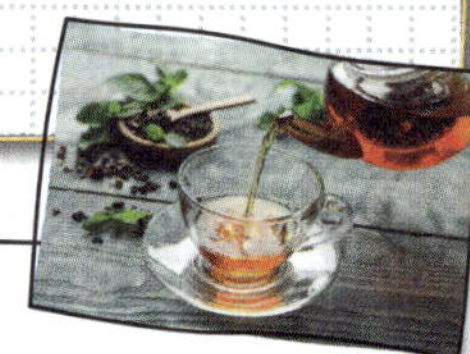
© New Africa – stock.adobe.com

Kaffee, Kakao oder Tee zur Torte - Heißgetränke

Kaffee ist ein koffeinhaltiges Genussmittel aus gemahlenen Kaffeebohnen. In Deutschland werden die Kaffeebohnen normalerweise geröstet, bevor sie gemahlen werden. In anderen Ländern werden die Kaffeebohnen auch ungeröstet gebrüht und getrunken, man spricht hier von grünem Kaffee. Aber es gibt auch sogenannte Ersatzkaffees, die aus Zichorie, Gerstenmalz, o. a. gewonnen werden. Diese Ersatzkaffees enthalten normalerweise kein Koffein. Dies ist wichtig zu wissen, da Koffein die Herztätigkeit anregt und somit den Blutdruck erhöht. Diese Wirkung lässt zwar schnell nach, aber sollte bei älteren Menschen berücksichtigt werden. Eine Alternative zu den Ersatzkaffees, deren Geschmack vom typischen Kaffeegeschmack abweicht, stellen hier die entkoffeinierten Kaffeesorten dar, bei denen das Koffein vor der Röstung mit Lösemitteln entfernt wird. Weiterhin enthalten Kaffeebohnen sogenannte Gerbsäuren, die zwar verdauungsfördernd wirken, aber bei empfindlichen Menschen zu Magenbeschwerden führen können.

Steht man in Deutschland vor einem Teeregal, so sieht man eine Vielfalt verschiedenster Sorten: Hagebutte, Pflaume-Marzipan, Kamille oder ganz schlicht Pfefferminze. Dabei handelt es sich bei dem Großteil dieser in Beutel verpackten Pflanzenteile gar nicht um Tee. Eigentlich bezeichnet der Begriff Tee nur solche Sorten, die aus der Teepflanze (Camellia sinensis) gewonnen werden. Es handelt sich bei diesen Sorten um: schwarzen, weißen, grünen und gelben Tee, Oolong-Tee und Pu-erh-Tee. Diese Tees sind weiterhin dadurch gekennzeichnet, dass sie Koffein enthalten. Die klassischen Früchte- und Kräutertees werden als teeähnliche Getränke bezeichnet und enthalten normalerweise kein Koffein (Ausnahme: Mate), dafür aber oft viele ätherische Öle, Vitamine und Mineralstoffe.

Viele denken bei dem Wort Kakao an ein Kindergetränk bestehend aus Pulver. Mit Kakao kann jedoch auch der Baum gemeint sein, von dem die Kakaobohne geerntet und dann zu den verschiedensten Produkten verarbeitet wird. Das zuvor erwähnte Kindergetränk zählt im eigentlichen Sinne zu den Zuckerwaren, wohingegen die sogenannte Trinkschokolade das Getränk Kakao meint. Dieser Kakao ist im Allgemeinen weniger süß und wird meist durch nachträgliche Zugabe von Zucker oder Süßstoff gesüßt. Zubereiten kann man Kakao mit Wasser oder Milch.

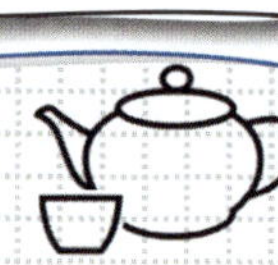

1.
2.
3.
4.
5.

Barek hat sich alle Anmerkungen von Frau Meyer aufgeschrieben. Allerdings ist er sich immer noch nicht sicher, welche Getränke er nun besorgen soll. Er beschließt, beim örtlichen Getränkemarkt anzurufen, um sich genauer über Kaltgetränke zu informieren.

3 Höre dir das Telefonat von Barek mit Frau Flink vom „Getränkemarkt Flasche" an und protokolliere die wichtigsten Infos aus dem Gespräch.

Auf Bareks Notizzettel siehst du, zu welchen Getränken er Informationen benötigt.

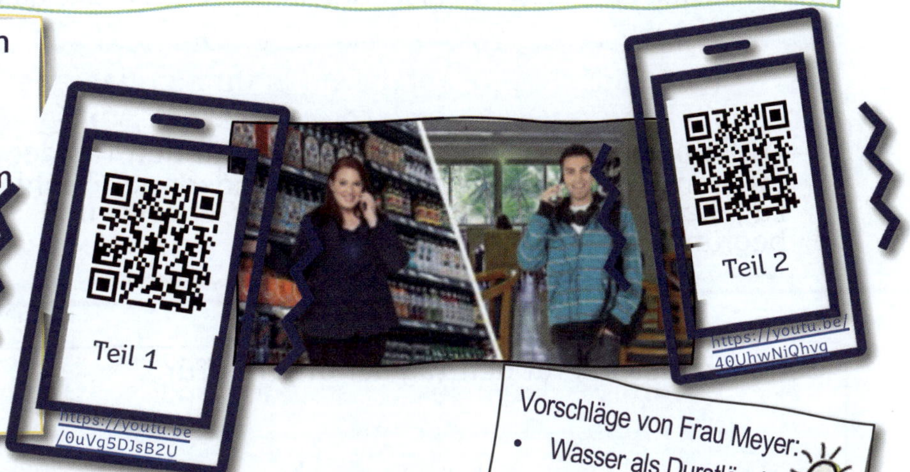

Vorschläge von Frau Meyer:

- Wasser als Durstlöscher
- Erfrischende Fruchtgetränke
- Getränke für abends (auch alkoholische Getränke sind möglich)

Gesprächsprotokoll: Anruf beim „Getränkemarkt Flasche"

Barek möchte Frau Meyer seine Gesprächsnotizen aus dem Telefonat zeigen und sie mit ihr besprechen. Da erfährt er von Lilly, der neuen Auszubildenden, dass Frau Meyer gerade sehr viel zu tun hat und sehr gestresst ist. Sie schlägt ihm vor, schon einmal eine Vorauswahl zu treffen, damit Frau Meyer weniger Arbeit hat. „Das ist eine gute Idee!“, denkt Barek.

4 Triff eine geeignete Getränkeauswahl für den Tag der offenen Tür des Seniorenheims „Abendsonne“. Wähle zu jeder Kategorie zwei verschiedene Getränke und begründe deine Entscheidung.

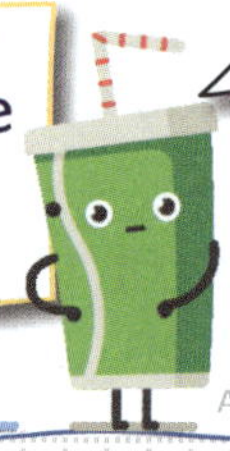
Abb. Power Point

Achte darauf, dass die Getränkeauswahl sowohl geeignete Getränke für die Bewohner des Seniorenheims als auch für externe Besucher enthält.

Getränkeauswahl für den Tag der offenen Tür:

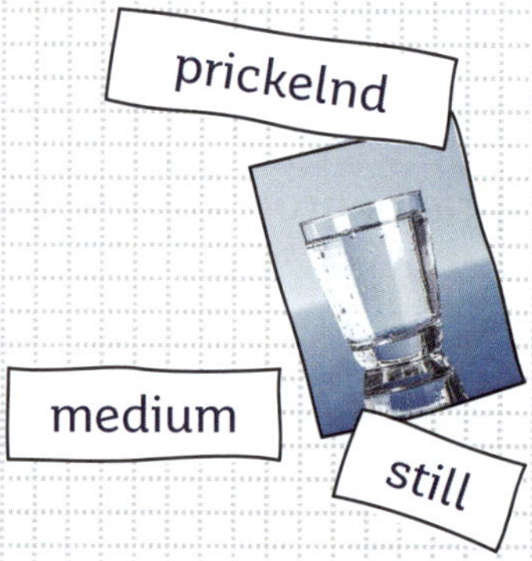

© luchschenF – stock.adobe.com

1) Wasser:

Begründung:

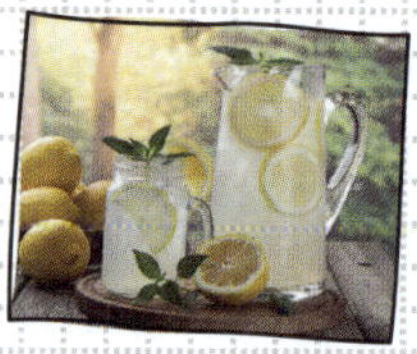
© chas53 – stock.adobe.com

2) Fruchtgetränke:

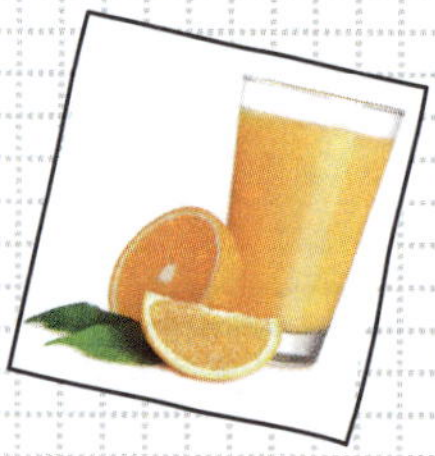
© Africa Studio – stock.adobe.com

Begründung:

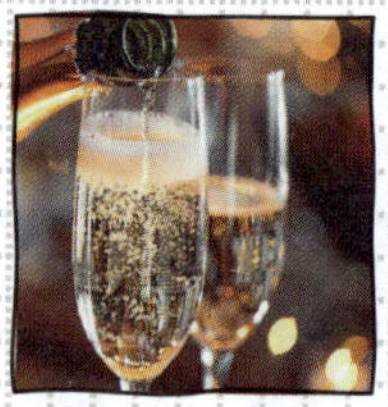
© Vladimir – stock.adobe.com;

3) Alkoholische Getränke:

Begründung:

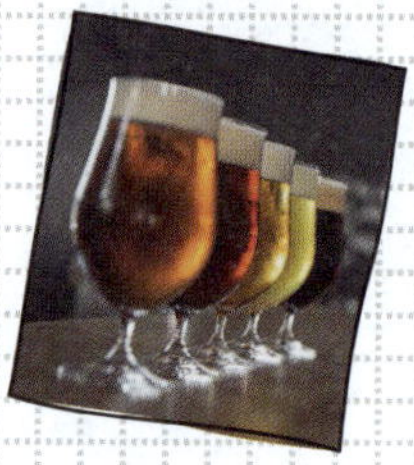
© Rido – stock.adobe.com

Nachdem sich Barek nun einen Überblick über ein mögliches Getränkeangebot verschafft hat, stellt er seiner Chefin einen Vorschlag für ein Heiß- und Kaltgetränke-Angebot vor. Nachdem sie ihr Einverständnis gegeben hat, beginnt Barek mit der Erstellung der Getränkekarte.

5 Erstellt in der Gruppe eine Liste mit den am Sommerfest angebotenen Getränken und entwerft gemeinsam eine Getränkekarte.

Fertigt eine Skizze eurer Karte an.

Getränke mittags:

Getränke abends:

Skizze Getränkekarte

Nachdem die Auswahl getroffen und die Skizze angefertigt ist, wird es nun Zeit, die Getränkekarte für das Fest fertigzustellen.

6 Gestaltet gemeinsam eure Getränkekarte.

7 Betrachtet gegenseitig eure erstellten Karten und gebt den anderen Gruppen eine Rückmeldung zu ihren Karten.

Notiert die wichtigsten Punkte zu eurer Karte in das untere Feld.

Rückmeldung der anderen Gruppen zu unserer Getränkekarte

8 Bewerte abschließend für dich, ob du etwas an der Durchführung dieser Lernaufgabe ändern würdest.

9 Gibt es Dinge, zu denen du gerne weitere Informationen gehabt hättest? Wenn ja, schreibe sie in das untere Feld.

Ich würde anders machen:

Diese Dinge hätten mich noch interessiert:

Abschluss

Handlungsprodukt	erledigt am:	Unterschrift:
Gesprächsprotokoll		
Getränkekarte		

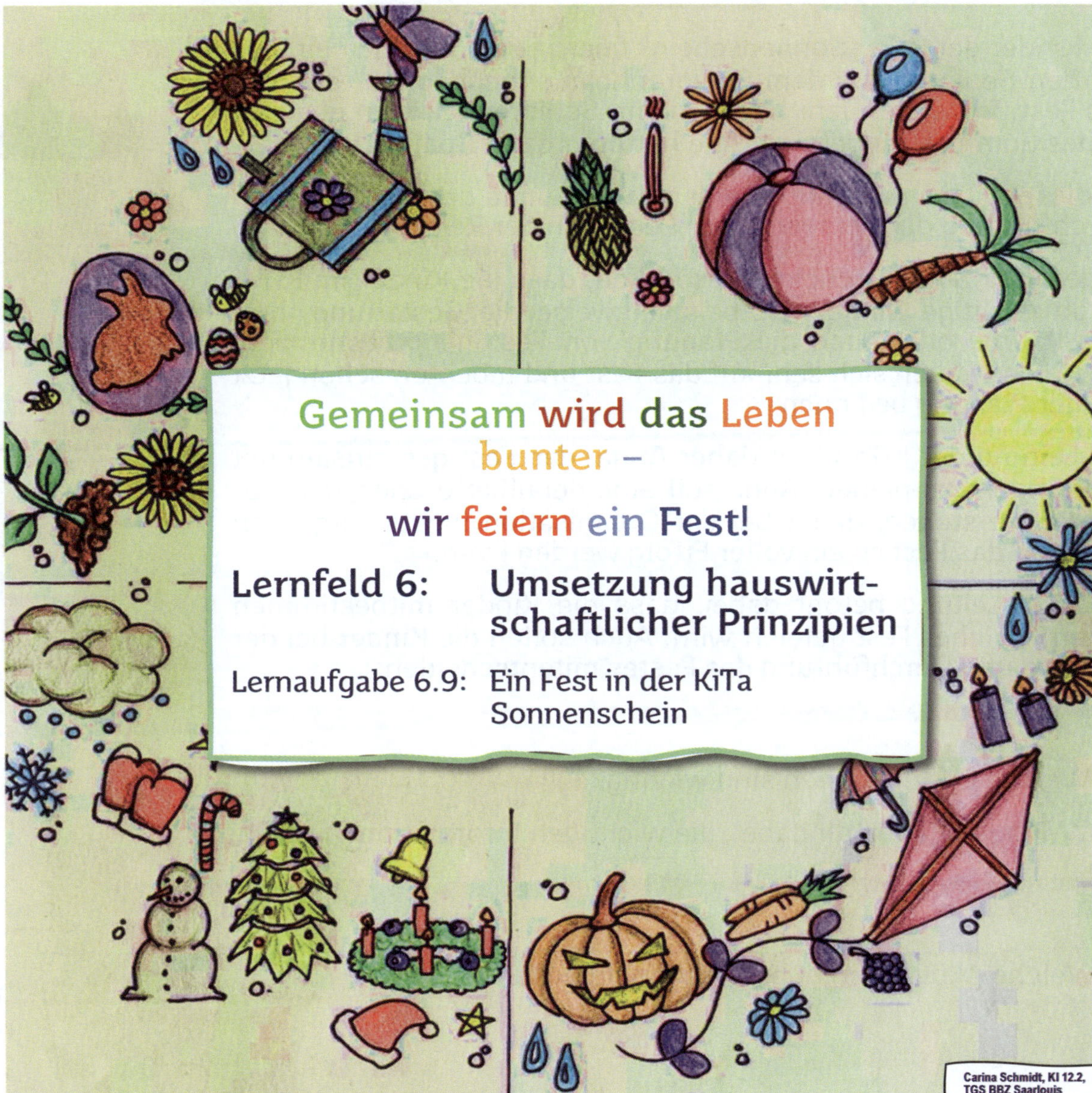

Gemeinsam wird das Leben bunter – wir feiern ein Fest!

Lernfeld 6: Umsetzung hauswirtschaftlicher Prinzipien

Lernaufgabe 6.9: Ein Fest in der KiTa Sonnenschein

Carina Schmidt, KI 12.2, TGS BBZ Saarlouis

Ich kann ...

- beschreiben, was unter dem Begriff Partizipation verstanden wird.
- erklären, weshalb Partizipation von Kindern in KiTas wichtig ist.
- Möglichkeiten der Partizipation von Kindern in der Einrichtung benennen.
- verschiedene Ziele und Arten von Festen angeben.
- Feste aus verschiedenen Kulturen nennen und beschreiben, warum diese gefeiert werden.
- verschiedene Feste in einer Jahresuhr darstellen.
- wichtige Schritte bei der Festplanung beschreiben.
- eine Checkliste für ein Fest erstellen.
- die Kinderkonferenz als eine Methode der Partizipation von Kindern in der KiTa beschreiben.
- ein Fest konkret planen.
- ein interkulturelles Fest planen.
- eine kreative Einladung gestalten.
- ein Klassenfest planen und durchführen.

Zeitumfang:
14 Unterrichtsstunden

Die Kinder der KiTa „Sonnenschein“ feiern jedes Jahr gemeinsam mit den Senioren aus dem Seniorenheim „Abendsonne“ ein großes Fest. Im letzten Jahr haben sie im Seniorenheim ein gemeinsames Sommerfest gefeiert. Alle hatten großen Spaß dabei!

In diesem Jahr sind die Kinder der KiTa mit der Planung und Durchführung des gemeinsamen Festes an der Reihe.

In der KiTa Sonnenschein ist es üblich, dass die Kinder im KiTa-Alltag wichtige Dinge, wie beispielsweise die Gestaltung ihrer KiTa-Räume oder auch die Planung von Festen mitbestimmen. Die Kinder freuen sich sehr auf das Fest und möchten schon jetzt mit der Planung beginnen.

Die Leitung der KiTa bittet daher Anna, das Fest gemeinsam mit den Kindern zu planen. Anna soll eine detaillierte Checkliste für das Fest erstellen, damit bei der Organisation nichts vergessen wird und das Fest so ein voller Erfolg werden kann.

Die KiTa-Leitung betont dabei, dass die Kinder mitbestimmen sollen, welches Fest gefeiert wird. Auch sollen die Kinder bei der Planung und Durchführung des Festes mitentscheiden.

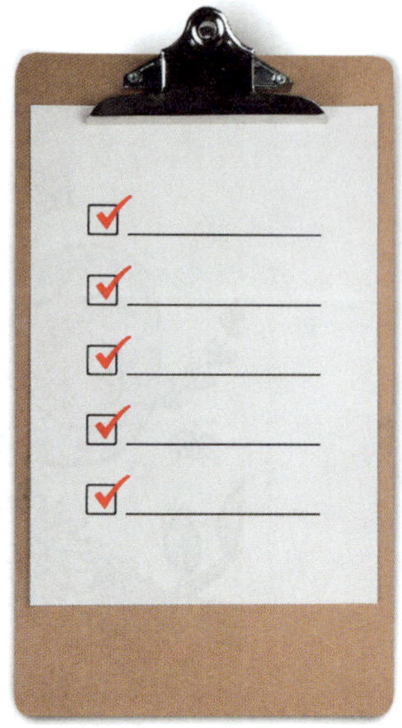

1 Welche Informationen sind wichtig?

? W-Fragen helfen dir dabei, die wichtigen Informationen zu finden.

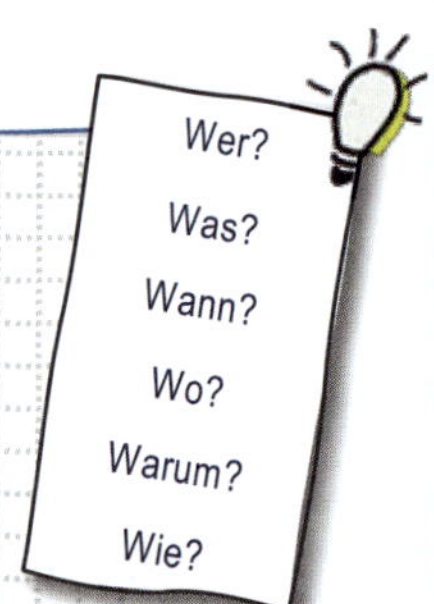

- ❖ Welche Aktivität steht bei Anna in der KiTa an?
- ❖ Welche Informationen bekommt Anna von der KiTa-Leiterin?
- ❖ Was ist Annas Aufgabe?
- ❖ ...

Anna und die Kinder freuen sich sehr, gemeinsam das nächste Fest mit den Senioren zu planen.

Anna fragt sich jedoch direkt, warum es eigentlich so wichtig ist, dass die Kinder bei der Entscheidung, welches Fest gefeiert wird und bei der Gestaltung des Festes mitbestimmen sollen.

Über die Mitbestimmung der Kinder in einer KiTa will Anna sich zunächst genau informieren. Sie findet im Internet die Kinderrechte, in denen etwas von Mitbestimmung steht. Sie recherchiert weiter und stößt auf den folgenden Text.

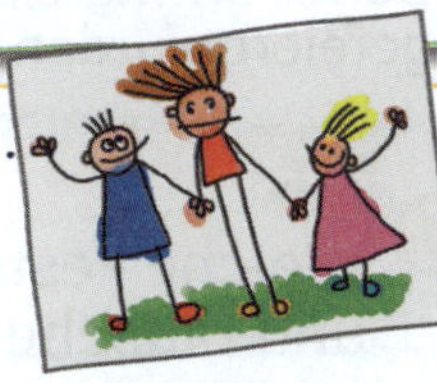
© Prawny – pixabay.com

(2) Lies den Text zur Mitbestimmung von Kindern in der KiTa aufmerksam. Tausche dich anschließend mit deiner Klasse über die Fragen aus:
1. Warum ist die Mitbestimmung von Kindern in der KiTa so wichtig?
2. Was dürfen und sollen Kinder in der KiTa mitbestimmen?
3. Was können pädagogische Fachkräfte tun, um Kinder mitbestimmen zu lassen?

Mitbestimmung in der KiTa – Partizipation ist ein Kinderrecht

Bereits in der KiTa bestimmen Kinder verschiedene Dinge in ihrem KiTa-Alltag, wie etwa die Gestaltung ihrer Räume oder das Planen von Festen mit.
Kinder werden dabei von den pädagogischen Fachkräften nach ihren Interessen, Bedürfnissen, Wünschen und Meinungen gefragt. Diese Ansichten der Kinder werden von den pädagogischen Fachkräften ernstgenommen und fließen mit in gemeinsame Entscheidungen ein. Die Kinder handeln bei verschiedenen Meinungen mithilfe der Fachkraft Kompromisse aus und stimmen demokratisch ab. Dadurch gewinnen sie Selbstvertrauen und Eigenständigkeit. Ebenso erleben sie Demokratie.
Mitbestimmung bedeutet Beteiligung an Entscheidungen oder auch „Partizipation“.
Partizipation von Kindern in der KiTa ist die Umsetzung von Grund- und Kinderrechten: Die UN-Kinderrechtskonvention hat 1989 festgelegt, dass Kinder ein Recht darauf haben, dass ihre Meinung und ihr Wille gehört und berücksichtigt werden (Artikel 12). Die Umsetzung dieser Kinderrechte ist auf zwei Ebenen möglich:

1. Selbstbestimmung: Ich bestimme über mich.
Es ist ein Grundrecht, dass wir unsere Persönlichkeit frei entfalten dürfen, sofern wir nicht die Rechte anderer verletzen. Selbstbestimmungsaspekte, die in der KiTa eine Rolle spielen, sind beispielsweise:
- Essen und Trinken: Wann esse ich? Was esse ich?
- Sprechen: Was spreche ich? Wie kann ich eine Beschwerde äußern?
- Spielen: Was spiele ich? Wo spiele ich? Mit wem spiele ich?

2. Mitbestimmung: Ich bestimme mit.
Was dürfen die Kinder in der KiTa (mit-)entscheiden? Welche Rituale gibt es für die Beteiligung von Kindern an Entscheidungen? Während die Selbstbestimmungsrechte (1.) auf das Individuum zielen, beziehen sich die Mitbestimmungsrechte (2.) auf eine Gruppe.
Punkte, an denen die Mitbestimmung von KiTa-Kindern gefragt sein könnte, sind beispielsweise:
- Angebote/Projekte: Welche sollen stattfinden? Wie?
- Feste: Was? Wann? Wie?
- Ausflüge: Wann? Wohin? Was tun wir da?
- Anschaffungen: z. B. Spielmaterial, neue Möbel ...
- Einrichtung: Raumgestaltung, Deko ...
- Essen und Trinken: Was? Organisation?
- Regeln: z. B. für das Miteinander-Umgehen, für das Benehmen bei Tisch, im Gruppenraum ...

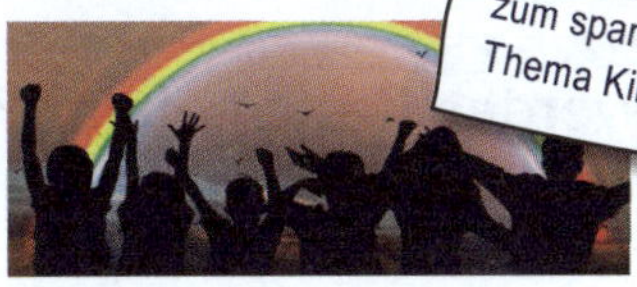
© geralt – pixabay.com

Tipp!
Recherchiert im Internet zum spannenden Thema Kinderrechte!

Anna weiß nun, wie wichtig es ist, dass Kinder zu einem Thema ihr Wissen, ihre Wünsche und Meinungen äußern dürfen und KiTa-Anliegen, wie die Gestaltung eines Festes, mitentscheiden.

Anna möchte ihr Wissen über die Mitbestimmung in der KiTa direkt umsetzen und die Kinder bei der Planung des Festes miteinbeziehen. Bevor Anna und die Kinder sich gemeinsam für ein Fest entscheiden und dieses dann genauer planen, überlegen Anna und die Kinder als Erstes, welche Arten von Festen überhaupt gefeiert werden und welche Bedeutung es hat, Feste zu feiern.

Dabei erinnert sich Anna an ihre eigene Zeit in der KiTa und dass dort verschiedene Feste gefeiert wurden. Auch zuhause oder später in der Schule gab es immer wieder Feste.

3 Welche Feste hast du bereits miterlebt oder welche kennst du? Notiere die Feste und tausche dich anschließend mit deinem Partner aus.

❖ Feste, die ich bislang miterlebt habe oder kenne:

-
-
-
-
-
-
-
-

4 Lies dir den Text zum Thema „Kunterbunte Feste auf der ganzen Welt – warum feiern wir überhaupt Feste?“ aufmerksam durch. Beantworte die Fragen zum Text.

Kunterbunte Feste auf der ganzen Welt – warum feiern wir überhaupt Feste?

Feste gibt es überall auf der Welt. Es sind besondere Tage im Jahr. Sie heben sich vom normalen Alltag ab. Feste werden in der Regel geplant und gut vorbereitet. Dies weckt die Neugier und Vorfreude auf das Fest.

Feste feiern macht Spaß! Aber sie verfolgen auch weitere Ziele. Allen Festen auf der Welt ist beispielsweise gemeinsam, dass sie Traditionen und Bräuche der Länder aufrechterhalten. Beispielsweise stellen in Deutschland am Vorabend von Nikolaus Kinder Schuhe vor ihr Bett oder hängen Socken auf, in der Hoffnung, dass ihnen der Nikolaus gute Gaben hineinlegt. Gefeiert werden damit die guten Taten des Bischof Nikolaus, der heimlich den Armen Geschenke brachte. In islamischen Kulturen wird z. B. das Zuckerfest gefeiert. Dann ist die Fastenzeit vorbei, in der viele Familien über ihren Glauben nachdenken.

Ebenso dienen Feste zur Begegnung und Kommunikation mit anderen Menschen. Besonders interkulturelle Feste, d. h. Feste, bei denen Menschen aus vielen verschiedenen Kulturen miteinander feiern, bieten die Möglichkeit, Menschen aus anderen Ländern und ihre Bräuche besser kennenzulernen.

Ein besonders wichtiges Ziel von Festen ist es ebenso, dass ein Zugehörigkeitsgefühl oder auch ein Wir-Gefühl entsteht. Niemand soll sich allein fühlen. Das ist besonders bei Mehrgenerationsfesten, d. h. Festen, bei denen mehrere Generationen miteinander feiern, sehr wichtig.

Es gibt zahlreiche Anlässe, aus denen ein Fest gefeiert wird. Häufig werden die Feste nach drei Arten unterschieden in a) religiöse Feste, wie Ostern oder Ramadan b) persönliche Feste, wie der Geburtstag und c) gesellschaftliche Feste, wie beispielsweise ein Stadtfest oder ein Frühlingsfest.

Auch können Feste danach unterschieden werden, ob sie sich jährlich wiederholen oder nur einmalig im Leben vorkommen. Feste, die jährlich vorkommen, wie z. B. Nikolaus strukturieren das Jahr. In KiTas, Schulen, Seniorenheimen, Sportvereinen usw. werden häufig Jahreszeitenfeste zum Frühling, Sommer, Herbst und Winter gefeiert.

Warum werden Feste gefeiert? – Bedeutung von Festen

-
-
-
-
-
-

Welche Arten von Festen gibt es? Gib je ein Beispiel an.

-
-
-
-
-
-

Anna hat nun schon einiges über die verschiedenen Arten von Festen von den Kindern und dem Informationstext erfahren. Die Kinder und sie möchten nun gerne mehr über die einzelnen Feste erfahren, warum sie gefeiert werden und zu welcher Zeit im Jahr. Da viele Kinder der KiTa Sonnenschein aus verschiedenen Ländern kommen, ist es Anna auch wichtig zu erfahren, welche Feste in anderen Kulturen gefeiert werden. Anna und die Kinder machen sich im Internet auf die Suche nach Informationen.

5 Um mehr Informationen zu verschiedenen Festen zu bekommen, recherchiert selbstständig im Internet. Sucht dabei nach Festen, die nach den vier Jahreszeiten Frühling, Sommer, Herbst und Winter gefeiert werden.

Scannt auch den QR-Code, um mehr über die Feste in den verschiedenen Kulturen zu erfahren.

Notiert euch unten in der Tabelle die wichtigen Informationen zu den Festen.

Tipp!
Hier findet ihr auch einige Informationen zu den Festen aus verschiedenen Kulturen.

Link:
https://mobil.religionen-entdecken.de/lexikon/f/feste-in-den-religionen

SCAN ME

Welches Fest?	Wann?	Warum/Was wird gefeiert?
... erweitere die Tabelle auf einem Blatt		

Anna und die Kinder haben nun viele Informationen über die einzelnen Feste gesammelt. Jetzt möchten sie diese übersichtlich darstellen, sodass sie sich später für ein Fest, welches mit den Senioren gefeiert werden soll, gemeinsam entscheiden können.
Da in der KiTa Sonnenschein viele Feste im Rhythmus der Jahreszeiten gefeiert werden, haben Anna und die Kinder eine gute Idee. Sie basteln eine Jahreszeitenuhr, in der sie die verschiedenen Feste je nach Jahreszeit eintragen können. Hilf ihr dabei!

6 Gestalte eine kreative und bunte Jahreszeitenuhr und trage die verschiedenen Feste darin ein.

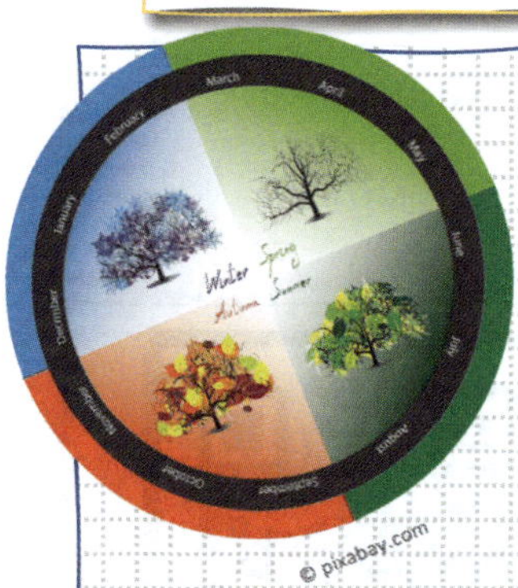

Feste feiern - Meine Jahreszeitenuhr

Tipp:
Wenn du Ideen zur Gestaltung einer Jahreszeitenuhr benötigst, recherchiere im Internet.

Nachdem Anna und die Kinder nun die Feste in der Jahresuhr dargestellt haben, fragen sie sich als nächstes, was eigentlich bei der Planung eines Festes generell zu beachten ist. Die Kinder haben bereits sehr viele Ideen, wie die Planung eines Festes abläuft.
Anna selbst hat auch schon einige Feste geplant und weiß, dass man auf einiges achten muss, damit alles gut funktioniert – beispielsweise auf genug zu essen und zu trinken, Unterhaltung und tolle Dekoration. Damit sie nichts Wichtiges vergisst, schreibt sie ihre Ideen und die der Kinder auf und bittet zusätzlich noch, Kolleginnen und Kollegen ihr einige Tipps zu geben.
Auch überlegt Anna, wie sie die Kinder in die weitere Planung mit einbeziehen kann.

(7) Ihr habt bestimmt selbst schon Feste oder Partys geplant! Schreibt auf, was bei der Planung eines Festes alles beachtet werden muss.

Erstellt dazu ein Placemat! Notiert euch auch Ideen, wobei und wie die Kinder bei der Planung und Umsetzung des Festes weiterhin aktiv mitmachen können.

So erstellt ihr ein Placemat:

1. Bildet Gruppen à 4 bis 5 Mitschüler.
2. Jede Gruppe erhält eine Problemstellung/Frage und einen großen Papierbogen.
3. Gemäß der Abbildung unten beschriftet ihr den Papierbogen. Es entsteht mittig ein gemeinsames Feld für die Ergebnisse eurer Gruppe und jedes Gruppenmitglied erhält ein Feld für eigene Notizen.
4. Das Placemat startet, indem sich jedes Gruppenmitglied eigene Notizen im eigenen Feld macht. Das Blatt wird dann gedreht, so dass jeder nun die Notizen seines Sitznachbarn lesen kann. Dies wird solange wiederholt, bis jedes Gruppenmitglied jede Notiz vor sich liegen hatte. Eventuell könnt ihr hierbei auch noch weitere Idee ergänzen.
5. Jetzt entscheidet ihr, welche Notizen in das gemeinsame Gruppenfeld aufgenommen werden.
6. Jede Gruppe präsentiert am Ende ihr gemeinsames Ergebnis.

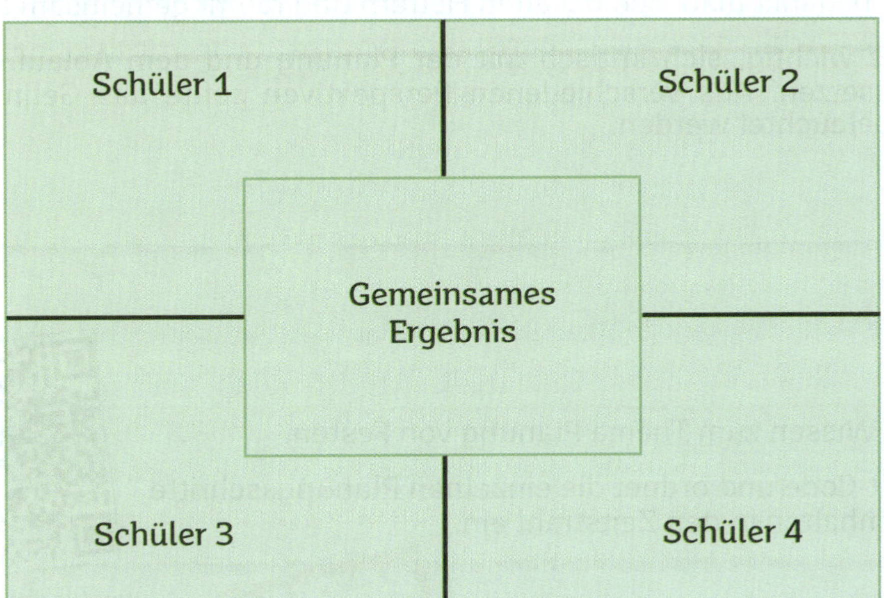

Anna informiert sich noch genauer über die einzelnen Schritte der Planung eines großen Festes. Sie findet eine gute Zusammenfassung der einzelnen Phasen in einem Buch für Hauswirtschaft. Sie liest sich aufmerksam den Text durch.

8 Lest den Text aufmerksam durch. Vergleicht anschließend eure Ergebnisse der Placemat mit den Informationen in dem Text.

Ergänzt euer Placemat um weitere wichtige Aspekte und gestaltet anschließend gemeinsam eine übersichtliche und allgemeine Checkliste, was bei der Organisationen von Festen generell beachtet werden muss.

Die erste Phase der Planung eines Festes ist die grobe Vorplanung. Hier entsteht ein strukturierter Plan über alles, was mit dem Fest zu tun hat: Bestimmung von Art des Festes, Ort, Zeit, eingeladener Gäste, die Grunddekoration oder das Motto des Festes, grober Rahmen- oder Ablaufplan, Grobplanung von Spielen oder Aktivitäten, Richtung der Speisen und Getränke sowie Festlegung der Verantwortlichen.

Die Vorbereitungsphase ist der zweite Schritt in der Gestaltung eines Festes. Es sollte hier genügend Zeit eingeplant werden. Sie ist die praktische Umsetzung der Planungsphase in vier Arbeitsgruppen: Organisations-, Verpflegungs-, Dekorations- und Programmteam.

Das Organisationsteam kümmert sich um Finanzen, Terminierung von Elternabenden, Versenden von Einladungen sowie Auf- und Abbau des Festes. Dem Verpflegungsteam wird die Auswahl und Beschaffung von Speisen und Getränken als Aufgabe zugeteilt. Das Dekorationsteam kümmert sich um die Dekoration. Dazu überlegen sie sich, wie man den Raum zum Fest passend gestalten kann. Das Programmteam legt die Aktivitäten für den Tag fest. Dies können z. B. Spielstationen, gemeinsame Aktivitäten, Auf-führungen oder Überraschungen sein. Eine gegenseitige Unterstützung und Kommunikation zwischen den Teams ist zu jeder Zeit wichtig. Die Kinder sollten dabei jederzeit eingebunden sein, denn das Fest ist schließlich für sie da.

Am Tag der Durchführung des Festes ist jede Arbeitsgruppe für ihren Bereich zuständig. Das eigentliche Fest kann mit einer gemeinsamen Begrüßung beginnen. Danach folgen gemeinsame Aktivitäten.

Zum Ende des Festes bedankt man sich bei allen Helfern und räumt gemeinsam auf.

Nach dem Fest ist es wichtig, sich kritisch mit der Planung und dem Ablauf des Festes auseinanderzusetzen. Aus verschiedenen Perspektiven sollte das Gelingen bzw. Nicht-Gelingen beleuchtet werden.

9 Überprüft hier euer Wissen zum Thema Planung von Festen.

Scannt dazu den QR-Code und ordnet die einzelnen Planungsschritte mit den jeweiligen Inhalten in den Zeitstrahl ein.

https://learningapps.org/watch?v=pn9znvcbc21

Nun sind Anna und die Kinder umfassend über Feste informiert. Sie erstellen nun eine allgemeine Checkliste für die Organisation von Festen.

(10) Erstellt nun mit eurer Gruppe zusammen eure eigene Checkliste, was alles bei der Organisation eines Festes berücksichtigt werden muss. Nutzt dazu die Ergebnisse eurer Placemat und die Ergänzungen aus dem Text „Phasen der Organisation eines Festes".

Unsere allgemeine Checkliste zur Organisation von Festen

Nun wollen Anna und die Kinder sich gemeinsam für ein Fest entscheiden. Anna erinnert sich, dass es bei der Mitbestimmung von Kindern in der KiTa wichtig ist, dass Kinder von klein auf lernen, demokratisch abzustimmen. Anna möchte sich nun darüber informieren, wie sie die demokratische Mitbestimmung der Kinder bei der Entscheidung für ein konkretes Fest gestaltet sein kann. Ihre Kollegin erzählt ihr von der Kinderkonferenz, die regelmäßig in der KiTa Sonnenschein stattfindet.

11 Lies dir den folgenden Text zur Kinderkonferenz durch und erkläre deinem Nachbarn, wie man eine Abstimmung für die Kinder erleichtern kann. Diskutiert anschließend in der Klasse.

Die Kinderkonferenz

Schon Kleinkinder verfügen über Fähigkeiten, die sie zu eigenständigen und selbstbestimmten Wesen macht. Es ist wichtig, dass sie diese Selbstbestimmtheit ausleben können und sich im KiTa-Alltag einbringen dürfen. Voraussetzung dafür ist, dass Erwachsene den Kindern nicht ihre eigenen Vorstellungen aufdrücken und ihnen Freiräume und Zeit zur Entfaltung geben. Für die Arbeit in der KiTa bedeutet das einen Umgang auf Augenhöhe.

Eine sinnvolle Möglichkeit, den Kindern Gehör zu verschaffen, ist die sogenannte Kinderkonferenz. Darunter versteht man eine Versammlung der Kinder, in der über ein bestimmtes Thema gesprochen wird. Die Gesprächsführung (Moderation) übernimmt dabei entweder eine Erzieherin oder ein Kind. Hier finden auch wichtige demokratische Abstimmungen wie z. B. über das Motto an Fasching oder Programmpunkte von Festen statt.

Wenn es beispielsweise um die Abstimmung eines Ausfluges geht, sammeln die Kinder und die Erzieherinnen und Erzieher zunächst gemeinsam Vorschläge, z. B. ein Ausflug zum Spielplatz, in den Zoo oder in die Stadt. Die Erzieherin und die Kinder suchen für die einzelnen Vorschläge anschließend Symbole aus, wie beispielsweise ein Sandförmchen für den Spielplatz, ein Haus für die Stadtbesuch sowie ein Elefant für den Zoo. Die Symbole können echte Förmchen, Elefanten aus Stoff, einfach gemalt oder ein Foto sein. Diese Symbole helfen den Kindern, die noch nicht lesen können, sich für einen Vorschlag zu entscheiden. Danach werden die Symbole gut sichtbar hingelegt, beispielsweise auf den Boden oder an eine Wand gehangen. Die Abstimmung erfolgt häufig nicht einfach nur über melden, sondern: Jedes Kind bekommt einen Abstimmungsstein oder Abstimmungssmileys. Diese legen die Kinder zu den Symbolen, d. h. den Vorschlägen, die sie besser finden und für die sie sich entschieden haben. Sind alle Steine oder Smileys abgelegt, wird das Ergebnis durch zählen ermittelt.

Der Vorschlag, der die meisten Steine hat, gewinnt.

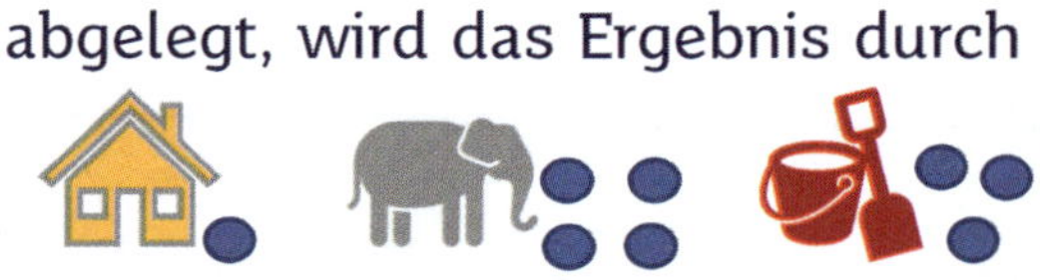

Die Kinderkonferenz ist wichtig, weil:

Mit folgenden Methoden könnte man den Kindern eine Abstimmung erleichtern:

Wie würdest du bei der Abstimmung zum Kinderfest vorgehen? (Stichpunkte)

Anna hat mit ihren KiTa-Kindern eine Kinderkonferenz durchgeführt, in der die Kinder sich für ein bestimmtes Fest, das sie mit den Senioren nächstes Jahr gemeinsam feiern wollen, demokratisch entschieden haben.
Nun geht es endlich an die konkrete Planung. Anna nimmt die erstellte Checkliste zur Planung einer Feier und füllt diese nun – natürlich mit den Kindern zusammen – mit konkreten Inhalten für ihr bevorstehendes Fest mit den Senioren. Anna freut sich schon, ihre konkrete Checkliste der KiTa-Leitung zu zeigen.

12 Nun seid ihr an der Reihe! Entscheidet euch in eurer Gruppe demokratisch für ein Fest, welches ihr im Folgenden genauer plant.
Nutzt eure allgemeine Checkliste zur Planung eines Festes und ergänzt diese um ganz konkrete Inhalte. Beispielsweise gebt konkret an, wie viele Personen kommen, was das genaue Motto des Festes ist und wer was zu tun hat usw.

Unsere Checkliste zur Planung des Festes

____

Ihr habt eure Aufgabe erledigt und Anna beim Planen ihres Festes unterstützt. Toll!

13 Präsentiert der Klasse eure Checklisten und gebt anderen Teams ein konstruktives Feedback.

Achtet dabei auf Dinge wie Betonung, Gestaltung, Blickkontakt und sachliche Richtigkeit. Nach dem Feedback ergänzt gute Tipps der anderen in eurer Checkliste.

Rückmeldung für Team

von

Achtet bei der Präsentation auf Blickkontakt. Sprecht langsam und deutlich.

Verbales Verhalten
Sprechgeschwindigkeit, Lautstärke, Betonung

☺☺	☺	☹	☹☹

Visualisierung
Gestaltung, Kreativität, Beachtung der Schriftregeln

☺☺	☺	☹	☹☹

Nonverbales Verhalten
Blickkontakt, Mimik, Gestik, Körperhaltung

☺☺	☺	☹	☹☹

Zielgerichtetheit
Sachliche Richtigkeit, Verständlichkeit, Vollständigkeit

☺☺	☺	☹	☹☹

Folgende Tipps haben wir nach der Rückmeldung in unserer Checkliste ergänzt:

-
-
-
-

Anna und die Kinder freuen sich sehr: Das Fest wurde erfolgreich geplant und wird bald durchgeführt! Anna hat bei der Planung und Organisation des Kinderfestes viel gelernt. Und du?

14 Was hast du gut gelernt? Was hast du noch nicht so gut verstanden? Schreibe in die Puzzleteile mindestens zwei Dinge, die du bereits gut gelernt hast und zwei Aspekte, die du dir noch einmal genauer anschauen möchtest.

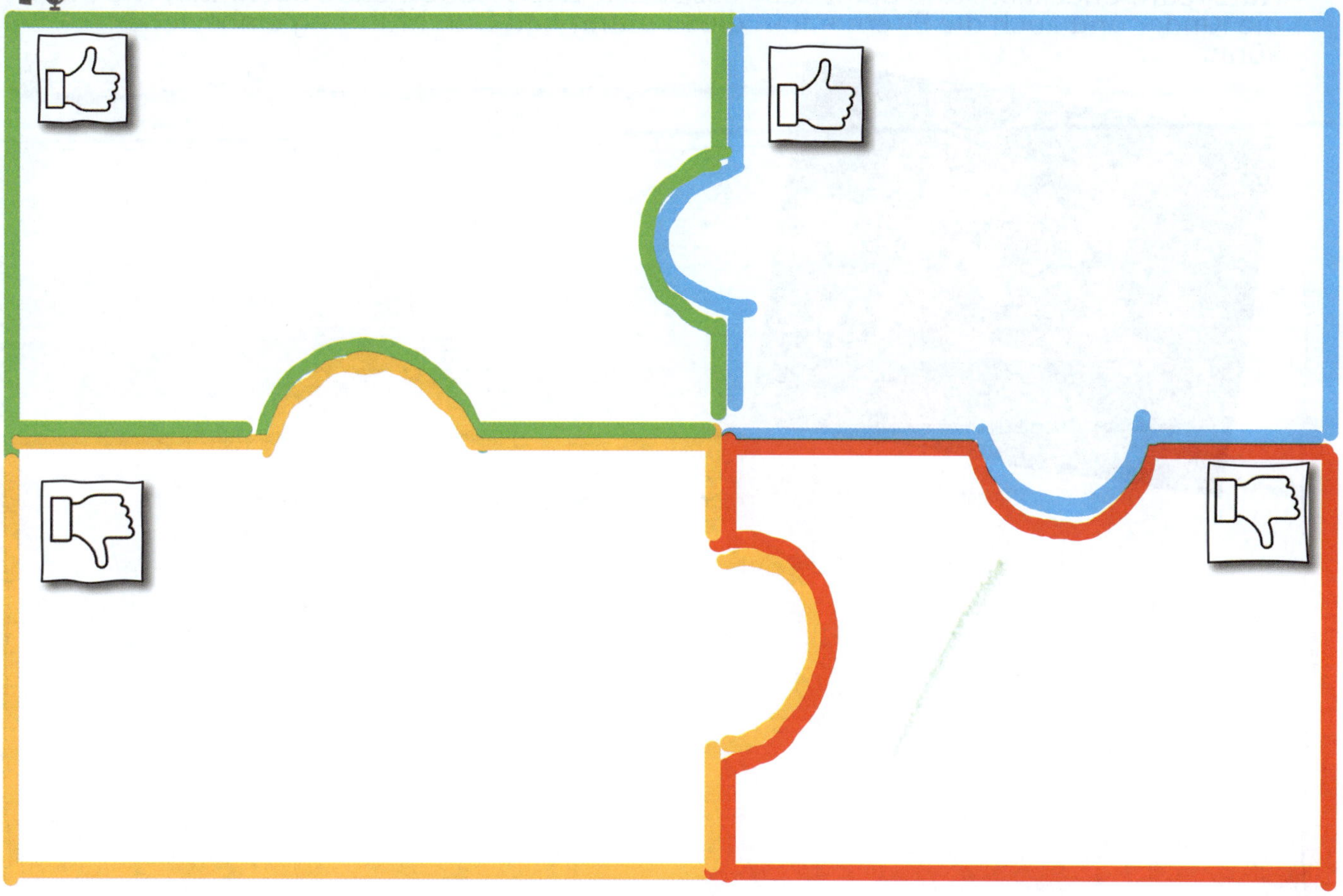

Abschluss

Handlungsprodukte	erledigt am:	Unterschrift
Tabelle Feste		
Jahreszeitenuhr		
Placemats		
Checkliste		
konkrete Planung für ein Fest		
Feedback		
Puzzle		

In der KiTa Sonnenschein soll neben dem geplanten Fest mit den Senioren ein interkulturelles Fest gefeiert werden, also ein Fest, bei dem die verschiedenen Kulturen im Mittelpunkt stehen. Natürlich sollen die Kinder dabei wieder mitbestimmen dürfen. Auch die Eltern der Kinder können sich aktiv beteiligen.

Nennt wichtige Aspekte, die ihr bei der Vorbereitung, Durchführung und Nachbereitung eines interkulturellen Festes berücksichtigen müsst.

Nutzt eure Checkliste und plant das Fest detaillierter. Notiert euch ebenfalls, wie ihr die Kinder und auch die Eltern mit in die Planung und Durchführung einbeziehen könnt.

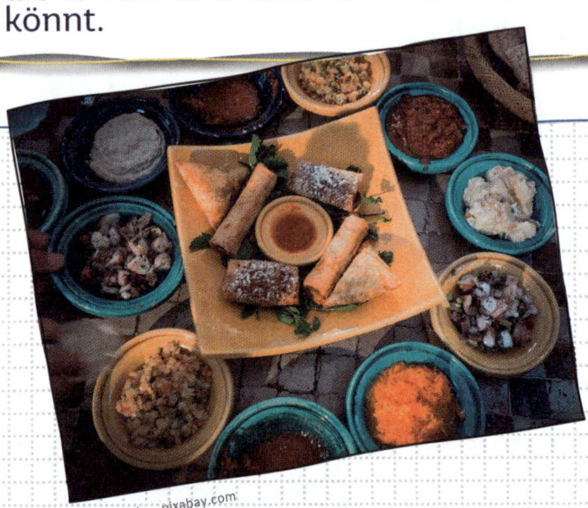

Die KiTa-Leitung ist begeistert von Annas Checkliste. Sie beauftragt Anna nun noch mit der Gestaltung der Einladungen zu beginnen.

Helft Anna, eine kreative Einladung für das Fest zu gestalten.

Notiert zuerst, welche Informationen auf eine Einladung gehören. Anschließend gestaltet eure eigene tolle Einladung zum Fest.

Wichtige Informationen zur Gestaltung einer Einladung für ein Fest:

-
-
-
-
-
-
-
-
-

Wenn ihr euch nicht sicher seid, welche Informationen auf eine Einladung gehören, recherchiert im Internet. Dort findet ihr auch tolle Ideen zur Gestaltung einer Einladungskarte.

Unsere Einladungskarte

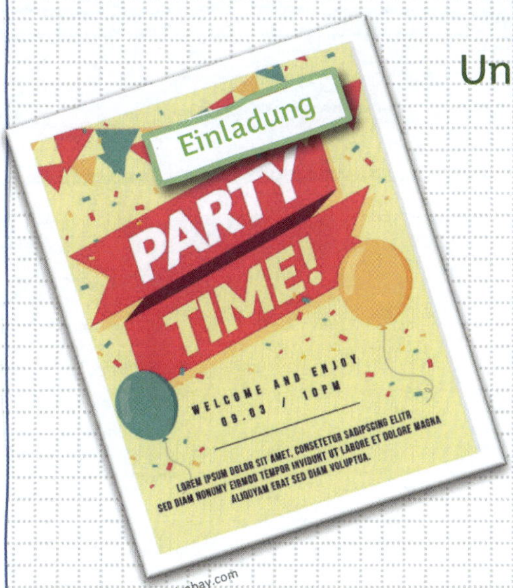

©pixabay.com

Anna hat die Planung des Festes in der KiTa so gut gefallen, dass sie ihren Klassenkameraden direkt in der nächsten Unterrichtsstunde vorschlägt, auch ein gemeinsames Fest zu feiern. Sie informiert begeistert ihre Mitschülerinnen und Mitschüler über Dinge, die bei der Planung und Durchführung wichtig sind. Sie stellt den Mitschülern auch ihre Checkliste vor. Da alle in der Klasse gerne ein Fest feiern, stimmen alle zu, bald auch ein Klassenfest zu feiern, ganz nach dem Motto „Gemeinsam wird das Leben bunter – wir feiern ein Fest!".

Plant nun in eurer Klasse ein Klassenfest und führt dies auch durch. Bestimmt dabei mithilfe einer demokratischen Abstimmungsmethode, welches Fest wann gefeiert werden soll.

Bei der genauen Planung nutzt eine Checkliste und beachtet bitte, dass jeder mitmacht, hilft und verschiedene Aufgaben übernimmt!

Wir wünschen euch viel Spaß beim Feiern!

Unsere Aufgabenverteilung nach der Checkliste

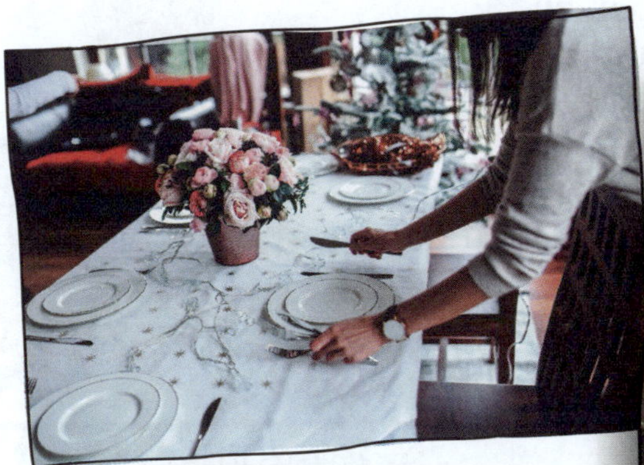

© kaboompics – pixabay.com

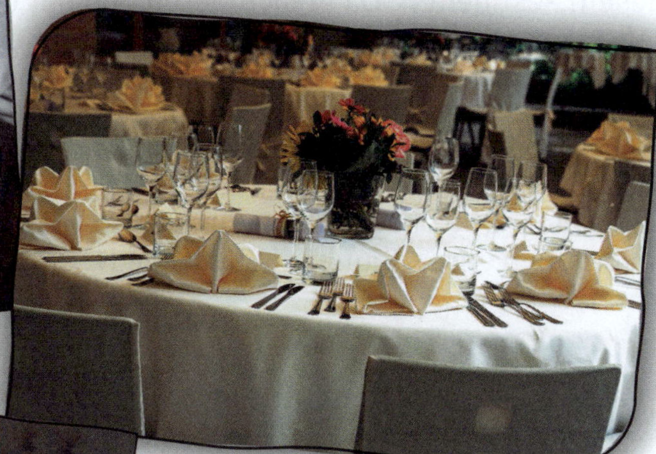

© photosforyou – pixabay.com

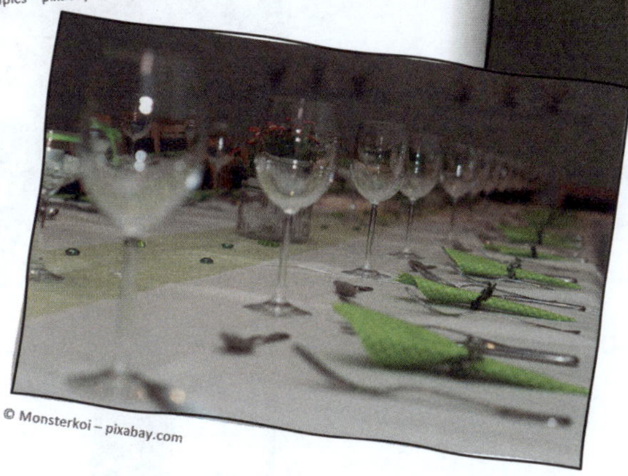

© Monsterkoi – pixabay.com

Lernfeld 6: **Umsetzung hauswirtschaftlicher Prinzipien**

Lernaufgabe 6.10: Tischlein deck dich

Ich kann ...

- einen Tisch richtig eindecken und Geschirr, Besteck und Gläser korrekt platzieren.
- eine Tischdekoration passend zum Anlass auswählen und ansprechend arrangieren.
- Servietten auf eine ansprechende Art und Weise falten und auf dem Tisch arrangieren.

Zeitumfang:
7 Unterrichtsstunden

Im Seniorenheim Abendsonne soll für die Bewohner ein Festessen mit dem Thema Erntedankfest veranstaltet werden. Auch Barek soll bei den Vorbereitungen zu diesem Fest helfen. Da er sich bereits so gut um die Getränkeauswahl zum Sommerfest gekümmert hat, möchte seine Chefin ihm eine neue Herausforderung geben: Er soll sich um die Gestaltung der Esstische kümmern. Dies beinhaltet neben passender Dekoration auch das richtige und passende Eindecken des Esstisches. Obwohl Barek noch nicht so richtig weiß wie er vorgehen wird, freut er sich auf die Herausforderung.

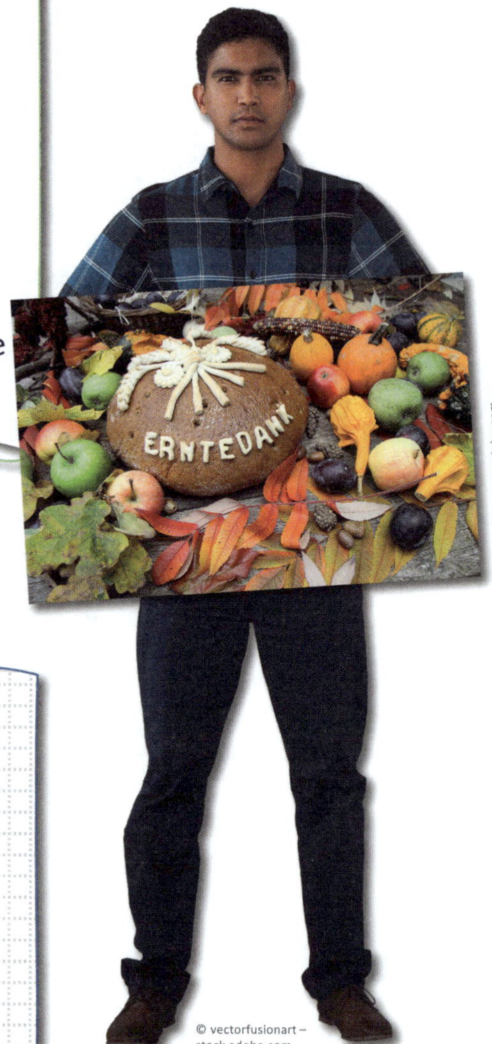

© vectorfusionart – stock.adobe.com

1. Fasse die wichtigsten Infos in 2 kurzen Sätzen zusammen.

1.

2.

2. Arbeitet im Team zusammen. Überlegt im Vorfeld was bei einem festlich gedeckten Tisch zu beachten ist. Sammelt in eurer Gruppe Stichworte und fügt sie in die untere Mindmap ein.

Mindmap

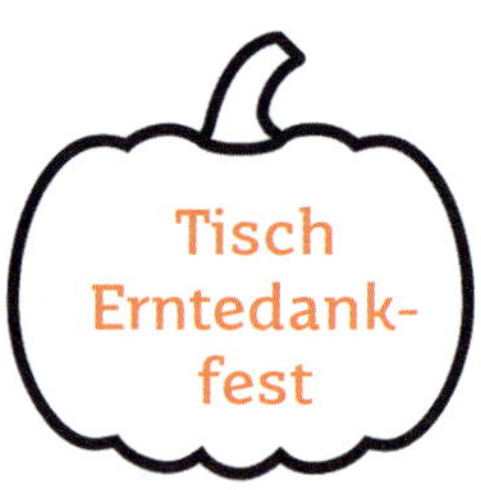

Als Frau Meyer in Bareks ratloses Gesicht blickt, rät sie ihm: „Frag doch mal Lilly, unsere neue Auszubildende. Wenn ich mich recht erinnere, hat sie Erfahrung im Eindecken. Vielleicht kann sie dir ein paar Tipps geben."

3 Lies dir das Gespräch zwischen Barek und Lilly zunächst aufmerksam durch. Lies das Gespräch anschließend zusammen mit einer Partnerin oder einem Partner im Dialog.

Hallo Lilly! Frau Meyer meinte, dass du dich mit Tisch decken auskennst?

Ja, das stimmt. Ich habe früher in den Ferien oft in einem Hotel gearbeitet. Da war ich jeden Tag für's Eindecken zuständig. Wie kann ich dir helfen?

An Erntedank gibt es hier im Seniorenheim ein feines Dinner mit 4-Gänge-Menü und ich bin dafür zuständig, den Tisch zu decken. Leider kenne ich mich nicht aus.

Also das Wichtigste beim Eindecken ist die korrekte Anordnung des Geschirrs und des Bestecks. Die Anordnung ist abhängig von der Speisefolge. Was soll es denn geben?

Als erstes gibt es eine Suppe, danach eine Vorspeise. Dann kommt das Hauptgericht und zum Schluss gibt es ein Dessert.

Der Klassiker also. Gut, fangen wir mit den Tellern an. Diese werden so übereinander gestellt, dass sie in der Speisefolge von oben nach unten benutzt werden. Das heißt in deinem Fall, dass an oberster Stelle der Suppenteller steht, darunter der kleine Vorspeisenteller und darunter der große Teller für die Hauptspeise. Der Dessertteller wird in der Regel erst mit dem Dessert serviert.

Und das Besteck?

Hier gilt: Die Gabeln liegen links, Messer und Löffel liegen rechts neben dem Teller. Auch hier musst du auf die Menüfolge achten. Das Besteck wird in der Menüfolge von außen nach innen benutzt. Das heißt, rechts außen liegt der Suppenlöffel, in der Mitte das Vorspeisenmesser und innen das Messer für die Hauptspeise. Auf der linken Seite liegen die Gabeln in entsprechender Reihenfolge. Das Dessertbesteck hat oberhalb der Teller seinen Platz.

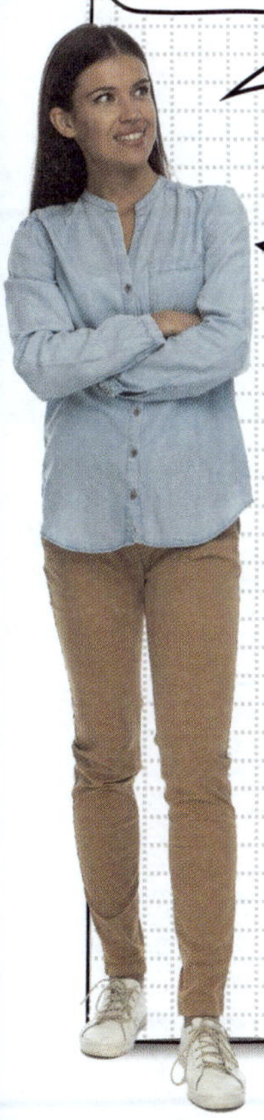

Gut. Jetzt fehlen noch die Gläser.

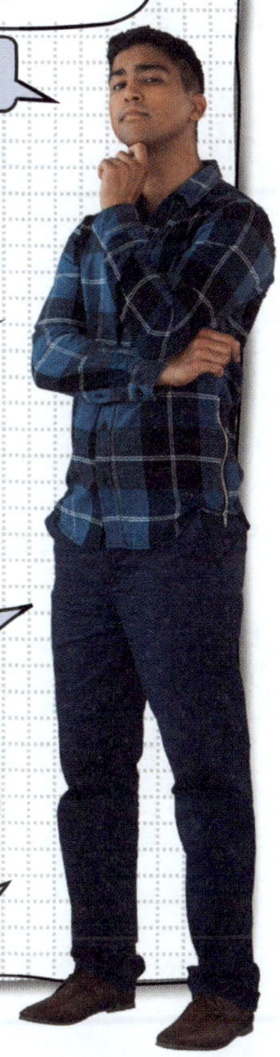

Die Gläser werden auf der rechten Seite schräg zu den Tellern platziert. In der Regel wird zuerst Weißwein zum Essen gereicht, später dann Rotwein. Somit steht das Weißweinglas schräg vor dem Rotweinglas. An vorderster Stelle steht das Wasserglas.

Ok, was ist mit der Serviette und der Platzkarte?

Die gefaltete Serviette kannst du entweder auf den obersten Teller positionieren oder neben den Gabeln auf der linken Seite. Für die Platzkarte gibt es keine genauen Vorschriften. Schau einfach, wo du noch Platz findest.

Super. Vielen Dank für deine Hilfe! Das waren jetzt aber ganz schön viele Infos. Ich hoffe, ich kann mir das alles merken!

Das ging mir am Anfang auch so. Ich habe mir dann einfach einen Plan erstellt. Warte mal kurz! Irgendwo habe ich den noch gespeichert. Ich schicke ihn dir zu.

Das wäre echt toll! Danke!

Gerne.

Nachdem sich Lilly verabschiedet hat, schaut Barek sich ihre Anleitung genauer an. Dabei stellt er fest, dass diese nicht beschriftet ist. „Ich sollte die Nummern am besten sofort beschriften, solange ich mich noch an Lillys Anweisungen erinnere“, denkt Barek.

4 Hilf Barek, Lillys Anleitung zu beschriften. Orientiere dich hierbei an den Informationen aus dem Gespräch zwischen Barek und Lilly.

Tisch richtig eindecken

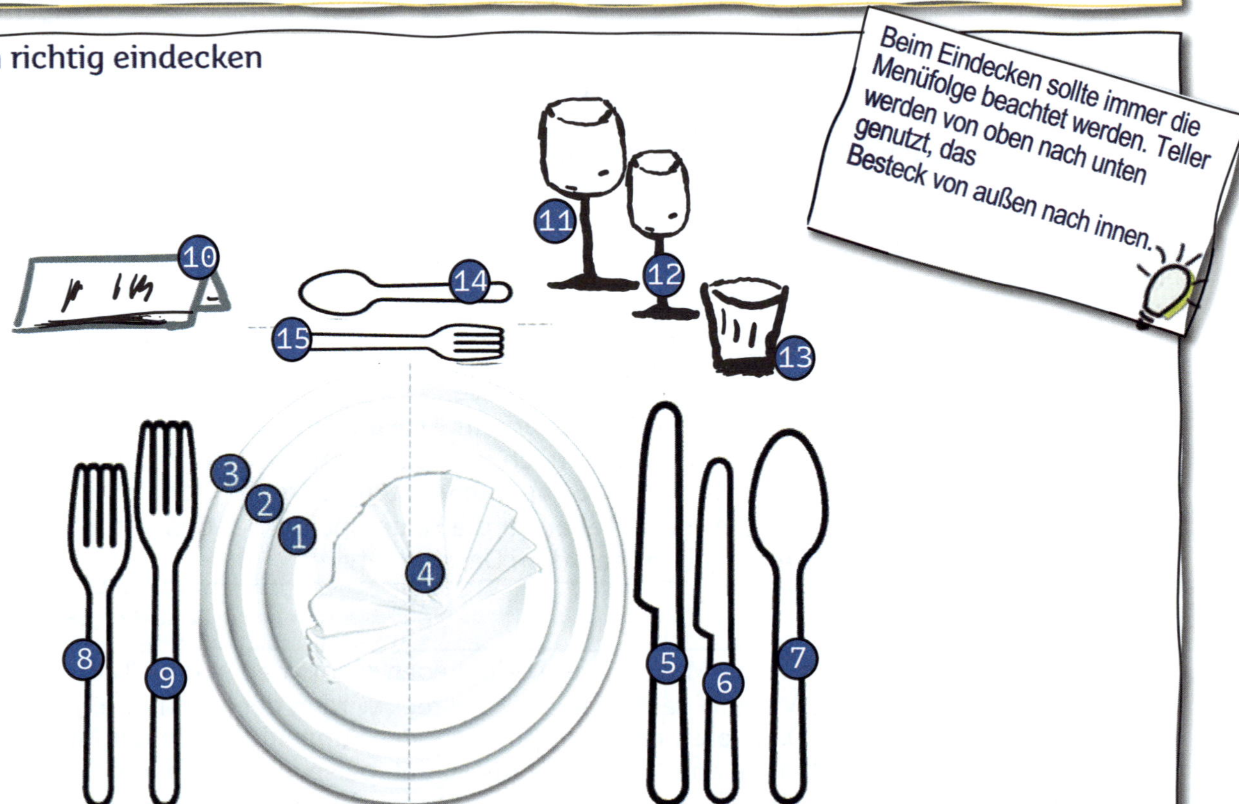

Abbildungen selbst erstellt, Power Point

1) ______________________________ 9) ______________________________

2) ______________________________ 10) ______________________________

3) ______________________________ 11) ______________________________

4) ______________________________ 12) ______________________________

5) ______________________________ 13) ______________________________

6) ______________________________ 14) ______________________________

7) ______________________________ 15) ______________________________

8) ______________________________

Nachdem Barek das Geschirr auf dem Tisch arrangiert hat stellt er fest, dass noch irgendetwas fehlt. „Ohje“, denkt er, „Ich habe die Tischdekoration völlig vergessen“. Er beschließt, noch einmal Lilly um Rat zu fragen und schreibt ihr eine Nachricht.

5 Höre dir Lillys Sprachnachricht an und notiere, was Barek bei der Tischdekoration beachten sollte. Erstelle anschließend eine Skizze, wie eine Tischdekoration für das Erntedankfest aussehen könnte.

https://youtu.be/Yk1-Ik9X_qQ

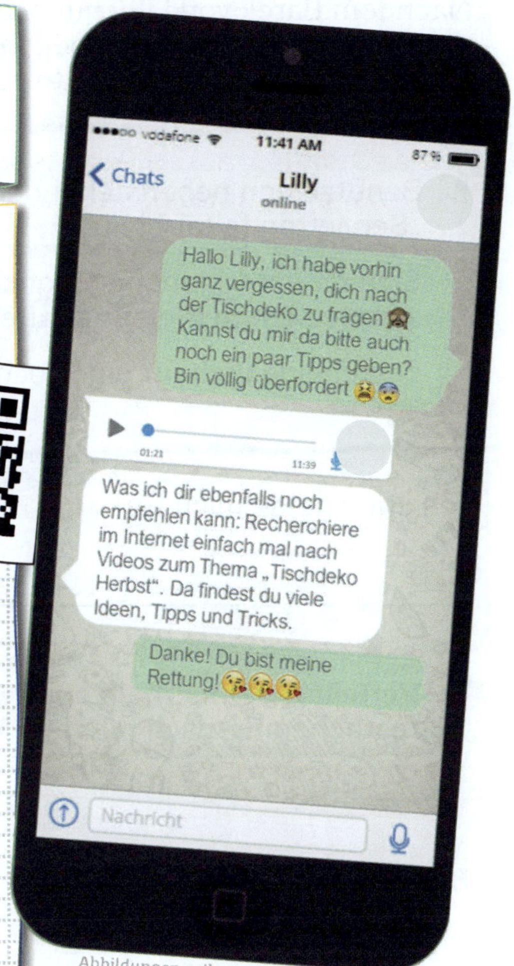
vodafone
11:41 AM
87 %
Chats
Lilly
online
Hallo Lilly, ich habe vorhin ganz vergessen, dich nach der Tischdeko zu fragen 🙈 Kannst du mir da bitte auch noch ein paar Tipps geben? Bin völlig überfordert 😫😨
01:21
11:39
Was ich dir ebenfalls noch empfehlen kann: Recherchiere im Internet einfach mal nach Videos zum Thema „Tischdeko Herbst“. Da findest du viele Ideen, Tipps und Tricks.
Danke! Du bist meine Rettung! 😘😘😘
Nachricht

Abbildungen selbst erstellt

Notizen zur Tischdeko

Skizze: Tischdekoration für das Erntedankfest

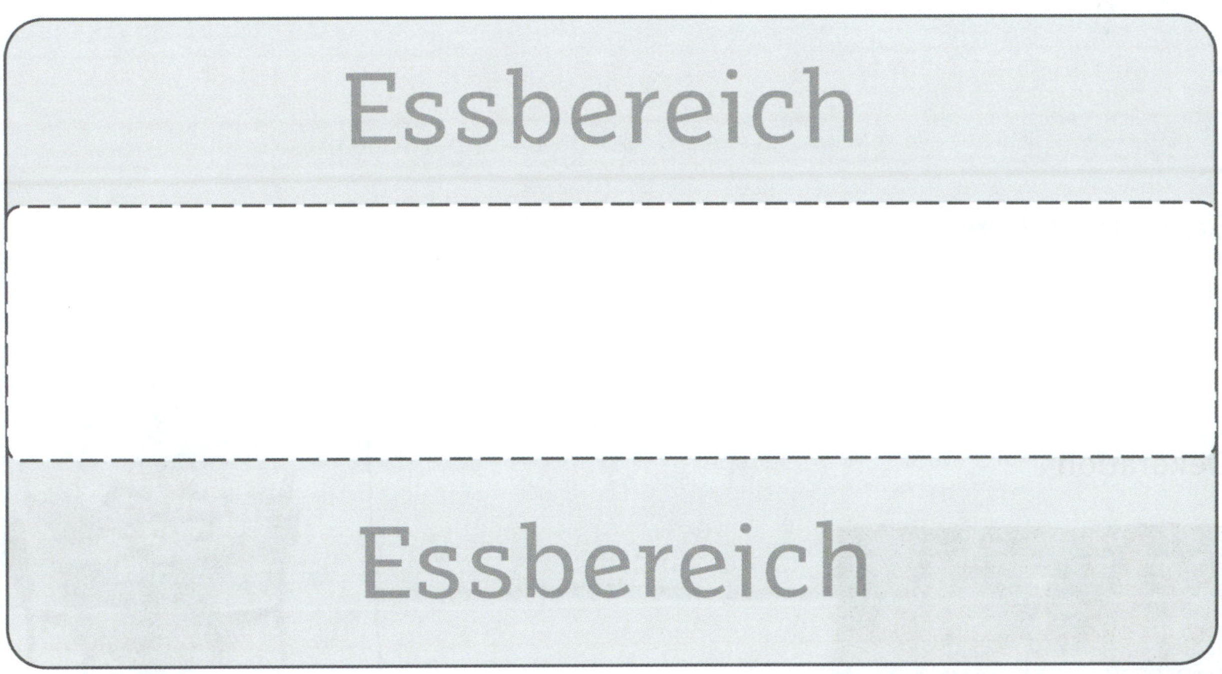

Nachdem Barek von Lilly nun viele wichtige Informationen zum Thema Tisch decken und Dekorationen bekommen hat, beschließt er, sich alleine um das Thema Servietten und Serviettenfalte zu kümmern.

6 Benutze den nebenstehenden QR-Code, der dich zu dem Youtube-Kanal „Servietten falten" leitet.

Sieh dir verschiedene Möglichkeiten an, Servietten auf eine ansprechende Weise zu falten.

Entscheide dich für eine Technik und probiere sie mit einer Serviette aus.

https://youtu.be/piqx26txxVo

Ich entscheide mich für:

___

7 Verteilt nun innerhalb eurer Gruppe die verschiedenen Aufgaben, um euren festlichen Esstisch mit dem Thema Erntedankfest zu decken.

Besteck und Teller

Gläser

Servietten falten

Dekoration

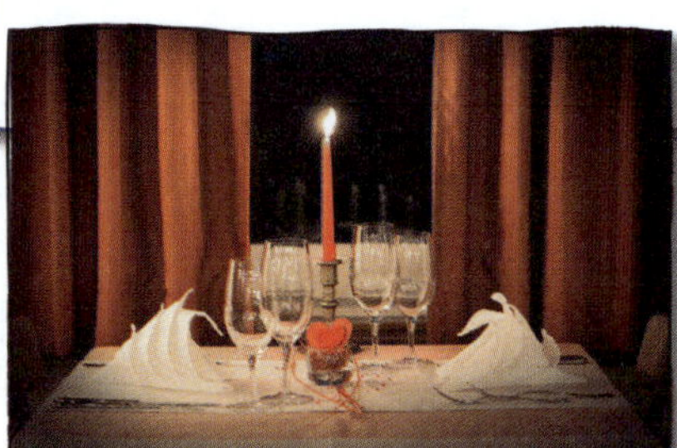

© Peggy_Marco – pixabay.com

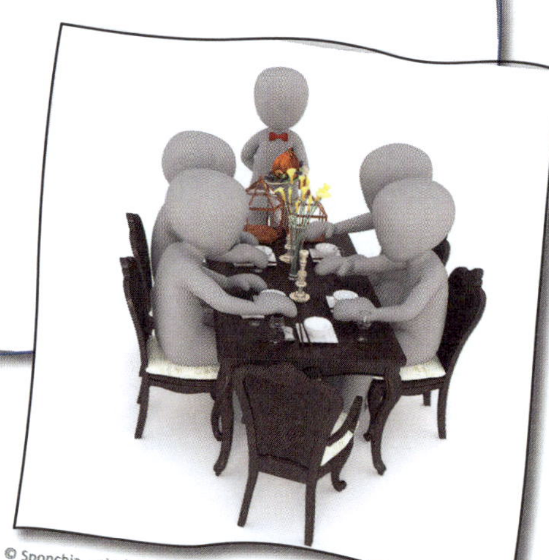

© Sponchia – pixabay.com

8 Deckt nun gemeinsam euren Festtagstisch zum Erntedankfest und macht ein Foto.

Foto

9 Schaut euch die Fotos/Tische der anderen Gruppe an und gebt ihnen Feedback. Notiert die wichtigsten Punkte zu eurem Tisch.

Das hat den anderen gefallen:

Das hat ihnen nicht so gut gefallen:

Abschluss

Handlungsprodukte	erledigt am:	Unterschrift:
Mindmap		
Foto des Esstisches		

Ihr habt mit Barek den Esstisch für das Erntedankfest im Altenheim Abendsonne schön eingedeckt und dekoriert.

Gestaltet nun einen weihnachtlichen Esstisch zum Thema „Weihnachtsfeier" im Altenheim.

Denkt an das Tisch decken mit Besteck, Gläsern, Tellern und Servietten sowie einer winterlichen Dekoration.

Macht von dem Ergebnis ein Foto.

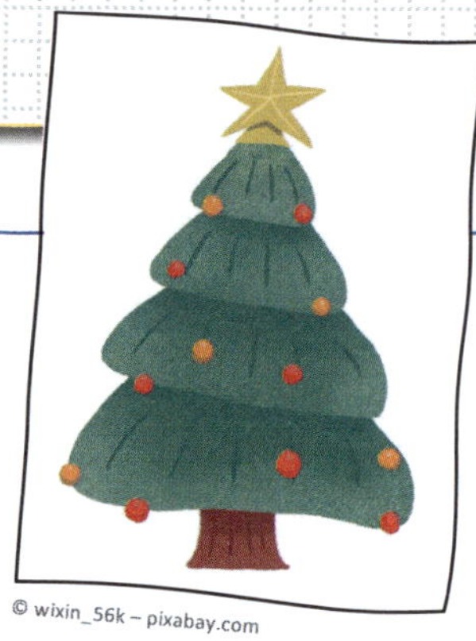

© wixin_56k – pixabay.com

Foto Weihnachtsfeier:

Esstisch:

Dekoration:

In Lernfeld 6 habe ich Lernaufgaben zur Umsetzung hauswirtschaftlicher Prinzipien bearbeitet.

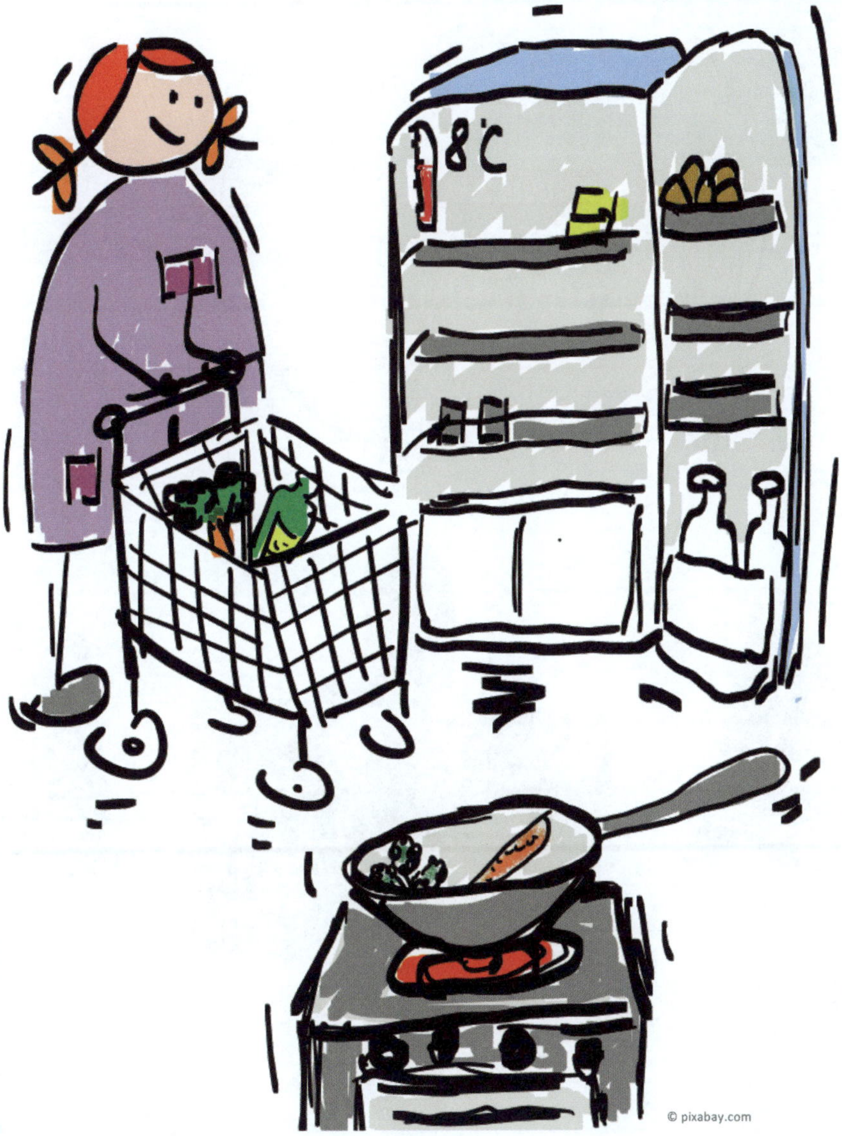

© pixabay.com

Berufsfachschule - Fachstufe II

BERUFLICHE KOMPETENZ

Fachrichtung
Gesundheit und Soziales

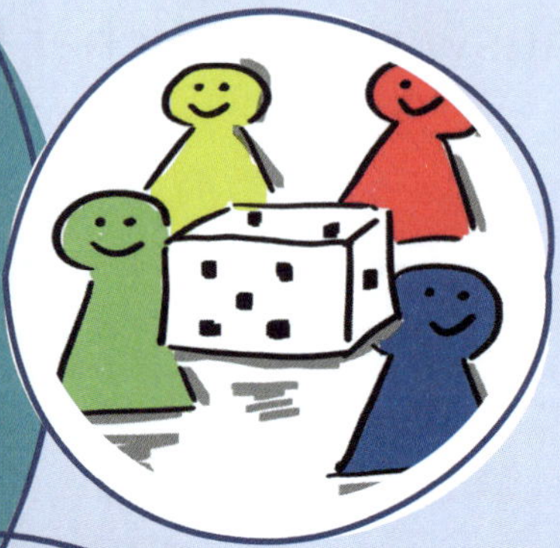

LERNFELD 7

Unterstützung und Förderung der Entwicklung

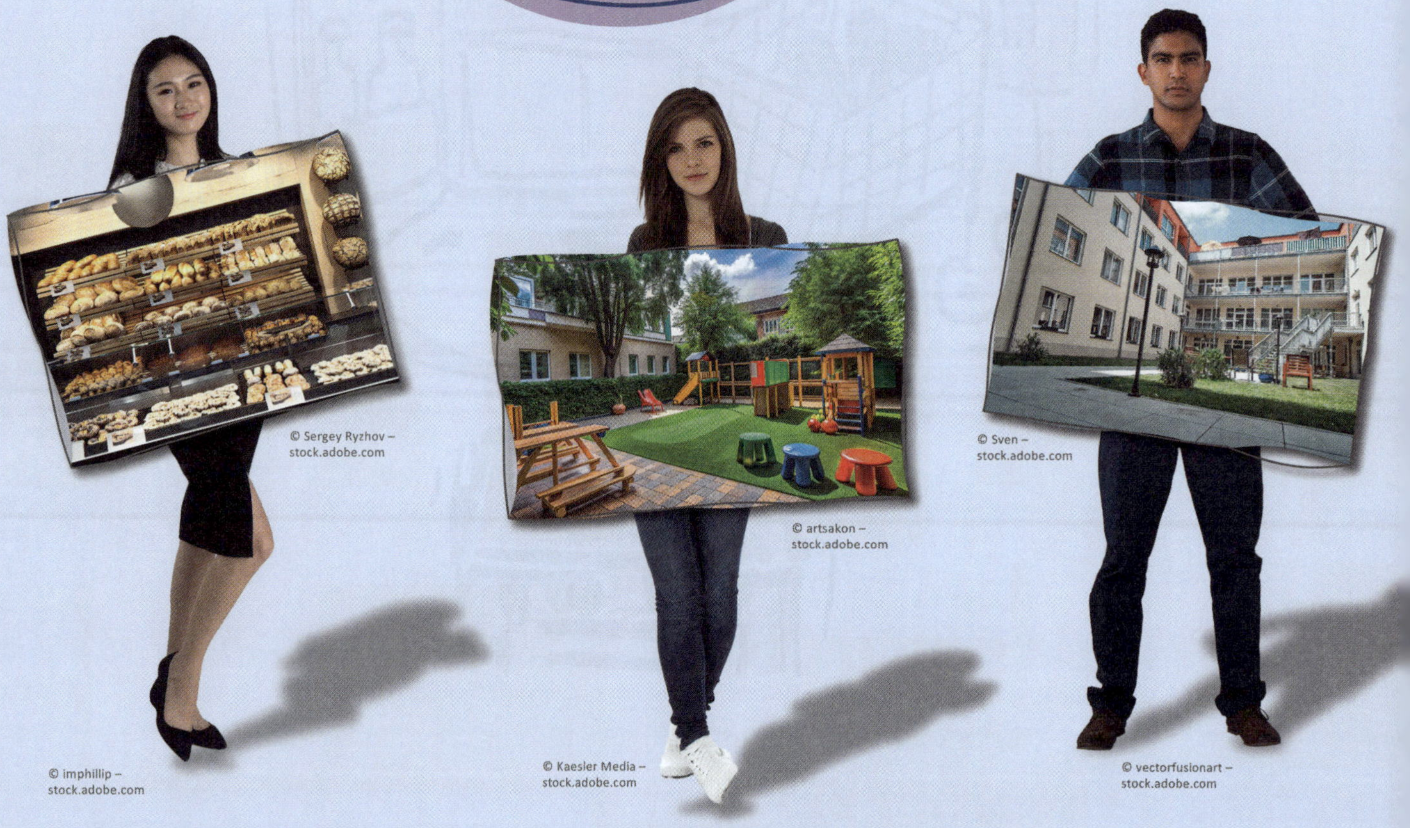

© Sergey Ryzhov – stock.adobe.com
© artsakon – stock.adobe.com
© Sven – stock.adobe.com
© imphillip – stock.adobe.com
© Kaesler Media – stock.adobe.com
© vectorfusionart – stock.adobe.com

Lernaufgaben

Diese Lernaufgaben erwarten dich in Lernfeld 7

Lernfeld 7
Unterstützung und Förderung der Entwicklung

7.1 Persönlichkeitsentwicklung im Jugendalter
14 Stunden

Stufenmodell psychosoziale Entwicklung

Flyer

7.2 Gruppe – einer für alle, alle für einen!
7 Stunden

Merkmale und Arten von Gruppen, Rollen

Rollenspiel

7.3 Mensch ärgere dich nicht!
10 Stunden

Arten von Spielen, Bedeutung von Spielen

Steckbrief zum Lieblingsspiel

7.4 Die passende Lernumgebung
4 Stunden

Grundsätze zur Gestaltung der Lernumgebung

Montessori-Spielzeug

7.5 Der Pflegeprozess-alles nach Plan
7 Stunden

Pflegeprozess, Pflegeplan

Pflegeplan

7.6 AKTIV
14 Stunden

Ziele und Grundsätze der aktivierenden Pflege

Maßnahmenkatalog aktivierende Pflege

7.7 Immer am Ball bleiben!
14 Stunden

Bewegungslandschaft, Sprachübungen, Gedächtnisübungen

Angebot

Lernfeld 8
Stärkung der Resilienz und Förderung von Gesundheit

Anna, Barek und Celina

Anna, Barek und Celina werden dich durch die Lernaufgaben führen. Sie besuchen auch die Berufsfachschule für Gesundheit und Soziales. Gemeinsam mit ihnen wirst du nun auch in der BFS II viel Neues lernen.

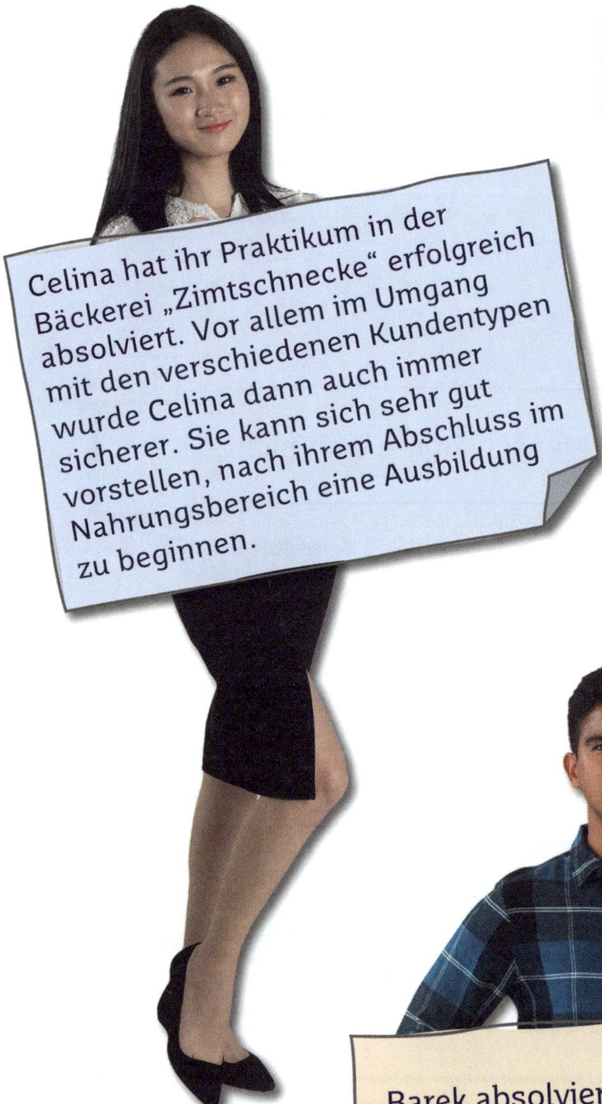

© imphillip – stock.adobe.com

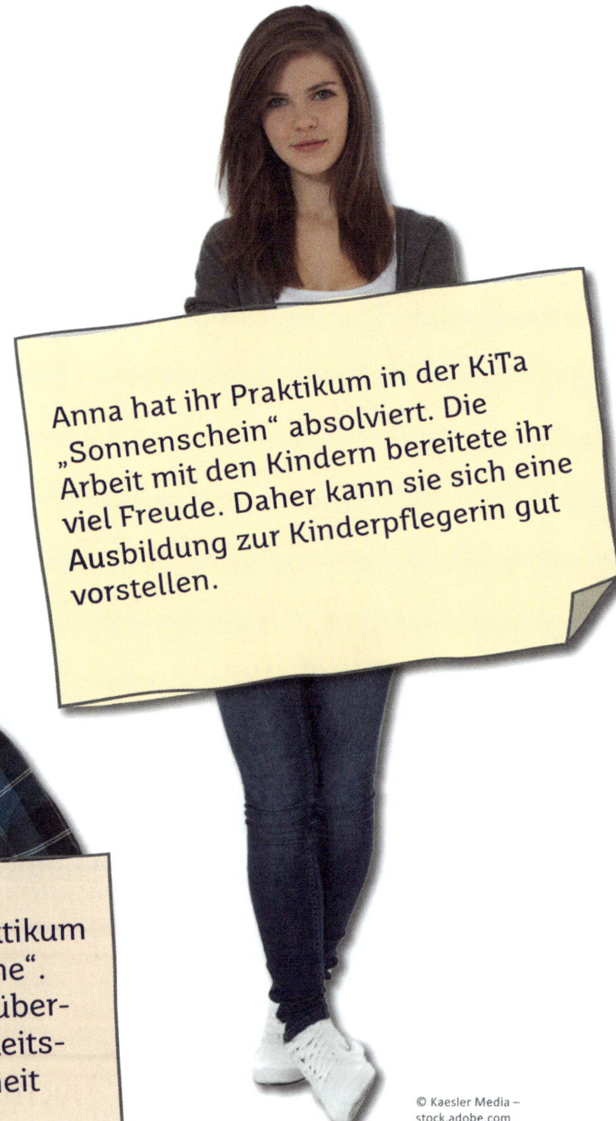

© Kaesler Media – stock.adobe.com

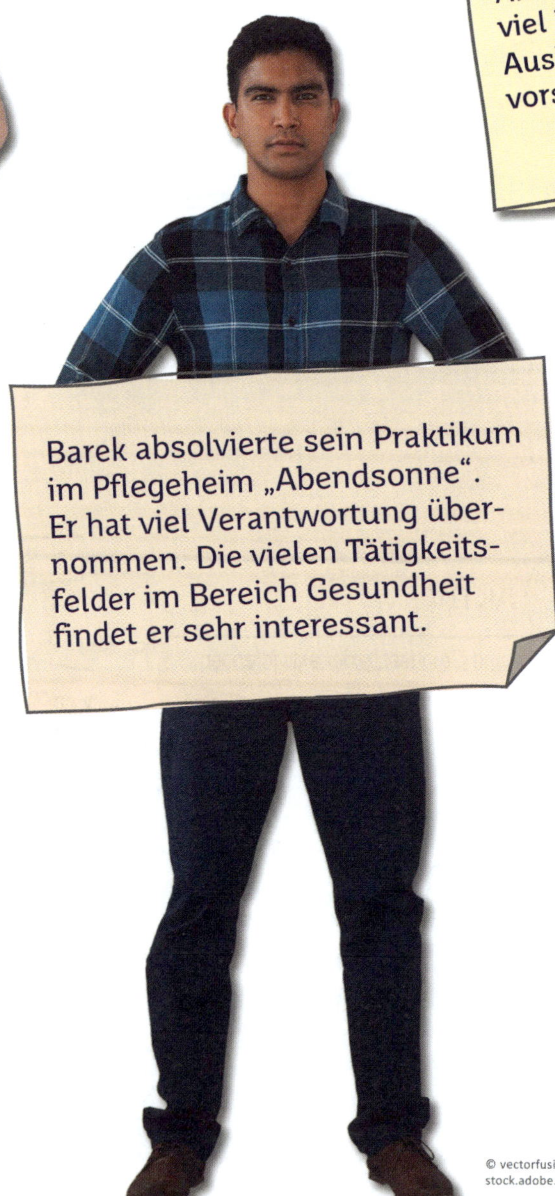

© vectorfusionart – stock.adobe.com

In den Lernaufgaben löst du berufliche Aufgabenstellungen nach dem Prinzip der „vollständigen Handlung“.

Um Arbeitsaufträge und Problemstellungen zu bewältigen, brauchst du <u>Strategien</u>! Damit du dir gute Strategien aneignen kannst, bearbeitest du Lernaufgaben nach dem Prinzip der <u>„vollständigen Handlung“</u>.
Idealerweise geht man so in einem Beruf vor, um Arbeitsaufträge erfolgreich zu meistern.
Wenn du in den kommenden Lernfeldern immer wieder Aufträge und Problemstellungen in der vollständigen Handlung löst, wirst du viele Kompetenzen aufbauen.
Du wirst schließlich viel <u>wissen</u> und viel <u>können</u>! Aber du musst auch <u>wollen</u>!

⇨ Dann bist du kompetent und kannst herausfordernde Probleme lösen.

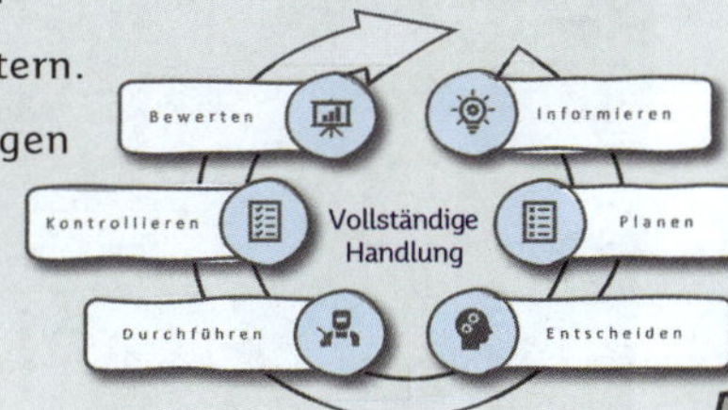

Was willst du?
Ich nehme mir im Lernfeld 7 „Unterstützung und Förderung der Entwicklung“ das Folgende vor:

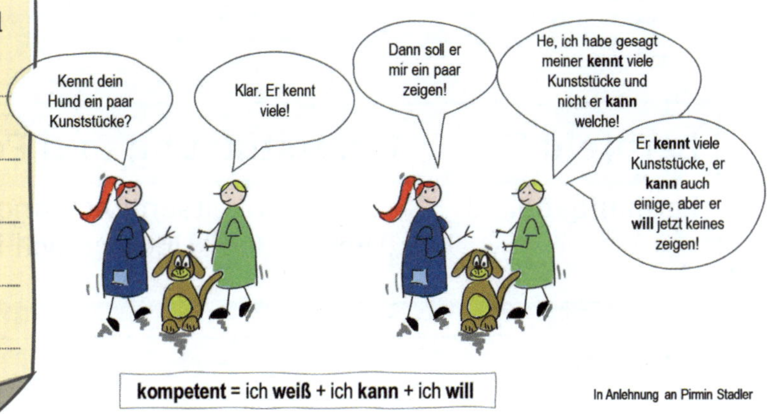

In Anlehnung an Pirmin Stadler

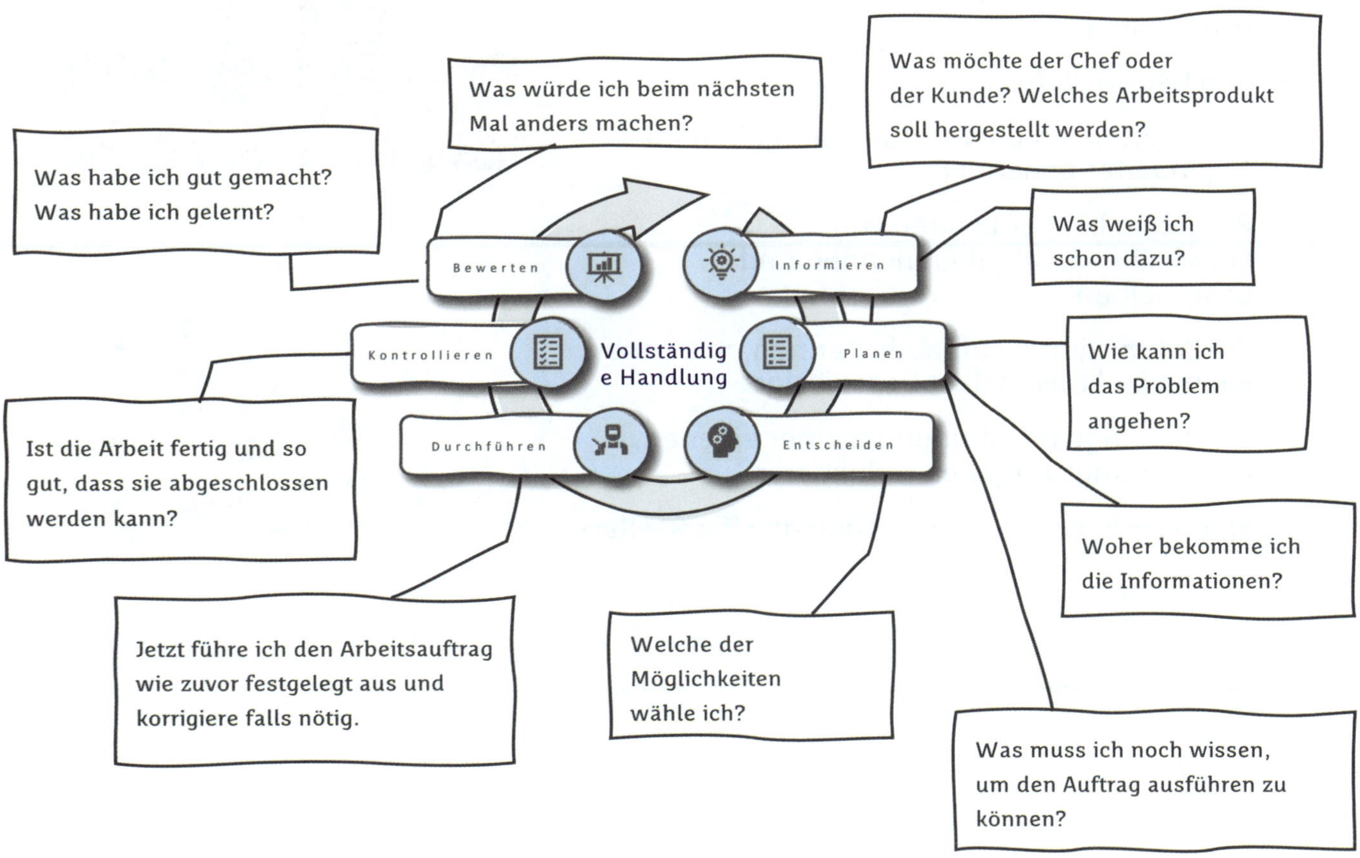

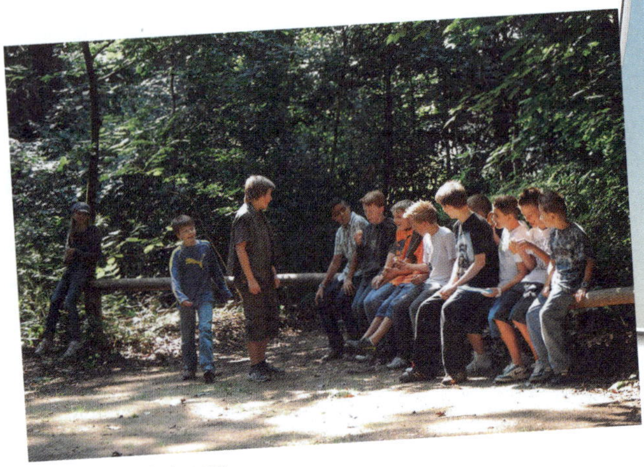

© Ortrun_lenz – pixabay.com

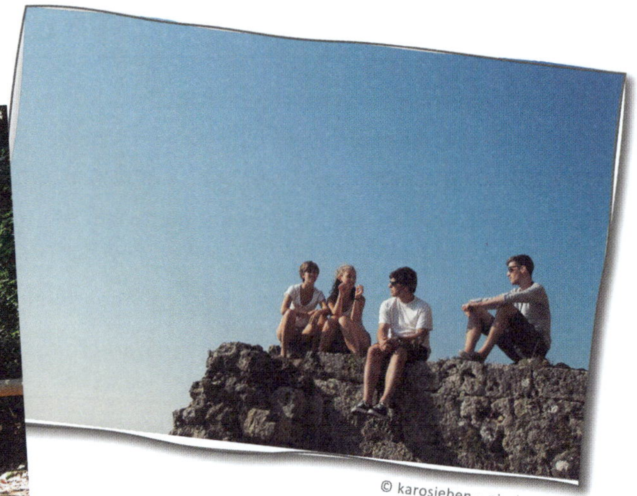

© karosieben – pixabay.com

Lernfeld 7: Unterstützung und Förderung der Entwicklung

Lernaufgabe 7.1: Persönlichkeitsentwicklung im Jugendalter
„Wer bin ich? Und wie will ich überhaupt sein?“

Ich kann ...

- den Begriff „Entwicklungsaufgabe“ beschreiben.
- den Begriff „Ich-Identität“ beschreiben.
- die wichtigsten Entwicklungsaufgaben im Jugendalter benennen.
- Probleme bei der Lösung von Entwicklungsaufgaben nennen und beschreiben.
- die Entwicklungsaufgaben nennen, mit denen ich mich aktuell selbst beschäftige.
- die bisherige Bewältigung meiner eigenen Entwicklungsaufgaben reflektieren.
- einen Hilfeflyer für einen Jugendtreff erstellen.

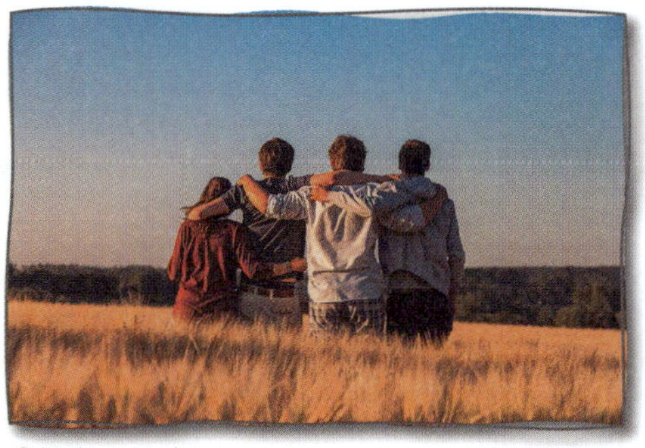

© Dimhou – pixabay.com

<u>Zeitumfang:</u>
14 Unterrichtsstunden

Dominik Forster, ein Ex-Junkie, hat letzte Woche die Berufsschule von Anna besucht. Er hat im Sozialkundeunterricht einen Vortrag über sein Leben gehalten, um Jugendliche über den Drogenkonsum zu informieren und sie vor dem Konsum von Drogen zu warnen.

Rückblick:

Nie hätte Dominik Forster sich nach seiner leidvollen Schulzeit vorstellen können, einmal vor einer Schulklasse vorne an der Tafel zu stehen. Doch sein Leben nahm eine ungeahnte Wende.

In der Schule wird Dominik gemobbt. Irgendwann beschließt er, dass sein Leben nicht so weitergehen kann und versucht, „cool“ zu werden. Auf einer Jugendfreizeit nimmt er zum ersten Mal Drogen. Kurze Zeit später gründet er seine eigene Bande und beginnt, Drogen zu verkaufen. Mit 21 Jahren sitzt er deswegen für zwei Jahre und sechs Monate in Hochsicherheitsjugendhaft. Nach seiner Entlassung wird er obdachlos, hat 23.000 Euro Schulden und wird privatinsolvent. „2012 war mein Leben dermaßen im Arsch, dass die beste Option gewesen wäre, mich einfach umzubringen“, resümiert er. Aber Dominik hatte Glück: Er lernt einen fähigen Sozialarbeiter kennen und wandert mit ihm von Deutschland nach Italien. Während dieser Alpenüberquerung wird ihm klar: „Genau das möchte ich heute Schülern vermitteln. Es ist möglich, sein eigenes High-Gefühl hervorzurufen – durch Berufung, Beziehung und Leidenschaft.“ Dominik hat inzwischen zwei Bücher geschrieben, zwei Hörbücher und Podcasts produziert und das 90-minütige Stand-up-Programm „Flashback“ entwickelt. Sein Ziel ist es, Kinder und Jugendliche davon abzuhalten, süchtig zu werden und Süchtige auf ihrem Weg aus der Sucht zu begleiten.

Anna ist von Dominiks Lebenswandel beeindruckt! Trotzdem stellt sie sich nach dem Vortrag zwei Fragen: Wie kann es sein, dass einige Jugendliche die Pubertät ohne größere Schwierigkeiten bewältigen? Und warum haben andere Jugendliche in dieser Entwicklungsphase Probleme und greifen möglicherweise irgendwann zu Drogen?

Anna möchte diesen Fragen auf den Grund gehen und recherchiert deshalb im Internet nach Informationsmaterial. Mit ihrem Wissen möchte sie dann einen Hilfeflyer gestalten, den sie im Jugendtreff, den sie regelmäßig besucht, auslegt.

Textquelle: https://www.jesus.de/vom-knast-in-die-schulklasse-ex-junkie-klaert-ueber-drogen-auf/ [aufgerufen am 04.08.2021]

1 ? Überlege dir, welche Informationen wichtig sein könnten, um einen Hilfeflyer zu gestalten.

1. Wie verläuft die Entwicklung im Jugendalter?
2. Welche Aufgaben muss ein Jugendlicher in der Pubertät bewältigen?
3. Welche Probleme können während des Entwicklungsprozesses entstehen?
4. Wie kann man Jugendliche in einem gesunden Entwicklungsprozess unterstützen?

Um sich intensiver mit dem Thema auseinandersetzen zu können, muss Anna erst einmal verstehen, was man überhaupt unter dem Begriff „Persönlichkeitsentwicklung“ versteht.

2 Arbeite mit deinem Banknachbarn oder deiner Banknachbarin zusammen. Lest euch den nachfolgenden Text aufmerksam durch und tauscht euch danach mündlich über den gelesenen Inhalt aus. Fasst die wichtigsten Punkte auch noch einmal schriftlich auf dem Notizzettel zusammen.

Jeder Mensch entwickelt in acht Stufen seine eigene Persönlichkeit. Geforscht hat hierzu Erik Homburger Erikson, ein deutsch-amerikanischer Psychoanalytiker. Er entwickelte ein Modell, das diese acht Stufen der „Ich-Entwicklung“ umfasst.

Nach Eriksons Stufenmodell sind die Stufen von Geburt an angelegt. Jede Stufe beschreibt bestimmte Entwicklungsaufgaben, die ein Mensch entweder positiv oder negativ bewältigen kann.

Jede einzelne Stufe umfasst einen thematischen Schwerpunkt, der bei der Entwicklung bewältigt werden muss. Es sind verschiedene Herausforderungen oder auch Probleme, die gelöst werden müssen. Wird ein Problem erfolgreich bewältigt, folgt die nächste Stufe der Persönlichkeitsentwicklung.

Erikson ist der Meinung, dass die jeweiligen Probleme erfolgreich bewältigt werden müssen, um eine gesunde Persönlichkeit entwickeln zu können.

Dabei ist die Jugendzeit, die Adoleszenz, bei Erikson die Stufe fünf. Sie beginnt in der Pubertät und endet etwa zwischen dem 18. und 20. Lebensjahr. Die Entwicklungsaufgabe der Jugendzeit ist es, eine sogenannte Ich-Identität zu erreichen.

Hinweis:
Scanne den QR-Code, und du findest ein kurzes Video zu allen acht Entwicklungs-stufen, die Erik Erikson beschrieben hat.

https://www.youtube.com/watch?v=ThVcr0rWIqQ

Notizzettel:

-

-

-

-

-

Anna weiß jetzt, dass es ein Stufenmodell gibt, das die Entwicklung des Menschen beschreibt. Die 5. Stufe bezieht sich dabei auf die Entwicklung in der Jugendzeit.

Doch Anna ist noch unsicher: Was genau ist eine Entwicklungsaufgabe? Und was versteht man unter einer Ich-Identität? Sie sucht weitere Informationen und findet Folgendes:

3 Lies dir den nachfolgenden Text aufmerksam durch. Fülle danach den Lückentext sinnvoll aus.

Tausche dich danach mit deinem Banknachbarn bzw. deiner Banknachbarin aus und korrigiere mögliche Fehler.

Ich-Identität meint das Wissen darüber, wer man selbst ist und wie man in die Gesellschaft, die einen umgibt, hineinpasst. Dafür muss man alles, was man über das Leben und sich selbst bisher erfahren und gelernt hat, zusammennehmen. Aus diesem Wissen formt sich dann jeder Mensch ein einheitliches und konkretes Bild über sich selbst, das die Gesellschaft wahrnehmen und anerkennen kann.

Die Identität beinhaltet zum Beispiel das, was jeden von uns einmalig macht. Jeder Mensch ist unverwechselbar, es gibt ihn also nur einmal. Auch die Interessen, Bedürfnisse und Werte der Menschen sind einmalig und unverwechselbar. Jede Person ist somit unvergleichbar.

Jeder Mensch muss im Laufe seines Lebens unterschiedliche Entwicklungsaufgaben bewältigen. Unter einer **Entwicklungsaufgabe** versteht man eine Aufgabe oder eine Anforderung an einen Menschen, die sich in einer bestimmten Lebensphase stellt und die für die weitere Entwicklung des Menschen von großer Bedeutung ist.

Beispielsweise stehen schon ganz junge Kinder vor der Entwicklungsaufgabe, mit anderen Kindern in Kontakt zu treten; oder sie lösen die Entwicklungsaufgabe, die eigenen Gefühle zu regulieren, von Monat zu Monat immer besser.

Entwicklungsaufgaben sind somit auch bestimmte Erwartungen und Anforderungen, die von der jeweiligen Kultur und Gesellschaft vorgegeben werden, in die ein Mensch hineingeboren wird.

Entwicklungsaufgaben kann man zudem danach unterscheiden, ob sie als Angebote mit Empfehlungscharakter zu verstehen sind oder ob sie durch Strafen gestützte Forderungen sind. Nicht alle Aufgaben sind jedoch vorgegeben, viele Entwicklungsaufgaben setzen sich auch aus persönlichen Zielen zusammen.

Wenn du diese und noch weitere Informationen nachlesen möchtest, scanne den QR-Code.

Link: https://arbeitsblaetter.stangl-taller.at/PSYCHOLOGIEENTWICKLUNG/EntwicklungsaufgabeJugend.shtml (2020-11-09).

4 Fülle die Lücken im Text sinnvoll aus, indem du eines der nachfolgenden Wörter benutzt. Um einen besseren Überblick zu behalten, streichst du diejenigen Wörter, die du bereits verwendet hast, aus.

Forderungen – Entwicklungsaufgaben – Identität – Angebote – Erwartungen – einmalig – Bild – Lebensphase – Interessen - Identität

Ich-_____________________________ meint das Wissen darüber, wer man selbst ist und wie man in die Gesellschaft, die einen umgibt, hineinpasst. Dafür muss man alles, was man über das Leben und sich selbst bisher erfahren und gelernt hat, zusammennehmen. Aus diesem Wissen formt sich dann jeder ein einheitliches und konkretes ___________________ über sich selbst, das die Gesellschaft wahrnehmen und anerkennen kann.

Die _______________________ beinhaltet zum Beispiel das, was jeden von uns einmalig macht. Jeder Mensch ist unverwechselbar, es gibt ihn also nur einmal. Auch die _____________________________, Bedürfnisse und Werte der Menschen sind _____________________ und unverwechselbar. Jede Person ist somit unvergleichbar.

Jeder Mensch muss im Laufe seines Lebens unterschiedliche ____ bewältigen. Unter einer Entwicklungsaufgabe versteht man eine Aufgabe oder eine Anforderung an einen Menschen, die sich in einer bestimmten ____ stellt und die für die weitere Entwicklung des Menschen von großer Bedeutung ist.

Beispielsweise stehen schon ganz junge Kinder vor der Entwicklungsaufgabe, mit anderen Kindern in Kontakt zu treten; oder sie lösen die Entwicklungsaufgabe, die eigenen Gefühle zu regulieren, von Monat zu Monat immer besser.

Entwicklungsaufgaben sind somit auch bestimmte _______________________________________ und Anforderungen, die von der jeweiligen Kultur und Gesellschaft vorgegeben werden, in die ein Mensch hineingeboren wird.

Entwicklungsaufgaben kann man zudem danach unterscheiden, ob sie als ______________________ mit Empfehlungscharakter zu verstehen sind oder ob sie durch Strafen gestützte _______________________ sind. Nicht alle Aufgaben sind jedoch vorgegeben, viele Entwicklungsaufgaben setzen sich auch aus persönlichen Zielen zusammen.

Anna hat jetzt schon sehr viele Informationen zur Entwicklung im Jugendalter gesammelt. Sie hat aber immer noch keine Idee, mit welchen Entwicklungsaufgaben sich Jugendliche ganz konkret auseinandersetzen müssen. Sie beschließt, sich am Nachmittag mit ihrer älteren Freundin Jenny zu treffen und diese darauf anzusprechen.

5 Arbeite mit deinem Banknachbarn oder deiner Banknachbarin zusammen. Lest euch den Dialog zwischen Anna und Jenny aufmerksam durch und tauscht euch danach mündlich aus. Findet gemeinsam eine passende Überschrift zu den genannten Entwicklungsaufgaben und schreibt diese auf eurem Notizzettel auf.

„Hallo Jenny, ich muss dich mal dringend sprechen. Ich mache mir gerade Gedanken darüber, welche Entwicklungsaufgaben ein Jugendlicher bewältigen muss. Ich bin mir da echt noch unsicher. Kannst du mir vielleicht weiterhelfen?“

„Ach Anna, ich finde das eigentlich gar nicht so schwierig. Ich denke mal an meine eigene Pubertät zurück. Ich kann mich erinnern, wie meine Haut, vor allem im Gesicht, ausgesehen hat ... ich hatte mega viele Pickel und habe mich ohne Abdeckstift nicht mehr aus dem Haus getraut. Da müssen viele Teenager durch, denn in der Pubertät fängt der Körper an, viele neue Hormone zu produzieren, das stellt alles auf den Kopf! Bei Mädchen fängt z. B. das Brustwachstum an, und bei Jungs setzt der Bartwuchs ein und es kommt zum Stimmbruch. Das alles muss man erst einmal verkraften!“

„Ja, ich weiß, dass es in dieser Zeit wirklich schwierig ist, den eigenen Körper anzunehmen und diese Veränderungen zu akzeptieren.“

„Ich erinnere mich auch noch, dass sich mein Outfit in dieser Zeit stark verändert hat: Ich habe mir viele enge und bauchfreie Oberteile gekauft. Und ich habe angefangen, mich zu schminken und zu stylen! Dadurch hat sich dann auch der Umgang mit anderen Jugendlichen verändert. In der Grundschule waren mir Klamotten total egal, und ich habe nur mit meinen Freundinnen gespielt. Heute bin ich auch mit Jungs eng befreundet. In der Clique unternehmen wir viele lustige Sachen zusammen, aber wir reden auch über ernste Themen wie Politik oder Umweltschutz. Und dort habe ich Jens kennengelernt, mit dem ich jetzt ja auch schon fast zwei Jahre zusammen bin.“

„Stimmt, Jenny! Und mir fällt noch ein, dass es in der Jugendzeit auch wichtig ist, einen guten Schulabschluss zu machen, um später einen ordentlichen Job zu finden und gut leben zu können. Ich finde, hier macht es total viel Sinn, sich vorher zu überlegen, welche Interessen man hat oder was man gut kann.“

„Ganz genau, Anna. Erinnerst du dich: Ich habe damals in der Schule und in den Ferien mehrere Praktika gemacht. Dadurch weiß ich jetzt, dass ich mit Tieren arbeiten will, und ich habe mich ja dann auch konkret bei verschiedenen Tierärzten für eine Ausbildungsstelle beworben. Der Beruf macht mir sehr viel Spaß. Und irgendwann will ich mir mit meinem selbstverdienten Geld auch meine eigene Bude leisten und von zu Hause ausziehen.“

„Oh, da sagst du was, Jenny! Ich bin auch froh, wenn ich bald mit meiner Ausbildung fertig bin und mir eine eigene Wohnung leisten kann. Ich verstehe mich zwar echt gut mit meinen Eltern, aber wir haben in vielen Themen doch verschiedene Ansichten. Und die Diskussionen mit meinen Eltern, wann ich aufräumen soll oder nicht, sind mittlerweile echt nervig.“

„Anna, das ist bei mir genauso! Und wer weiß? Vielleicht ziehen Jens und ich auch irgendwann einmal zusammen? Ich kann mir eine feste Beziehung mit ihm gut vorstellen, auch so mit Heiraten und Kinder kriegen.“

„Super, Jenny, vielen Dank! Durch das kurze Gespräch habe ich jetzt tatsächlich eine Idee davon, welche Entwicklungsaufgaben Jugendliche bewältigen müssen. Das war gar nicht so schwer!“

-
-
-
-
-

Anna hat nach dem Gespräch mit ihrer Freundin Jenny nun eine genaue Vorstellung davon, welche Entwicklungsaufgaben Jugendliche lösen müssen.

6 Du erhältst Fotos von deiner Lehrerin oder deinem Lehrer. Schau dir diese genau an und lies die aufgeführten Textpassagen.

Finde gemeinsam mit deinem Banknachbarn oder deiner Banknachbarin eine sinnvolle Struktur und ordne die vorgegebenen Materialien. Schneide die Fotos und die Textpassagen hierfür aus und ordne sie auf einem anderen Blatt neu an. Diese Struktur soll dir helfen, dich an die Inhalte zu erinnern.

die eigene körperliche Erscheinung akzeptieren

die weibliche bzw. männliche Geschlechtsrolle übernehmen

sich auf den beruflichen Werdegang vorbereiten

Unabhängigkeit von den Eltern erreichen

neue und reifere Beziehungen zu Altersgenossen beiderlei Geschlechts aufbauen

Durch das Gespräch mit ihrer Freundin sind Anna nun wichtige Entwicklungsaufgaben im Jugendalter deutlich geworden. Ihr ist aber weiterhin unklar, warum manche Jugendliche die Pubertät ohne Probleme durchlaufen, während andere Jugendliche in dieser Zeit zum Teil große Schwierigkeiten haben und in der Gesellschaft anecken. Diesem Thema möchte sie weiter auf den Grund gehen.

(7) Arbeite wieder mit deinem Banknachbarn oder deiner Banknachbarin zusammen. Lest euch den nachfolgenden Text aufmerksam durch und tauscht euch danach mündlich über den gelesenen Inhalt aus. Fasst die wichtigsten Punkte schriftlich auf dem Notizzettel zusammen.

Manche Jugendliche haben in der Pubertät mehr oder weniger große Schwierigkeiten, die verschiedenen Entwicklungsaufgaben zu bewältigen.

Das kann daran liegen, dass diese Jugendlichen in ihrem sozialen Umfeld wenig Unterstützung, z. B. von ihren Eltern oder den Freunden, haben. Außerdem kann es sein, dass diese Jugendlichen kaum individuelle Kompetenzen, also persönliche Fähigkeiten oder Begabungen haben, die auftretenden Entwicklungsaufgaben in der Pubertät angemessen zu meistern.

Wenn ein Jugendlicher im Umgang mit diesen Herausforderungen wenig kompetent ist, kann es zu schweren und dauerhaften Problemen in der weiteren Entwicklung der Identität und Persönlichkeit kommen. Konkrete Verhaltensprobleme von Jugendlichen können dann beispielsweise übermäßiger Alkohol- und/oder Drogenkonsum, aber auch Gewalt und delinquentes Verhalten sein. Das bedeutet, dass die Jugendlichen kriminell werden und sich durch ihr Verhalten strafbar machen.

Viele Experten sind der Meinung, dass auffällige Jugendliche dadurch versuchen, sich in der Gesellschaft zu orientieren und einen eigenen Standpunkt zu finden. Die Handlungen sollen ihnen also dabei helfen, die Entwicklungsanforderungen irgendwie zu bewältigen. Und häufig gelingt es den Jugendlichen trotz ihres zeitweise auffälligen Verhaltens, sich irgendwann gut in die Gesellschaft zu integrieren.

In einigen Fällen können sich bei den Jugendlichen aber auch ernsthafte körperliche und seelische Erkrankungen entwickeln. Die Betroffenen leiden dann zum Beispiel unter depressiven Verstimmungen mit lebensmüden Gedanken, Essstörungen oder Ängsten. Diese Jugendlichen sind dann meistens auf professionelle Hilfe angewiesen.

Wenn du diese und noch weitere Informationen nachlesen möchtest, scanne den QR-Code.

Link: https://arbeitsblaetter.stangl-taller.at/PSYCHOLOGIEENTWICKLUNG/Entwicklungsaufgabe Jugend.shtml (2020-11-09).

Notizzettel: Was passiert mit Jugendlichen, wenn sie Schwierigkeiten haben, ihre Entwicklungsaufgaben zu bewältigen?

-

-

-

Anna qualmt der Kopf – das war wieder ganz schön viel Information! Sie versucht, die wichtigsten Punkte nochmal zu wiederholen.

8 Löse den Buchstabensalat und finde die versteckten Wörter in dem Suchsel!

Achtung: Die Schreibrichtung kann von links nach rechts, von oben nach unten und diagonal verlaufen. Die Wörter dürfen sich kreuzen und Umlaute werden umgewandelt (z. B. ä = ae).

G	I	P	U	B	E	R	T	A	E	T	P	X	I	Y
U	D	X	B	K	V	E	T	M	T	V	T	E	U	L
D	O	R	N	R	S	T	B	E	J	E	L	J	M	N
N	B	E	O	M	M	J	T	H	J	R	A	W	O	P
I	D	N	Y	G	G	J	X	M	S	H	R	D	X	Q
U	S	T	I	D	E	N	T	I	T	A	E	T	R	L
I	O	W	B	X	S	N	T	C	S	L	E	E	K	I
X	L	I	S	E	E	C	K	H	K	T	T	O	O	X
Z	U	C	W	M	L	I	S	O	V	E	U	Z	M	L
K	K	K	I	A	L	M	G	Y	N	N	D	S	P	W
M	D	L	Q	U	S	O	A	N	G	S	T	X	E	N
U	H	U	V	B	C	B	C	Y	E	P	U	V	T	N
D	L	N	R	C	H	Y	A	L	H	R	F	M	E	Z
F	H	G	M	M	A	T	D	G	M	O	K	R	N	I
L	U	S	M	T	F	G	E	R	G	B	J	Z	Z	Q
H	E	A	A	E	T	P	P	A	N	L	X	T	W	Y
E	H	U	A	R	Y	G	R	I	Z	E	T	F	D	A
F	M	F	P	K	N	A	E	O	K	M	H	T	T	A
Q	F	G	N	R	I	F	S	B	P	A	I	S	S	A
D	H	A	S	A	U	D	S	Y	N	T	F	N	F	F
A	I	B	X	N	Q	O	I	H	F	S	H	H	F	H
E	L	E	A	K	Z	R	O	B	N	E	K	L	R	B
W	F	M	J	U	G	E	N	D	L	I	C	H	E	F
I	E	L	H	N	F	Y	N	H	B	L	O	Q	V	H
L	□	N	K	G	E	W	A	L	T	V	H	L	Z	J

Hinweis: Umrande die Wörter, die du gefunden hast oder markiere die Wörter mit verschiedenen Farben!

Diese Wörter sind versteckt:

HILFE DROGENKONSUM KOMPETENZ DEPRESSION

PUBERTAET ENTWICKLUNGSAUFGABE JUGENDLICHE

ANGST IDENTITAET VERHALTENSPROBLEM

ERKRANKUNG GESELLSCHAFT GEWALT

9 Überlege selbst: Gibt es gerade eine Entwicklungsaufgaben, deren Lösung dir Probleme bereitet? Wenn ja, welche Entwicklungsaufgabe ist das? Wie sehen diese Probleme konkret aus? Was bräuchtest du, um besser mit diesen Problemen umgehen zu können?

Anna hat jetzt alle Informationen zur Persönlichkeitsentwicklung im Jugendalter erhalten.

(10) Entscheidet im Team, welche Inhalte und Gestaltungsmöglichkeiten für den Flyer geeignet sind.

Hinweis:

Hier findest du zwei mögliche Beispiele.

Entwickle eigene Ideen.

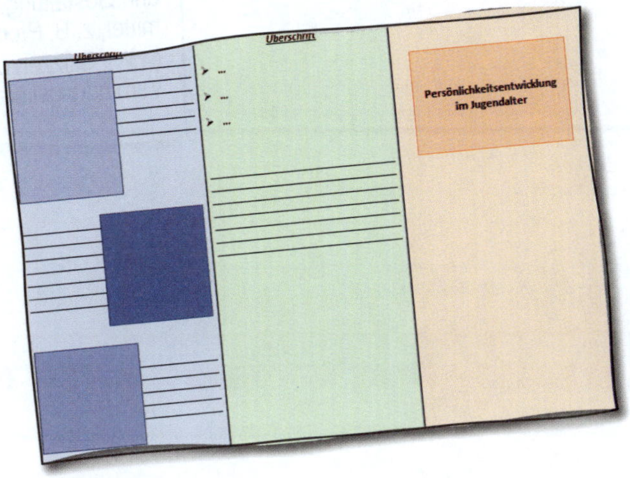

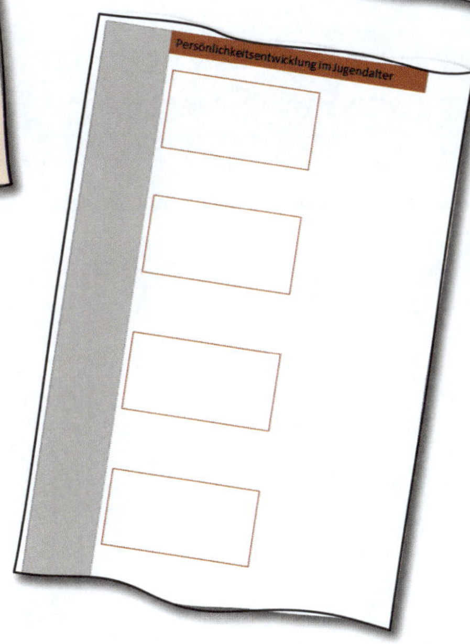

Erstellt nun im Team euren Flyer zur Persönlichkeitsentwicklung im Jugendalter.

11 Fügt euer Ergebnis unten ein.

Gestaltet den Flyer anschaulich und übersichtlich. Verwendet verschiedene Farben und Gestaltungsmittel, z. B. Pfeile (→), Skizzen oder Verbindungslinien.

Ihr habt eure Aufgabe erledigt und Anna bei der Erstellung des Flyers gut unterstützt.

(12) Vergleicht eure Flyer und gebt euch gegenseitig ein Feedback. Kreuze zutreffende Punkte an.

Feedback für Gruppe_____________________________

von Team _________________

- Überschriften vorhanden
- anschaulich gestaltet
- Inhalt vollständig
- Farben/ Bilder verwendet

Hinweis:
Formuliert die Verbesserungsvorschläge für eure Mitschüler immer wertschätzend und respektvoll!

Folgende Änderungen haben wir nach der Rückmeldung an unserem Flyer vorgenommen:

-
-
-
-

Anna kann jetzt die unterschiedlichen Entwicklungen im Jugendalter besser verstehen und bedankt sich für eure Unterstützung.

13 Denke noch einmal über die Bearbeitung der Lernaufgabe nach. Welche vier Erkenntnisse packst du dir in deinen Koffer und nimmst sie mit?

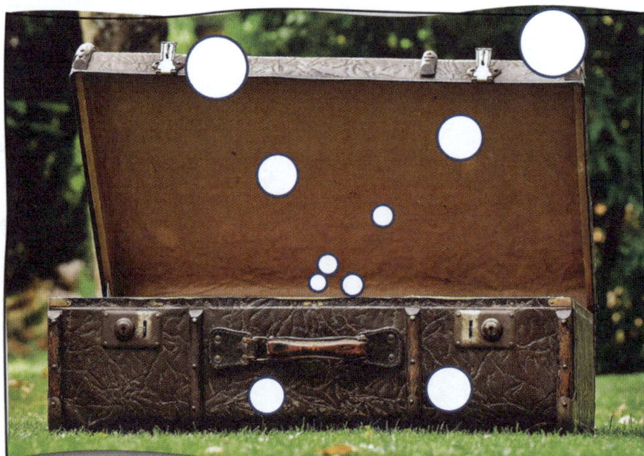

© Alexas_Fotosa – pixabay.com

In deinen Koffer passen auch mehrere Dinge, die du mitnehmen kannst.

14 Alles erledigt? Prima! Dann lass dir die Tabelle von deinem Lehrer unterschreiben.

Handlungsprodukte	erledigt am	Unterschrift
Notizzettel		
Lückentext		
Bilder zuordnen		
Suchsel		
Flyer		
Feedback Flyer		
Reflexion Koffer		

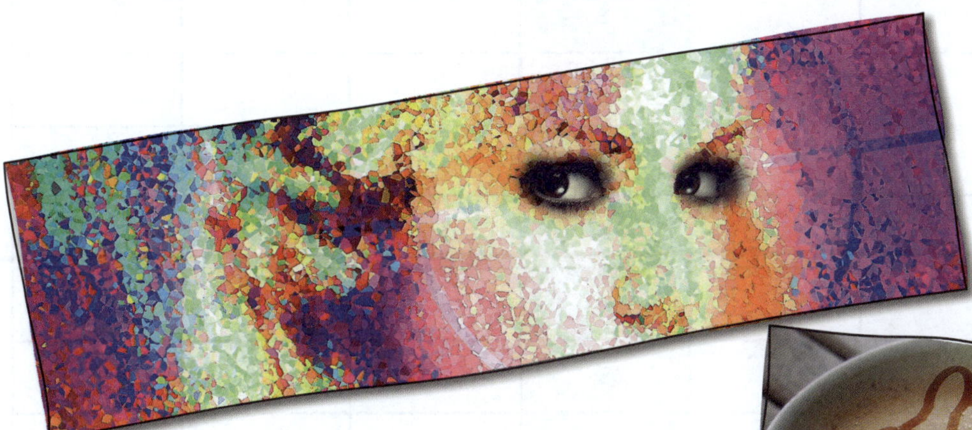

© geralt – pixabay.com

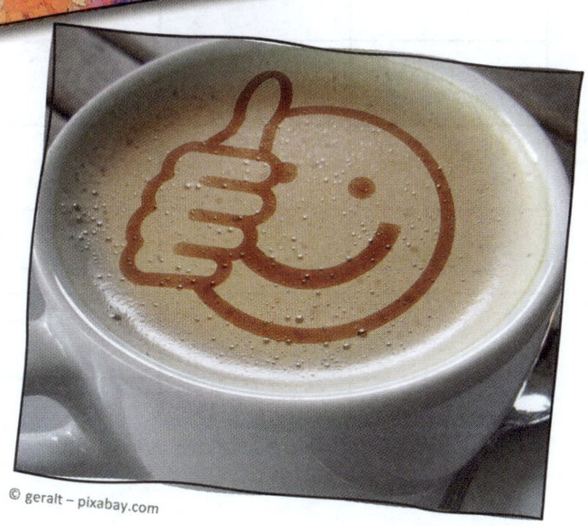

© geralt – pixabay.com

Erstelle deine eigene Lebenskurve und trage die Ereignisse ein, die du bisher erlebt hast.
Schätze dabei ein, ob diese Ereignisse positiv oder negativ für dich sind/waren.

Lebenskurve eines Jugendlichen

			Lebensjahre			
			18			
			17			
			16			
			15			
			14			
			13			
			12			
			11			
			10			
			9			
			8			
			7			
			6			
			5			
			4			
			3			
			2			
			1			
			0			
+3	+2	+1		-1	-2	-3
sehr positiv bewertet			Normalbefinden			sehr negativ bewertet

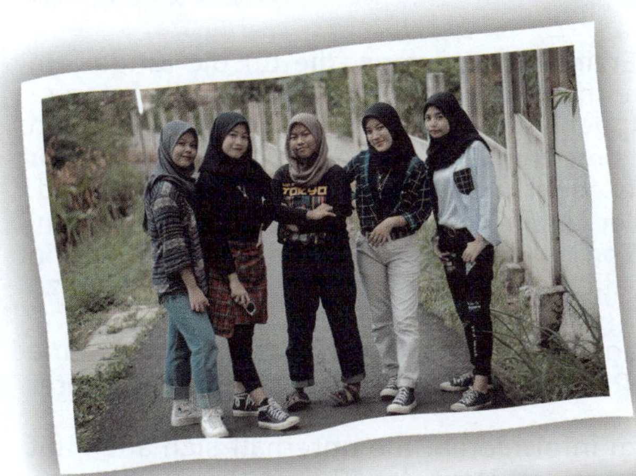

© ChanFactory– pixabay.com

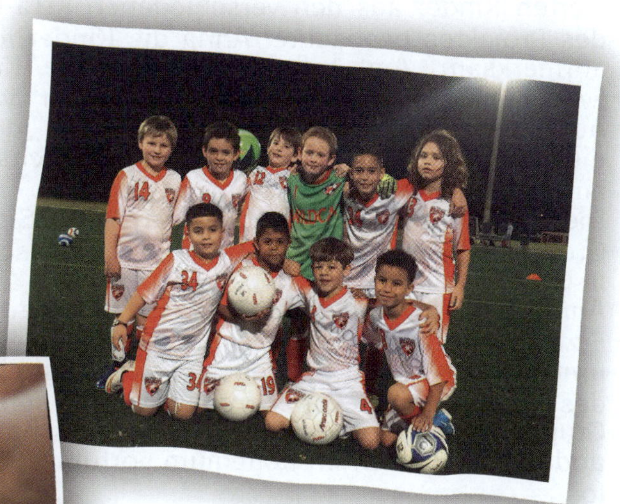

© tom4328 – pixabay.com

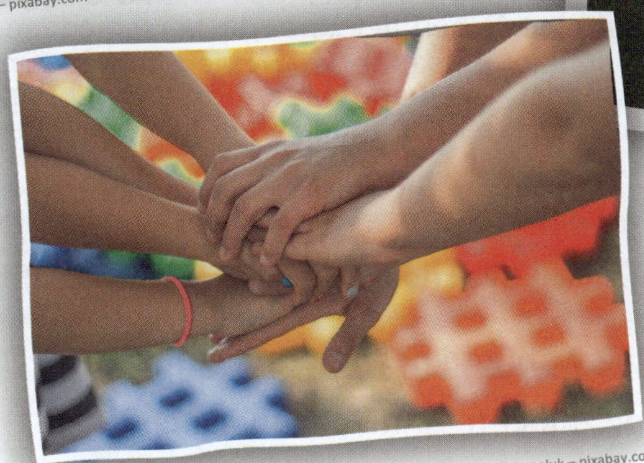

© jamoluk – pixabay.com

Lernfeld 7: Unterstützung und Förderung der Entwicklung

Lernaufgabe 7.2: Gruppe – einer für alle, alle für einen!

Ich kann ...

- die Merkmale einer Gruppe beschreiben.
- die Vor- und Nachteile von Gruppen nennen.
- die Arten von Gruppen beschreiben.
- die verschiedenen Prozesse, die eine Gruppe durchläuft, beschreiben.
- die verschiedenen Rollen innerhalb einer Gruppe beschreiben.
- angeben, was bei der Arbeit mit Gruppen wichtig ist.
- die Inhalte der Lernaufgabe auf meine eigenen Gruppen übertragen.
- ein Rollenspiel entwickeln und darstellen.
- in einem Text falsche Informationen erkennen und diese korrigieren.

Zeitumfang:
7 Unterrichtsstunden

Anna begleitet in der KiTa „Sonnenschein“ die Erzieherin Susanne, die für die Kinder ein neues Projekt zum Thema „Die Polizei – mein Freund und Helfer“ durchführt. Alle interessierten Kinder aus den verschiedenen KiTa-Gruppen dürfen daran teilnehmen. Während des Projektes beobachtet Anna die Kinder, die sich zum Teil vorher nicht kannten, sehr aufmerksam. Am Anfang waren einige Kinder sehr schüchtern und zurückhaltend, zwischendurch hatten sie auch immer wieder kleinere Meinungsverschiedenheiten. Außerdem gab es Kinder, die irgendwann „den Ton“ angaben sowie Kinder, die schwer in die Gruppe gefunden haben. Dennoch wuchsen alle Teilnehmer am Ende des Projektes zu einer kleinen Gruppe zusammen.
Diese Beobachtungen beschäftigen Anna. Sie fragt sich zum Beispiel, was überhaupt eine Gruppe ist, wie sie entsteht und ob es typische Rollen, wie beispielsweise einen Anführer in Gruppen gibt.
Anna beschließt, sich über das Thema genauer zu informieren. Sie unterhält sich auch mit Erzieherin Susanne darüber, die Annas Idee unterstützt. Weil das Thema Gruppe aber so umfangreich ist, rät Susanne ihr, zunächst einen Überblick über die verschiedenen Inhalte des Themas zu bekommen. Außerdem schlägt Susanne vor, einen Inhalt zum Thema Gruppe, den Anna besonders interessant findet, in einem kurzen Rollenspiel darzustellen und dieses danach im Kollegium vorführen. Diese Idee findet Anna klasse und legt direkt los.

1 ? Beantworte anhand der oben beschriebenen Situation die nachfolgenden Leitfragen.

1. Welche Beobachtungen macht Anna während des Bildungsangebots?
2. Welche Fragen zum Thema „Gruppe“ möchte Anna beantworten?
3. Was möchte Anna am Ende ihrer Recherchen darstellen?

2 ? Überlege einmal für dich:

Was ist für dich eine Gruppe? Und welche Gruppen kennst du? Notiere dies.

Notizen:
-
-
-
-
-
-
-

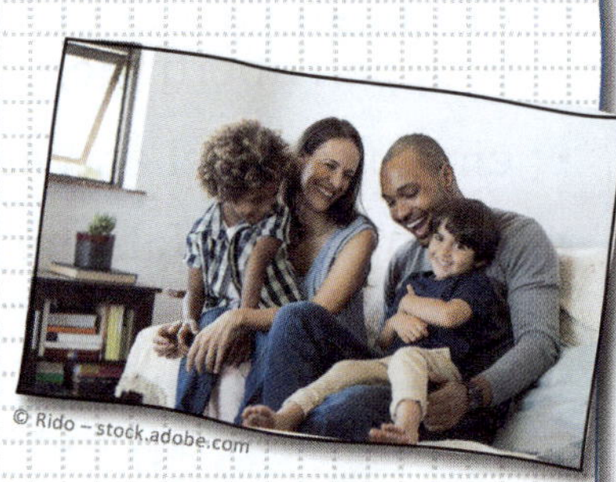
© Rido – stock.adobe.com

Anna findet das Thema „Gruppe" sehr interessant und möchte mehr dazu erfahren. Sie möchte zuerst wissen, was überhaupt eine Gruppe ist. Dafür googelt sie im Internet und findet den folgenden Text über die Merkmale einer Gruppe.

3 Lies dir den nachfolgenden Text aufmerksam durch. Notiere danach die Merkmale einer Gruppe in der Tabelle und beschreibe jedes Merkmal in deinen eigenen Worten.

Jeder Mensch ist in seinem Leben Mitglied in unterschiedlichen Gruppen. So gehören wir zum Beispiel einer Familie an oder sind Mitglied in einem Musik- oder Sportverein. Dabei gibt es verschiedene Merkmale, die eine Gruppe kennzeichnen.

1. **Anzahl**: Man spricht von einer Gruppe, wenn sie mindestens aus drei Personen besteht.
2. **gemeinsame Interaktion**: Alle Gruppenmitglieder sprechen miteinander, reagieren aufeinander und beeinflussen sich gegenseitig.
3. **gemeinsame Interessen oder Ziele**: Die Gruppenmitglieder besitzen ein gemeinsames Interesse (z. B. Musik hören) oder verfolgen ein gemeinsames Ziel (z. B. eine Fußballmeisterschaft gewinnen).
4. **Wir-Gefühl**: Die Gruppe sieht sich als eine Einheit, die zusammengehört. Sie grenzt sich von anderen Personen oder Gruppen ab. Dadurch entsteht ein Wir-Gefühl. Beispielsweise tragen Mitglieder eines Sportvereins die gleichen Trikots.
5. **Organisation/Struktur**: Jede Gruppe hat eine bestimmte Struktur. Das bedeutet, dass die verschiedenen Mitglieder unterschiedliche Rollen innerhalb ihrer Gruppe einnehmen. Diese Rolle ist davon abhängig, welche Fähigkeiten und Eigenheiten jedes Gruppenmitglied mitbringt. Viele Gruppen haben z. B. einen „Anführer" und einen „Clown".
6. **zeitliche Stabilität**: Es vergeht einige Zeit, bis aus den verschiedenen Mitgliedern auch tatsächlich eine richtige Gruppe wird. Wenn z. B. mehrere Menschen zusammen mit dem Bus zur Arbeit fahren, dann kann man noch nicht von einer Gruppe sprechen.

Merkmale einer Gruppe	Beschreibung

4 Überlege nun selbst: Bei welchen Gruppen bist du Mitglied? Notiere diese Gruppen.
Suche dir dann eine Gruppe heraus und beschreibe, welche Merkmale deine Gruppe wie erfüllt.

Notizen:
-
-
-
-

Anna kennt nun die Merkmale einer Gruppe. Allerdings stellt sie sich die Frage, welche Vor- und Nachteile es haben kann, einer Gruppe anzugehören.
Anna beschließt, dieser Frage auf den Grund zu gehen und ihren besten Freund Amal zu fragen, der Fußballtrainer einer Jugendmannschaft ist und sich mit Gruppen auskennt.

(5) Scanne nachfolgenden QR-Code ein. Dort findest du den Chat zwischen Anna und Amal zum Thema Vor- und Nachteile von Gruppen. Lies dir das Gespräch von den beiden aufmerksam durch.

Tipp: Bearbeite nachfolgenden Learning-Snack. Du kannst den QR-Code immer wieder scannen und den Chat erneut lesen, um dir Notizen zu machen.

SCAN ME

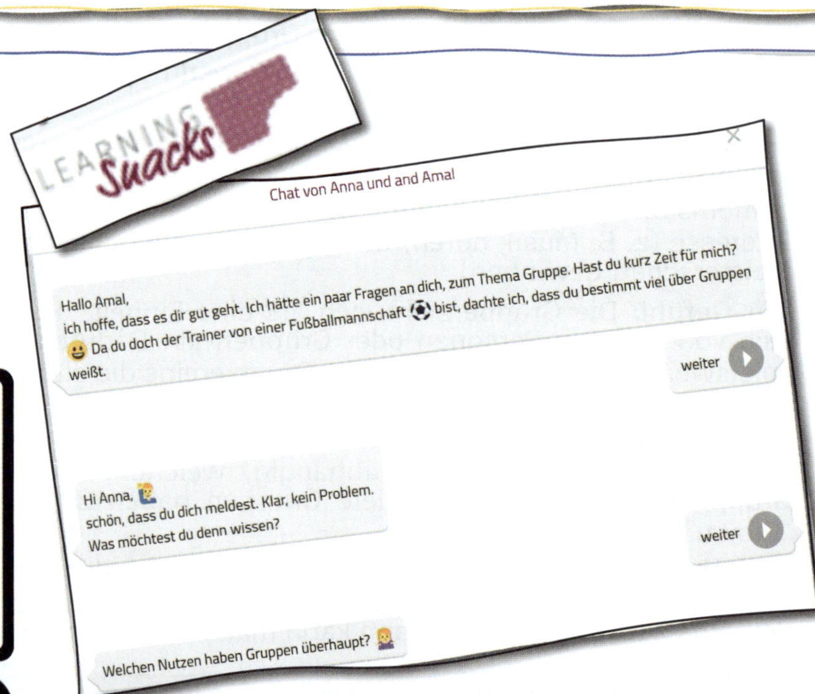
LEARNING Snacks
Chat von Anna und and Amal
Hallo Amal,
ich hoffe, dass es dir gut geht. Ich hätte ein paar Fragen an dich, zum Thema Gruppe. Hast du kurz Zeit für mich? Da du doch der Trainer von einer Fußballmannschaft bist, dachte ich, dass du bestimmt viel über Gruppen weißt.
weiter
Hi Anna,
schön, dass du dich meldest. Klar, kein Problem.
Was möchtest du denn wissen?
weiter
Welchen Nutzen haben Gruppen überhaupt?

https://www.learningsnacks.de/share/206654/0a2fda8f0f7b0c3316f80a8613d045e37564b4c7

Anna fand den Austausch mit ihrem Freund Amal sehr interessant. Sie möchte die wesentlichen Informationen aus dem Chat nun noch einmal für sich zusammenfassen.

(6) Notiere die Vorteile einer Gruppe in der grünen und die Nachteile einer Gruppe in der roten Gedankenwolke. Wenn du weitere Vor- und Nachteile einer Gruppe aus eigener Erfahrung kennst, trage sie auch hier ein.

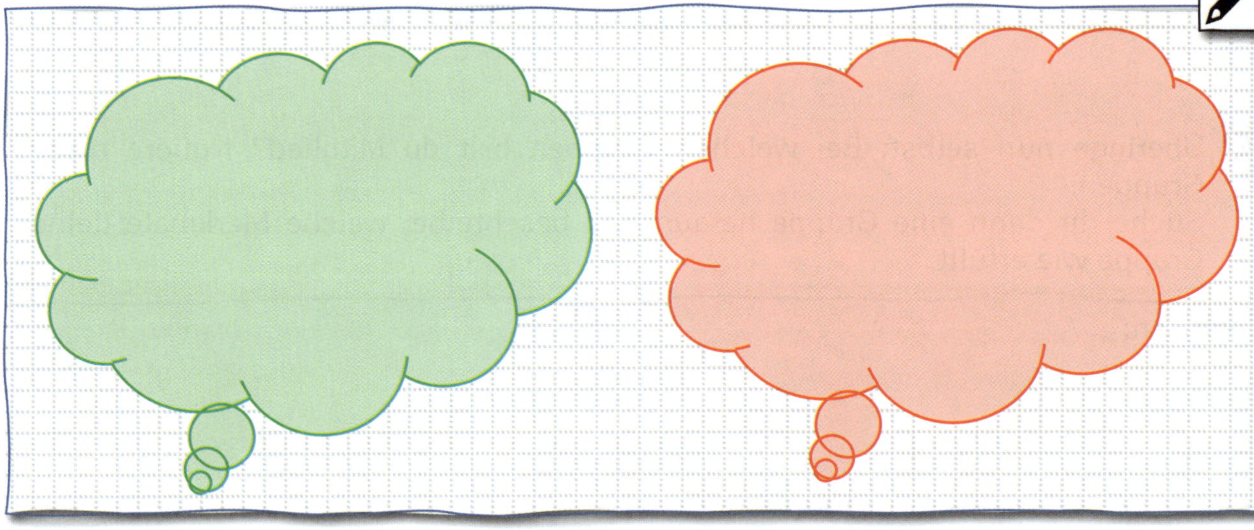

Am Ende des Austausches mit Amal hat dieser noch etwas von verschiedenen Arten von Gruppen, den sogenannten Primär- und Sekundärgruppen erwähnt. Anna möchte sich dazu noch genauer informieren. Sie findet folgende Informationen in ihrem Schulbuch.

7 Lies dir den nachfolgenden Text aufmerksam durch und markiere die wichtigsten Unterschiede zwischen Primär- und Sekundärgruppen.

Primärgruppen

Die ersten Gruppen, denen der Mensch angehört sind die Primärgruppen. Diese existieren oft ein Leben lang. Die erste Primärgruppe ist zumeist die eigene Familie. In der Primärgruppe kann das Kind seine Persönlichkeit und seine sozialen Fähigkeiten ausbilden und Verhaltensweisen erlernen. Zwischen den Gruppenmitgliedern herrscht im Idealfall eine von Vertrauen geprägte Beziehung mit häufigem Kontakt der Mitglieder (face to face). Die Mitglieder sind emotional stark miteinander verbunden.

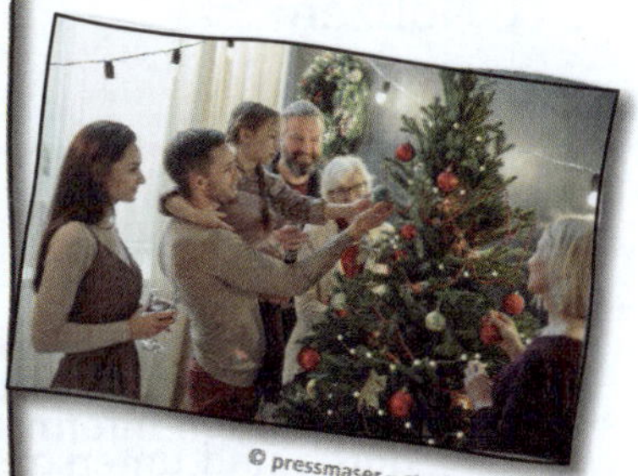

© pressmaser – stock.adobe.com

Sekundärgruppen

Später im Leben treten Menschen Sekundärgruppen bei. Auch hier werden soziale Fähigkeiten weiterentwickelt. Typische Sekundärgruppen sind KiTa-Gruppen oder Schulklassen. Der Kontakt der Mitglieder ist häufig weniger stark ausgeprägt.

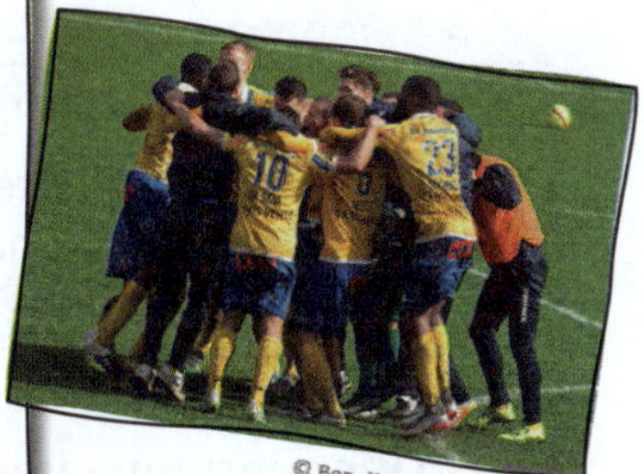

© Ben_Kerckx – pixabay.com

8 Schau dir noch einmal die Notizen zu den Gruppen an, denen du angehörst (Seite 159).

Ordne deine Gruppen entsprechend nach Primär- und Sekundärgruppen ein.

Begründe deine Zuordnung.

Primärgruppe:	Sekundärgruppe:

Anna denkt weiter über das Thema nach. Sie erinnert sich, dass die Kinder während des Bildungsangebots zunächst sehr schüchtern waren, dann auch mal miteinander gestritten haben und zum Schluss aber doch eine Gruppe geworden sind.
Das bringt sie auf die Idee, dass die Mitglieder einer Gruppe anscheinend verschiedene Phasen durchlaufen, bis sie irgendwann zu einer richtigen Gruppe zusammengefunden haben.

9 Wie war das denn bei dir und deinen Gruppen? Gab es hier verschiedene Phasen, die ihr durchlebt habt, bevor ihr eine Gruppe geworden seid? Wie würdest du diese Phasen beschreiben? Notiere deine Gedanken in Stichworten!

Hier kannst du deine Schulklasse auswählen. Überlege, wie du und deine Mitschülerinnen und Mitschüler zu einer Klassengruppe zusammengefunden habt.

Notizen:

-

-

-

10 Lies dir den Informationstext zu den verschiedenen Phasen der Gruppenentwicklung aufmerksam durch und unterstreiche dir die wichtigsten Informationen. Bearbeite anschließend die Learning-App. Diese findest du hinter dem QR-Code.

Damit Anna immer einen schnellen Überblick über die verschiedenen Phasen hat, möchte Sie gerne die einzelnen Phasen in einem Ablaufdiagramm darstellen. Hilf ihr dabei! Nutze dazu ein separates Blatt und hefte es in deinen Ordner.

Wie entsteht aus fremden Personen eine Gruppe? Phasen nach Bernstein und Lowy (1975)

1. Phase: Fremdheitsphase

In der Fremdheitsphase lernen sich die Mitglieder kennen. Man kann den Anderen noch nicht einschätzen. Deshalb findet hier ein langsames Abtasten und Kennenlernen statt. Man weiß noch nicht, ob man die anderen Mitglieder mag und wie man in der Gruppe zurechtkommt. Erste Kontakte werden hier zwischen den Kindern geknüpft.

2. Orientierungs- und Machtkampf

Hier werden Regeln und Rollen der Gruppe festgelegt. Oft wird durch Machtkämpfe und Konflikte bestimmt, wer welche Rolle in einer Gruppe hat (= Rollenfindung). Hier wird geregelt, wer Anführer der Gruppe ist, wer bei welchen Spielen mitspielen darf und auch wer in der Gruppe eine Außenseiterrolle einnimmt.

3. Vertrautheitsphase

Die Mitglieder sind nun miteinander vertraut. Ein Wir-Gefühl entsteht. Jeder hat seinen Platz in der Gruppe gefunden. Die Regeln und Rollen sind zumeist allen klar und die Mitglieder fühlen sich wohl. Nun können gemeinsame Aktivitäten gut durch geführt werden.

4. Phase der Differenzierung (= Unterschiedlichkeit)

Die Gruppenmitglieder akzeptieren sich gegenseitig. Die Rollen können nun auch getauscht werden.

5. Phase des Abschlusses und Auflösung der Gruppe

Die Gruppe wird aufgelöst. Die Mitglieder nehmen Abschied voneinander. Beispielsweise, wenn die Kindergartenzeit zu Ende ist. Die Kinder fragen sich, was mache ich nun, was kommt jetzt?

1010
1010

https://learningapps.org/display?v=pbr2kmqin21

Einfach scannen und los geht's zur Learning App!

Viel Spaß!

Bei der Recherche zu dem Thema Gruppe ist Anna nun häufiger über ein bestimmtes Wort gestolpert: die **Rolle**, die Menschen in einer Gruppe einnehmen.

11 Lies dir zunächst den nachfolgenden Informationstext zu den Rollen in der sozialen Gruppe durch und markiere die wichtigsten Punkte farbig.

Scanne danach den abgebildeten QR-Code und schau dir das Video zu den Rollen in einer Gruppe an.

Trage nun die Beschreibungen jeder Rolle in die Tabelle ein. Notiere auch, welche Rollen du in den Gruppen, die du auf S. 159 genannt hast, einnimmst bzw. eingenommen hast.

Die Gestaltung einer Rolle innerhalb einer Gruppe wird durch zwei wichtige Bestandteile bestimmt.

Das sind zum einen die **Persönlichkeitsmerkmale und individuellen Fähigkeiten** der Person, die eine Rolle in einer Gruppe übernimmt. Die Gruppenmitglieder unterscheiden sich zum Beispiel in Alter, sozialem Status oder Hautfarbe. Außerdem hat jedes Mitglied seine ganz eigenen Interessen, Fähigkeiten und Bedürfnisse.

Zum anderen ist es so, dass jeder Mensch sich immer wieder auf eine ganz bestimmte Art und Weise verhält. Das führt dazu, dass die anderen Gruppenmitglieder nach einer gewissen Zeit auch genau dieses Verhalten von der Person erwarten. Das kann dann zur Übernahme einer Rolle in der Gruppe führen. Somit besteht eine Rolle aus der Erwartungshaltung an das Verhalten einer bestimmten Person in der Gruppe.

Hinweis:

Mach dir auf einem separaten Blatt stichworthaft Notizen, während du dir das Video anschaust.

Fasse danach deine Notizen in der Tabelle zusammen.

https://www.youtube.com/watch?v=aIufZzz48_k

Rolle	Beschreibung	meine Rolle(n) in Gruppe ______________________________
(An-)Führer		
Mitläufer		
Sündenbock		
Außenseiter		
Clown		

Anna hat nun schon viel über Gruppen gelernt. Allerdings fragt sie sich, was die pädagogischen Fachkräfte tun können, um gut mit Gruppen arbeiten zu können. Sie überlegt, wie eine Fachkraft die Kinder darin unterstützen kann, eine Gruppe zu werden, in der sich jeder wohlfühlt und alle erfolgreich zusammen arbeiten können.

Anna spricht Susanne darauf an. Diese erzählt ihr, dass die Erzieher bei der Arbeit mit Gruppen sogenannte pädagogische Grundprinzipien beachten müssen. Susanne erklärt ihr einige davon ganz kurz:

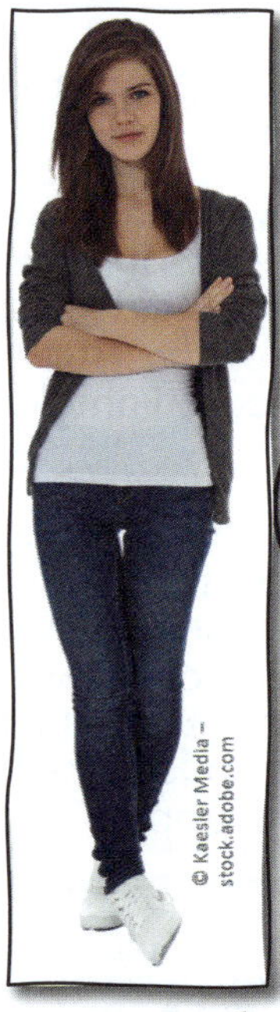

Beim Arbeiten mit Gruppen ist Folgendes sehr wichtig:

Individualisierung: Die Fachkraft sollte bei ihrer Arbeit sowohl die Bedürfnisse der Gruppe und auch die der einzelnen Kinder berücksichtigen.

Mit den Stärken arbeiten: Die positiven Verhaltensweisen der Kinder sollen unterstützt werden, z. B. durch Loben.

Starkes Team: Zusammenarbeit im Team ist wichtig, es sollte keine Einzelkämpfer geben.

Mit dem Tempo der Gruppe arbeiten: Alle Kinder sollen an Planungen und Entscheidungen beteiligt werden **(Partizipation)** und dürfen nicht überfordert werden.

Keine Außenseiter: Jedes Mitglied ist in der Gruppe willkommen und wird mit seinen Fähigkeiten wertgeschätzt und **nicht** ausgegrenzt!

Anfangen, wo die Gruppe steht: Die Fachkraft muss sich auf die Fähigkeiten und das Leistungsniveau der Gruppe einstellen.

Gruppenbildung: Die Fachkraft kann die Kinder in der Fremdheitsphase bei der Kontaktaufnahme z. B. durch Kennenlernspiele unterstützen sowie in der Machtkampfphase helfen, Konflikte zu lösen.

12 Jetzt bist du wieder dran: Fasse in Stichworten zusammen, worauf eine pädagogische Fachkraft bei der Arbeit mit Gruppen achten sollte.

Hier kannst du deine Erfahrungen aus Gruppenarbeiten in der Schule nutzen!

Notizen:

-
-
-
-

Was ist noch wichtig bei der Arbeit in und mit Gruppen? Bitte hier notieren:

-
-

Anna hat nun einen Überblick über die verschiedenen Inhalte zum Thema Gruppe. Anna fand die „Rollen in einer Gruppe“ und die „Phasen der Gruppenbildung“ sehr interessant. Sie möchte das Rollenspiel nun zu einem der beiden Themen entwickeln. Dafür braucht sie Unterstützung von ihren Kolleginnen und Kollegen. Zusammen entscheiden sie sich für eins der beiden Themen.

13 Hilf Anna jetzt dabei, das Rollenspiel zu entwickeln.

Arbeitet in Gruppen zusammen und entscheidet euch zunächst für eins der beiden oben genannten Themen.

Verratet nicht, welches Thema ihr auswählt, denn das sollen eure Mitschüler am Ende eures Rollenspiels selbst erkennen können!

Macht euch zunächst Notizen zum genaueren Ablauf eures Rollenspiels, so dass ihr später bei der Durchführung nichts Wichtiges vergesst! Die folgende Liste gibt euch eine Hilfestellung bei der Entwicklung eures Rollenspiels.

Achtet besonders darauf, dass ihr euer Rollenspiel gut ausarbeitet, damit eure Mitschüler die Rollen oder Phasen, die ihr darstellt, auch erkennen können.

Ihr könnt Situationen, die ihr selbst schon einmal erlebt, beobachtet oder im TV gesehen habt, in eurem Rollenspiel darstellen.

Unser Thema des Rollenspiels: ________________________________		
Fragen	unsere Notizen	dabei brauchen wir Hilfe ...
Welches Fachwissen aus der Lernaufgabe brauchen wir zu dem ausgewählten Thema?		
In welcher Situation spielt unser Rollenspiel?		
Was soll in unserem Rollenspiel konkret passieren?		
Wer übernimmt welche Aufgaben: Wer stellt was dar? Wer sagt was und wann?		
Weitere Fragen:		

Anna hat mit ihren Kollegen jetzt alle Entscheidungen getroffen und kann mit der Einübung des Rollenspiels beginnen.

(14) Übt nun gemeinsam in eurer Gruppe das Rollenspiel ein.

Für die Darstellung vor der Klasse habt ihr maximal zwei Minuten Zeit.

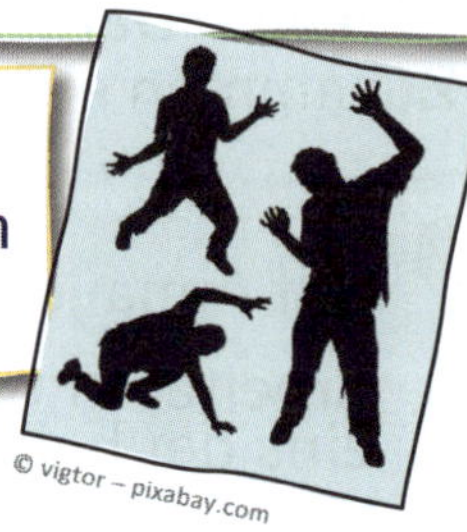

© vigtor – pixabay.com

Das Rollenspiel ist fertig!

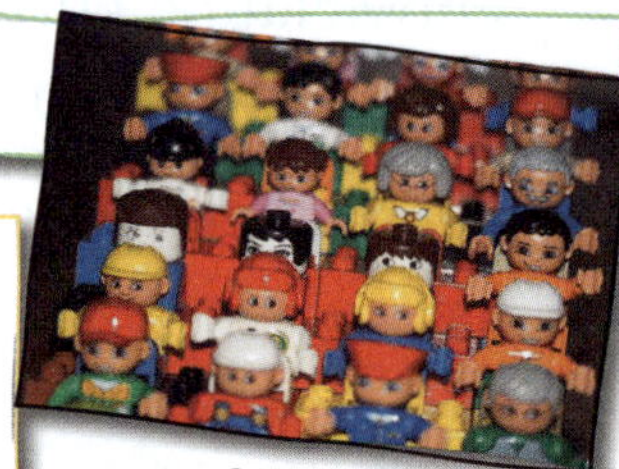

© Efraimstochter – pixabay.com

(15) Führt euer Rollenspiel jetzt vor eurer Klasse auf.

Fragt eure Mitschüler, welche Inhalte ihr in eurem Rollenspiel dargestellt habt.

Nehmt von euren Mitschülern abschließend konstruktive Rückmeldung an.

Bewertungskriterien	✓	?	✗
Die Inhalte des Rollenspiels sind verständlich dargestellt.			
Die Inhalte des Rollenspiels sind fachlich richtig dargestellt.			
Das Rollenspiel ist spannend/interessant gestaltet.			
Die Darsteller haben laut und deutlich gesprochen.			
Die Darsteller haben die Inhalte schauspielerisch gut umgesetzt.			
Sonstiges:			

Anna und ihre Kollegen haben das Rollenspiel durchgeführt. Susanne findet, dass es ein voller Erfolg war. Gemeinsam reflektieren sie das Rollenspiel.
Anna bedankt sich für dein Engagement und deine Unterstützung.

(16) Reflektiere nun deine Arbeit: Wie zufrieden bist du mit dem Ergebnis?

Trage in die Blätter der linken Blume die Punkte ein, mit denen du nicht zufrieden bist, in die Blätter der mittleren Blume die Punkte, die ganz in Ordnung waren.

Trage in die Blätter der rechten die Punkte ein, die du beim nächsten Mal anders machen möchtest, um zu „wachsen“.

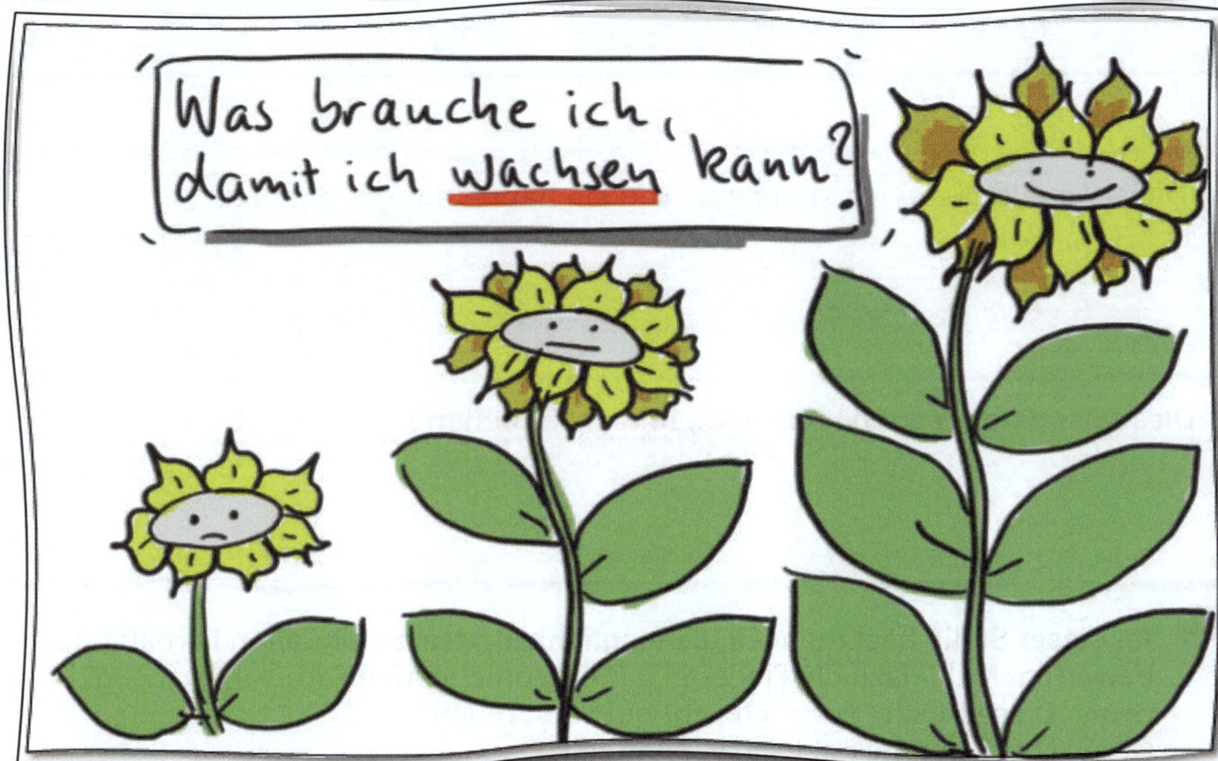

Abbildung selbst erstellt

Abschluss

Anna ist stolz und glücklich, denn alle Aufgaben sind erledigt.

(17) Überprüfe selbst noch einmal, ob du folgende Aufgaben bearbeitet hast.

Aufgaben:	erledigt am:	Unterschrift:
Zuordnungsaufgabe Fallbeispiele		
LearningSnack		
LearningApp		
Zusammenfassung Video zu Rollen in Gruppen		
Rollenspiel		

Zu diesem Thema habe ich selbst bereits folgende Erfahrungen gesammelt:

-
-
-

Das habe ich im Unterricht neu gelernt:

-
-
-

Diese Aspekte fand ich spannend und sie haben mir gut gefallen:

-
-

Diese Aspekte fand ich langweilig und sie haben mir nicht gefallen:

-
-

18 An dieser Stelle hast du noch die Möglichkeit, deinen aktuellen Lernstand zu bewerten. Male dazu die Finger in der entsprechenden Farbe an. Dabei gilt:
Grün: Diese Inhalte habe ich sehr gut verstanden.
Gelb: Diese Inhalte habe ich verstanden.
Rot: Diese Inhalte habe ich nicht verstanden.

Ich kann ...

... die Vor- und Nachteile von Gruppen nennen.

... die Arten von Gruppen beschreiben.

... die verschiedenen Prozesse, die eine Gruppe durchläuft, beschreiben.

... die Merkmale einer Gruppe beschreiben.

... die verschiedenen Rollen innerhalb einer Gruppe beschreiben.

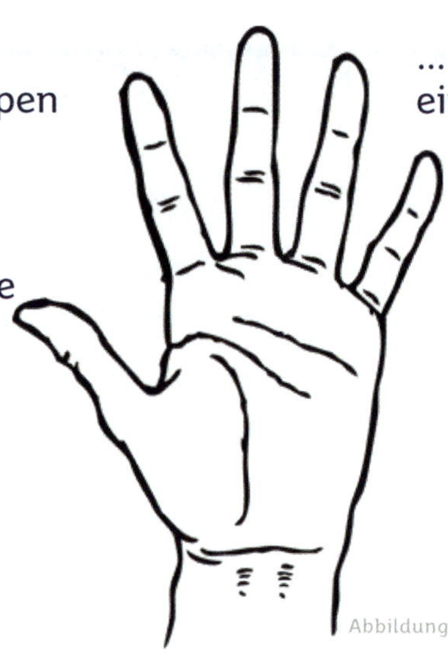
Abbildung selbst erstellt

Ordne nachfolgende Fallbeispiele den Merkmalen einer Gruppe richtig zu. Verbinde dafür ein blaues Kästchen (Merkmale) mit dem passenden roten Kästchen (Fallbeispiel), indem du Linien ziehst.
Finde danach für die sechs Gruppenmerkmale jeweils ein eigenes Beispiel.

Anzahl

gemeinsame Interessen/Ziele

zeitliche Stabilität

Struktur/Organisation

Wir-Gefühl

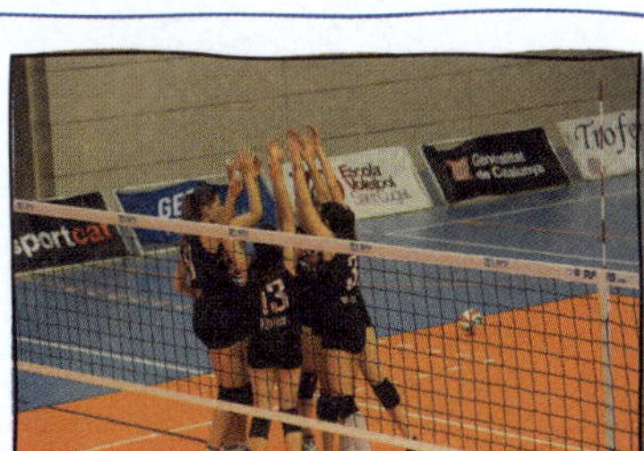

© martagalpe3 – pixabay.com

gemeinsame Interaktion

Manuel Neuer hat enorm schnelle Reaktionszeiten, deshalb steht er in der Deutschen Fußballnationalmannschaft im Tor. Serge Gnabry hingegen spielt als schneller und gefährlicher Torjäger im Sturm.

Anton, Maja und Nele besuchen zusammen mit anderen Klassenkameraden eine BFS-Klasse. Gemeinsam haben Sie das Ziel, den Abschluss zu schaffen.

Die Erzieherinnen der KiTa Sonnenschein planen ein Sommerfest. Um das Event reibungslos organisieren zu können, sprechen sich die Mitarbeiterinnen vorher untereinander genau ab, wer welche Aufgaben übernimmt.

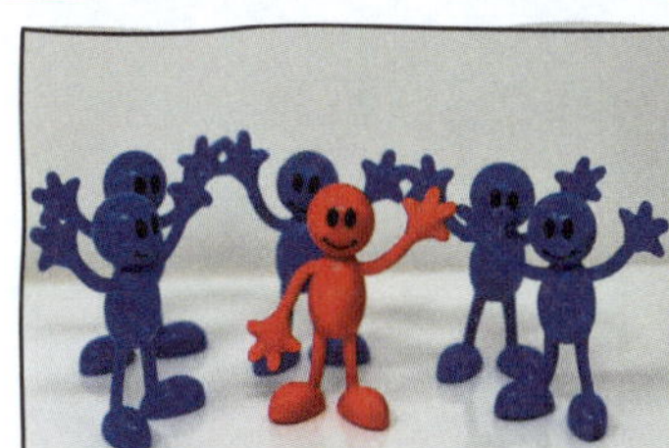

© Alexa_Fotos – pixabay.com

Bei einem Fußballspiel stehen pro Mannschaft 11 Spielerinnen auf dem Platz.

Die Klassengemeinschaft der BFS-HAB besteht aus Schülerinnen zwischen 16 und 24 Jahren. Die jungen Frauen treffen sich regelmäßig einmal in der Woche, um zusammen zu lernen.

Die Jugendlichen der Berufsfachschule vom BBZ St. Ingbert treten in einem Wissenswettbewerb gegen die Jugendlichen der Berufsfachschule vom TGS BBZ Saarlouis an. Um sich voneinander abzugrenzen, tragen alle Jugendlichen T-Shirts mit dem Logo ihrer Schule.

Damit Anna die verschiedenen Inhalte vom Thema Gruppe nicht vergisst und sich gut auf ihre Abschlussprüfung vorbeireiten kann, erstellt sie sich eine Zusammenfassung von den wichtigsten Themen.

Erstelle eine kreative Zusammenfassung von den wichtigsten Inhalten und Informationen, die du bisher zum Thema Gruppe kennengelernt hast.

Folgende Inhalte dabei nicht vergessen: Merkmale einer Gruppe, Vor- und Nachteile von Gruppen. Primär- und Sekundärgruppen, Gruppenphasen, Rollen in Gruppen sowie die Arbeit mit Gruppen und pädagogische Grundprinzipien.

Meine kreative Zusammenfassung zum Thema Gruppe

Anna ist der Meinung, dass sie alle Punkte zum Thema Gruppe verstanden hat und sich auch vieles merken konnte. Bei weiteren Recherchen im Internet findet sie dann aber einen Text, der sie verwirrt.

In nachfolgendem Text haben sich einige Fehler zum Thema Gruppe eingeschlichen. Hilf Anna dabei, die Fehler zu finden, indem du diese farblich markierst. Formuliere anschließend die fehlerhaften Sätze so um, dass sie wieder richtig sind.

Jeder Mensch ist in seinem Leben Mitglied in unterschiedlichen Gruppen. Wir gehören zum Beispiel einer Familie an oder sind Mitglied in einem Sportverein.

Es gibt vier verschiedene Merkmale, die eine Gruppe kennzeichnen. Ein wichtiges Merkmal ist die Anzahl, man spricht nämlich erst von einer Gruppe, wenn sie mindestens aus drei Personen besteht. Ein weiteres Merkmal ist die Struktur, hier geht es darum, dass alle Gruppenmitglieder miteinander sprechen, aufeinander reagieren und sich auch gegenseitig beeinflussen.

Für alle Menschen hat die Zugehörigkeit zu Gruppen viele Vorteile, manchmal aber auch Nachteile. Zu den Vorteilen gehören zum Beispiel der Gruppenzwang und das Mobbing. Nachteilig hingegen ist, dass sich die Menschen in Gruppen sicher, geschützt und geborgen fühlen oder soziale Verhaltensweisen erlernen.

Desweiteren unterscheidet man zwischen Primärgruppen und Sekundärgruppen. Primärgruppen sind Gruppen, denen ein Mensch erst später beitritt, wie z. B. Schulklassen. In diesen Gruppen ist der Kontakt sehr vertraut und emotional.

Sekundärgruppen hingegen sind Gruppen, denen der Mensch zeitlich zuerst angehört und die das Verhalten sehr stark mitprägen, wie z. B. die Familie. In diesen Gruppen ist der Kontakt deshalb eher lose und nicht so dauerhaft.

Möchte man wissen, wie sich eine Gruppe entwickelt, dann ist das Modell von Pawlow und Skinner sehr interessant, denn sie benennen fünf verschiedene Phasen. Beispielsweise in der ersten Phase geht es darum, dass sich die Gruppenmitglieder untereinander kennenlernen. In der zweiten Phase passiert es, dass sich alle Mitglieder der Gruppe vertrauen. Jeder hat hier seinen Platz gefunden. In der letzten Phase kommt es zu einem Machtkampf darüber, wer welche Rolle in der Gruppe einnimmt.

Zuletzt unterscheidet man innerhalb einer Gruppe verschiedene Rollen. Die Gestaltung einer Rolle wird durch zwei wichtige Faktoren bestimmt. Das sind einerseits die Persönlichkeitsmerkmale und individuellen Fähigkeiten der Person, die eine Rolle übernimmt; andererseits ist das die Art und Weise, auf die sich eine Person innerhalb einer Gruppe verhält und dadurch eine ganz bestimmte Erwartungshaltung auslöst. Zu den bekanntesten Rollen gehören der Anführer, der Mitläufer, der Sündenbock, der Außenseiter und der Clown. Während der Anführer sich gerne den Ideen der anderen Gruppenmitglieder anschließt, jeden Streit vermeidet und sich unterordnet, spricht der Clown häufig unangenehme Themen innerhalb der Gruppe an, wodurch häufig Streit entsteht. Der Außenseiter hingegen ist oft alleine und befindet sich am Rand der Gruppe, auch weil er bei den Ideen der anderen Gruppenmitglieder nicht mitmachen möchte.

?

Meine korrigierten Sätze:

1.

2.

3.

4.

5.

usw.

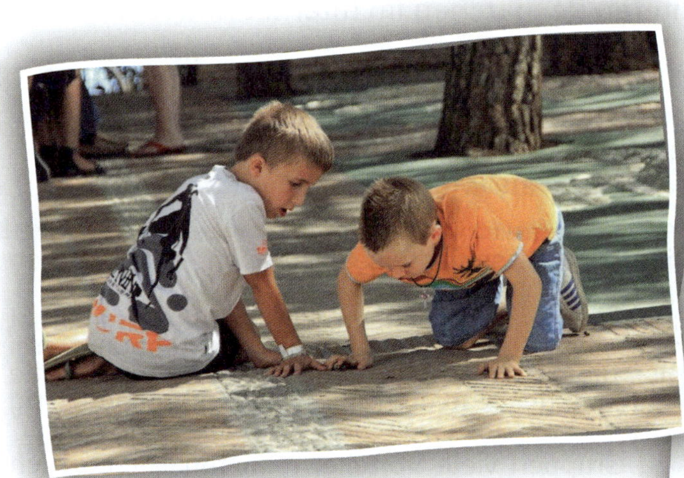

© pixabay.com

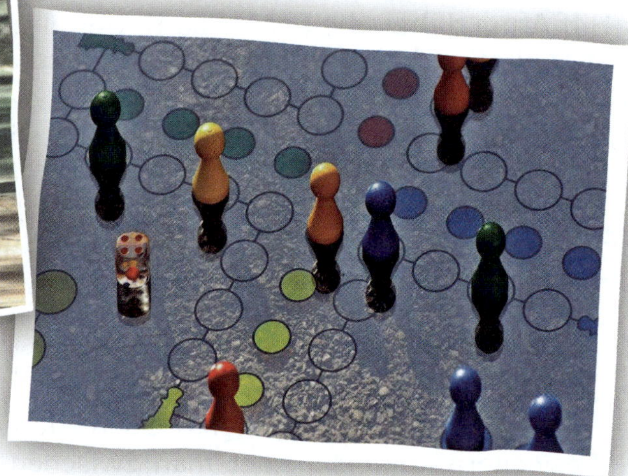

© pixabay.com

Lernfeld 7: Unterstützung und Förderung der Entwicklung

Lernaufgabe 7.3: Mensch ärgere Dich nicht!

Ich kann …

- die Bedeutung von Spielen für die Entwicklung von Kindern beschreiben.
- verschiedene Formen des Spiels den entsprechenden Entwicklungsaltern zuordnen.
- verschiedene Kooperationsformen beim Spielen beschreiben.
- das Freispiel als besondere Form des Spiels beschreiben.
- mein Lieblingsspiel den genannten Kategorien entsprechend einordnen.
- einen Steckbrief meines Lieblingsspiels erstellen.
- die Eignung von Spielen für die Praxis in der KiTa beurteilen.

<u>Zeitumfang:</u>
10 Unterrichtsstunden

Schlechte Stimmung in der KiTa. Eigentlich wollte Anna heute mit den Kindern auf den Spielplatz, doch es will einfach nicht aufhören zu regnen. Die Kinder sind schlecht gelaunt und langweilen sich. Anna fragt sich, was man so machen könnte. Irgendwelche Spiele zu spielen, scheint ihr zunächst einmal keine gute Idee zu sein, schließlich will sie die Kinder ja fördern. Als sie Fatma ihre Bedenken äußert, lacht diese:

„Aber natürlich sind Spiele für Kinder sinnvoll! Beim Spielen können Kinder unglaublich viel lernen. Außerdem macht es Spaß, und das ist an einem verregneten Tag wie heute doch das, was wir alle brauchen!“

Das findet Anna interessant und beginnt sich zu fragen, welche Arten von Spielen es gibt und wie Spiele die Entwicklung von Kindern fördern können. Sie beschließt eine Sammlung von Spielideen zu gestalten, auf die man an jederzeit zugreifen kann.

1 Lies dir den Text aufmerksam durch und beantworte folgende Fragen:

1. Welches Problem hat Anna?
2. Welche Meinung hat Fatma zum Spielen?
3. Welche Aufgabe hat sich Anna selbst ausgesucht?

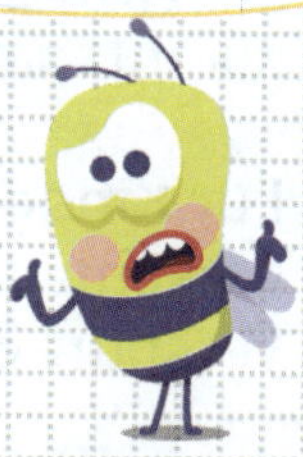

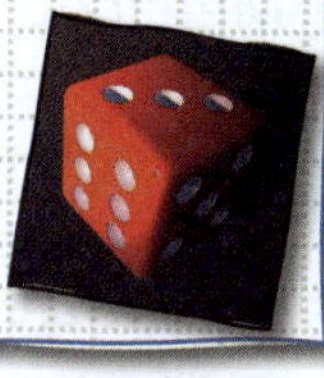

© Piro4D – pixabay.com

2 Welche Spiele hast du als Kind denn am liebsten gespielt? Notiere dir die Spiele in dem Feld unten. Du wirst es später brauchen!

Meine Lieblingsspiele als Kind ...

Anna fragt sich, auf welche Arten ein Spiel eigentlich die Entwicklung von Kindern fördern kann. Sie beginnt zu recherchieren.

3

1. Arbeite gemeinsam mit deinem Nachbarn heraus, welche Bedeutung das Spielen für Kinder hat. Notiert euch die Bedeutung in der Tabelle.
2. Ergänzt die Tabelle mit konkreten Beispielen zur Bedeutung des Spiels. Beschreibt dabei, wie die jeweilige Bedeutung bei euren Lieblingsspielen oder anderen euch bekannten Spielen umgesetzt wird.

Die Bedeutung des Spiels für Kinder

Kinder wollen spielen! Spielen ist für sie ein Grundbedürfnis und sehr wichtig für verschiedene Entwicklungsbereiche. Aber auch Erwachsene spielen gerne, um sich zu entspannen, als Zeitvertreib oder auch um geistig fit zu bleiben.

Für Kinder erfolgt im Spiel die **Auseinandersetzung mit der Umwelt.** Das Kind kann verschiedene Dinge ausprobieren, Grenzen erfahren und Neues lernen. Dabei verspürt es keinen Druck und kann neugierig neue Situationen kennenlernen.

Spielen wirkt sich aber auch auf die **Entwicklungsbereiche des Kindes** äußerst positiv aus. Spielen macht kreativ und trainiert Sinne und Denken oder auch Fein- und Grobmotorik.

Meistens spielen Kinder nicht alleine, sondern mit anderen. Hierbei entstehen **soziale Beziehungen.** Spielen fördert so Fähigkeiten wie z. B. sich in andere Menschen hineinzuversetzen, Regeln einzuhalten und auf Menschen zuzugehen.

Kinder **lernen** beim Spielen aktiv und ohne Zwang. Mit dem Älterwerden des Kindes verändern sich auch die Spiele. Die Spiele werden mit der Zeit komplizierter, verlangen mehr Ausdauer und haben immer klarere Regeln.

Bedeutung des Spiels	Beispiele

Anna hat herausgefunden, dass es scheinbar verschiedene Formen von Spielen gibt. Sie interessiert es aber vor allem, welche Spiele von Kindern in den verschiedenen Entwicklungsaltern gespielt werden.

4 Lies den Text aufmerksam durch und markiere dir in der Tabelle den Zeitraum, in dem Kinder die genannten Spielformen spielen.

Spielen verändert sich, bleibt aber spannend!

Kinder beginnen schon als Säuglinge zu spielen. Wie gespielt wird, ändert sich mit zunehmendem Alter. Man unterscheidet zwischen verschiedenen Spielformen:

1. Das Funktionsspiel

Funktionsspiele sind die erste Art von Spielen, die Kinder im Alter von ca. 10 Monaten erlernen. Kinder spielen sie aus Freude am Spiel und wiederholen dabei einfache Handlungen. Wahrnehmung, Bewegung sowie die Fähigkeiten des eigenen Körpers werden hier spielerisch verbessert. Diese Phase dauert bis zum Ende des achten Lebensjahres an.

2. Das Konstruktionsspiel

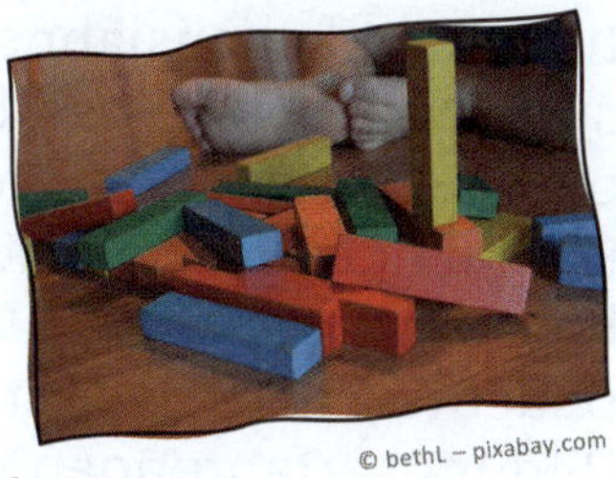
© bethL – pixabay.com

Im Alter von ca. 2,5 Jahren beginnen Kinder Dinge zu konstruieren. Das können zum Beispiel Türmchen aus Bauklötzen sein. Mit der Zeit werden diese Konstruktionen komplizierter. Statt eines Turmes baut das Kind dann eine ganze Burg. Es entwickelt hierbei eine Freude am Produkt. Konstruktionsspiele werden bis zum zehnten Lebensjahr gespielt.

3. Das Rollenspiel

Ab ca. 2,5 Jahren beginnen Kinder, Rollenspiele zu spielen. Das Rollenspiel ermöglicht Kindern, sich in andere Personen hineinzuversetzen und Ereignisse aus ihrem Leben zu verarbeiten. Hier können in „Als-ob-Situationen“ Erlebnisse gemacht werden, ohne dass dies in der Wirklichkeit Konsequenzen hat. Dadurch können Fähigkeiten für die reale Welt erworben werden. Hierbei sind der Phantasie keine Grenzen gesetzt: Alltagsgegenstände und Spielzeug werden lebendig, Personen können ganz andere Rollen einnehmen, Handlungen (z. B. der Eltern) können nachgeahmt werden. Rollenspiele werden bis ins Erwachsenenalter gespielt (z. B. bei Teamschulungen).

4. Das Regelspiel

Das Regelspiel findet in der Gruppe statt. Kinder beginnen mit diesem Spiel ab etwa 3 Jahren. Hier werden verschiedene Bereiche wie Beobachtung, Urteilsvermögen, aber auch das soziale Miteinander gelernt. Kleine Kinder können zunächst nicht gut verlieren, das ändert sich zumeist wenn sie älter werden. Auch werden die Regeln mit dem Alter komplizierter. Kinder lernen so, Regeln nachzuahmen und einzuhalten und dass es notwendig ist, sich nach gemeinsamen Regeln zu richten. Regelspiele werden auch bei Erwachsenen gespielt, z. B. bei Brettspielen.

Funktionsspiel													
Konstruktionsspiel													
Rollenspiel													
Regelspiel													
Alter	0	1	2	3	4	5	6	7	8	9	10	11	12

Anna hätte nicht gedacht, dass es so viele unterschiedliche Formen zu spielen gibt. Jetzt möchte sie aber auch wissen, wie sie diese Spiele in der KiTa pädagogisch sinnvoll anbieten kann.

5

1. Lies dir die Texte zu den Kooperationsformen beim Spielen und dem Freispiel aufmerksam durch. Schau dir dazu auch das Video hinter dem QR-Code an.
2. Setz dich mit deinem Banknachbarn zusammen und verbinde die genannten Begriffe auf der Folgeseite sinnvoll.

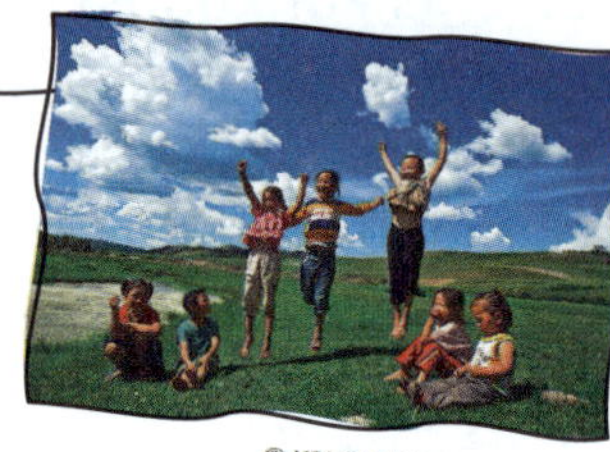

© USAGI-POST – pixabay.com

Kooperationsformen beim Spielen

Das Alleinspiel:

Im ersten Lebensjahr spielen Kinder zumeist alleine. Das Kind spielt mit sich selbst, lernt den eigenen Körper kennen und bildet so wichtige Grundlagen für Wahrnehmung und Motorik. Kleinkinder können sich lange allein mit Gegenständen beschäftigen. Man spricht hier auch nach Maria Montessori von der Polarisation der Aufmerksamkeit, was bedeutet, dass das Kind sehr konzentriert spielt und hierbei auch wichtige Bildungserfahrungen machen kann.

Das Parallelspiel:

Im Alter von ungefähr zwei Jahren spielen die Kinder zwar gemeinsam, aber nicht unbedingt miteinander. Sie treten aber miteinander in Kontakt und entwickeln auch erste gemeinsame Spielideen. Meist spielt aber jeder mit seinem eigenen Spielzeug und beobachtet den anderen aufmerksam. Dabei achten die Kinder zumeist darauf, dass sie ihr Spielzeug behalten dürfen. Hier kann es auch mal zu Streit um ein Spielzeug kommen.

Das kooperative Spiel:

Ab etwa zwei Jahren beginnen Kinder, mit einem Partner zu spielen. Das dauert zuerst meist nur kurz. Wenn die Kinder älter werden, werden auch die Regeln komplizierter und sie spielen in größer werdenden Gruppen. Hierbei ist es wichtig, dass die Kinder sich an Regeln halten. Sie lernen hierbei sich unterzuordnen oder auch andere von ihrer Idee zu überzeugen. Auch hier wird die Sozialkompetenz des Kindes effektiv gefördert.

Freispiel:

Das Freispiel nimmt im pädagogischen Alltag einen besonderen Stellenwert ein und ist ein wichtiger Teil des Tagesablaufs in jeder KiTa. Beim Freispiel wird den Kindern bewusst die Möglichkeit gegeben, sich frei und zwanglos zu entfalten.

https://youtu.be/RFj1FQ8pljI

Spielmaterial, Spielort und Spielpartner können von den Kindern selbst gewählt werden. Als Erzieher nimmt man hier eine eher beobachtende Rolle ein. Man regt die Kinder zum Spielen an und gestaltet abwechslungsreiche Spielräume, indem man Spielmaterialien beurteilt, geeignete auswählt und diese den Kindern anbietet. Beim Freispiel finden wichtige Bildungsprozesse statt, in denen die Kinder das soziale Miteinander üben können.

Ordne den Spielarten jeweils zwei Begriffe zu!

Freispiel	Sozialkompetenz fördern
	Spielzeug nicht teilen wollen
Alleinspiel	spielt mit sich selbst
	sich entfalten können
Parallelspiel	Polarisation der Aufmerksamkeit
	Spielplatz
Kooperatives Spiel	nebeneinander spielen
	mit einem Partner spielen

Anna ist jetzt schon ziemlich gut informiert. Am besten entscheidest du dich für dein Lieblingsspiel und stellst es kurz hier vor:

Mein Lieblingsspiel ist:

6 Nun ist es wichtig Informationen zu deinem Lieblingsspiel zu bekommen. Dabei können dir folgende Fragen helfen:

- Spielt man es alleine oder mit anderen?
- Schlüpft man in verschiedene Rollen?
- Spielt man unter Anleitung von Erwachsenen oder frei?
- Für welches Alter ist das Spiel geeignet?
- Welche Entwicklungsbereiche werden mit dem Spiel gefördert?

Notizen:

Anna hat alle notwendigen Informationen erhalten und kann nun den Steckbrief erstellen.

7 Gestalte einen Steckbrief deines Lieblingsspieles auf einem DIN-A4-Blatt. Du kannst auch ein DIN-A3-Blatt benutzen. Folgende Gestaltungsideen sollen dir helfen.

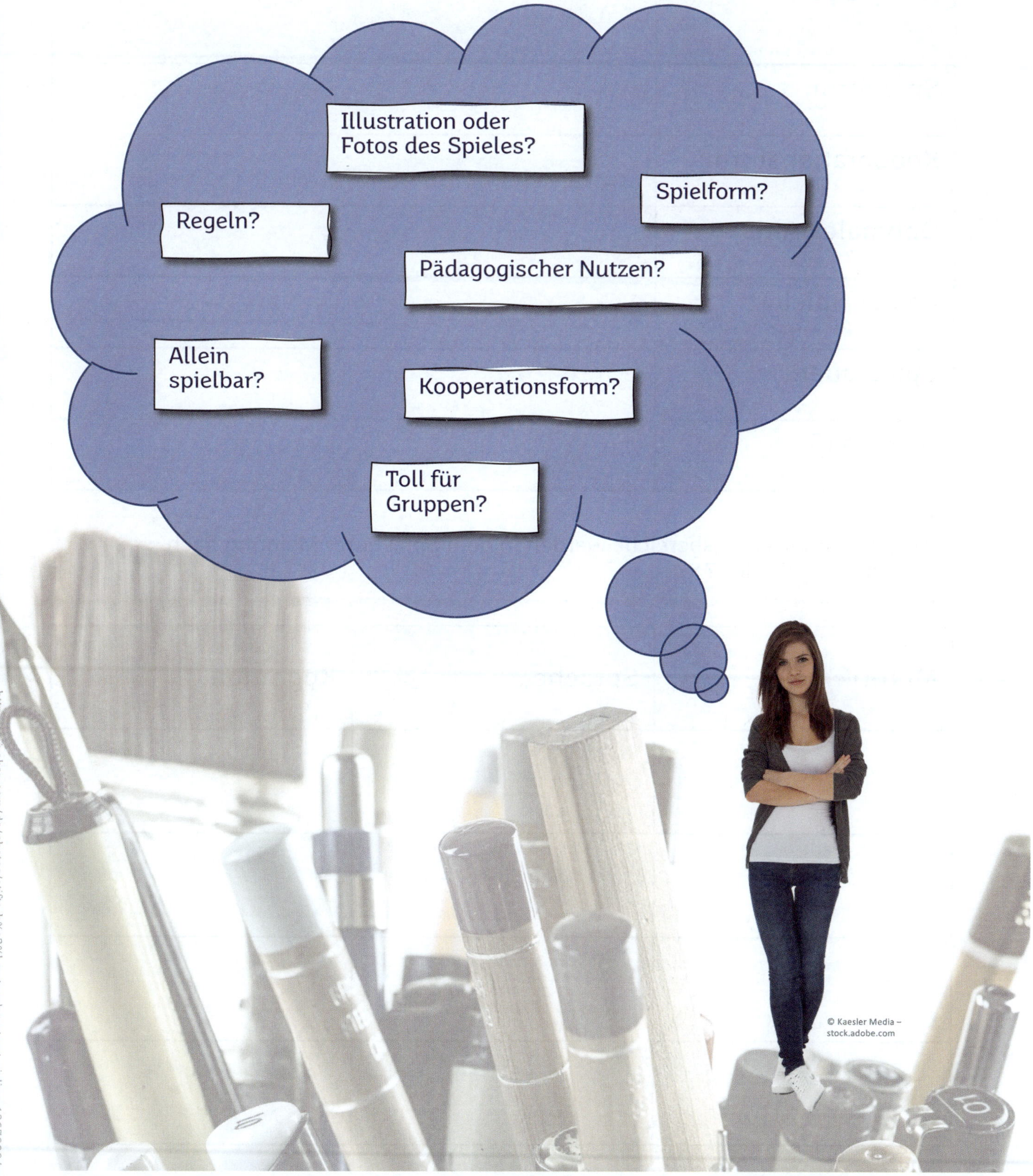
Illustration oder Fotos des Spieles?
Spielform?
Regeln?
Pädagogischer Nutzen?
Allein spielbar?
Kooperationsform?
Toll für Gruppen?

© Kaesler Media – stock.adobe.com

https://pixabay.com/de/photos/stifte-b%c3%bcrsten-kunstmaterialien-1867899/

„Super, ihr habt jetzt die Spiele beschrieben. Nun kommt der wichtigste Teil der Arbeit. Ihr müsst die Spiele ausprobieren."

8 Suche dir ein oder zwei Klassenkameraden oder Klassenkameradinnen und spielt die Spiele, die ihr genannt habt. Gebt euch im Anschluss ein Feedback, für welche Altersgruppe das Spiel geeignet ist.

Name des Spiels:	
Spielform:	
Kooperationsform:	
Optimales Alter:	
Bester Spielort:	
Spieldauer:	
Spielspaß:	

9 Welche Entwicklungsbereiche werden in dem Spiel eurer Meinung nach besonders gefördert?

Motorik	Sprache	Kognition

Anna ist zufrieden mit ihrer Arbeit und bedankt sich für deine Unterstützung.

(10) Bist auch du zufrieden? Bewerte dein eigenes Arbeitsverhalten und die Lernaufgabe insgesamt mithilfe der Lern-Pyramide. Schreibe deine Anmerkungen in oder neben die Pyramide.

Mein eigenes Arbeitsverhalten

Das ist mir schwer gefallen...

Das war okay...

Das konnte ich richtig gut...

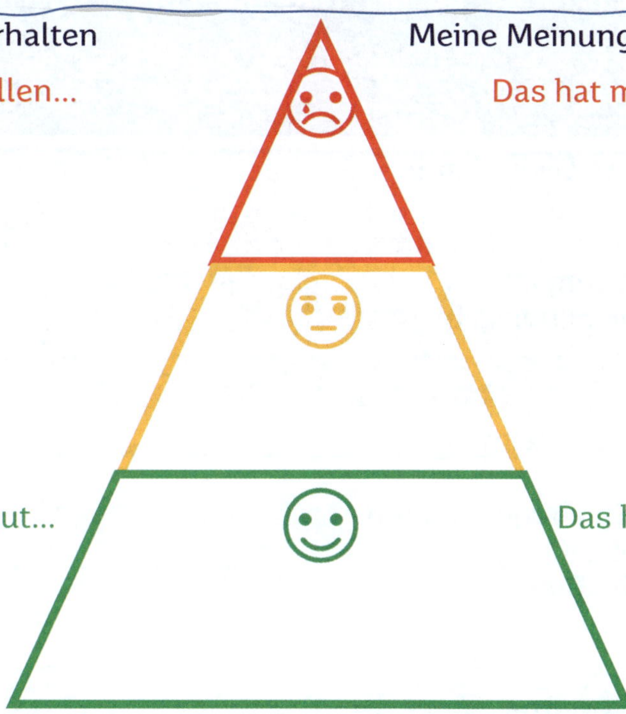

Meine Meinung zur Lernaufgabe

Das hat mir nicht gefallen...

Das war okay...

Das hat Spaß gemacht...

Abschluss

Handlungsprodukt	erledigt am	Unterschrift
Bedeutung des Spiels mit Beispielen beschreiben		
Spielformen dem Entwicklungsalter zuordnen		
Den Kooperationsformen beim Spiel und dem Freispiel Begriffe zuordnen		
Das eigene Lieblingsspiel vorstellen		
Steckbrief zum Lieblingsspiel erstellen		
Spiele ausprobieren		

Teste dein Wissen! Was weißt du über die verschiedenen Spielformen?

Es sind immer zwei Antworten korrekt.

Kreuze an, was Kinder bei den folgenden Spielen lernen können.

Mensch ärgere Dich nicht!

- o sich an Spielregeln halten
- o verlieren können
- o Phantasie entwickeln

Fingerspiele mit Reimen

- o sich an Spielregeln halten.
- o Fingermotorik
- o Sprechrhythmus

Rollenspiele (Mutter, Vater, Kind)

- o Phantasie entwickeln
- o sich an Spielregeln halten
- o sich mit anderen Kindern absprechen

Mit Bausteinen spielen

- o Fingermotorik
- o Sprache
- o Phantasie entwickeln

Spielen im Außenbereich

- o Gleichgewicht entwickeln
- o Klettern
- o Messer und Gabel benutzen

Anna überprüft ihr Wissen zum Thema Spiel.

Löse das folgende Rätsel und notiere das Lösungswort.

Informationen findest du auf Seite 175.

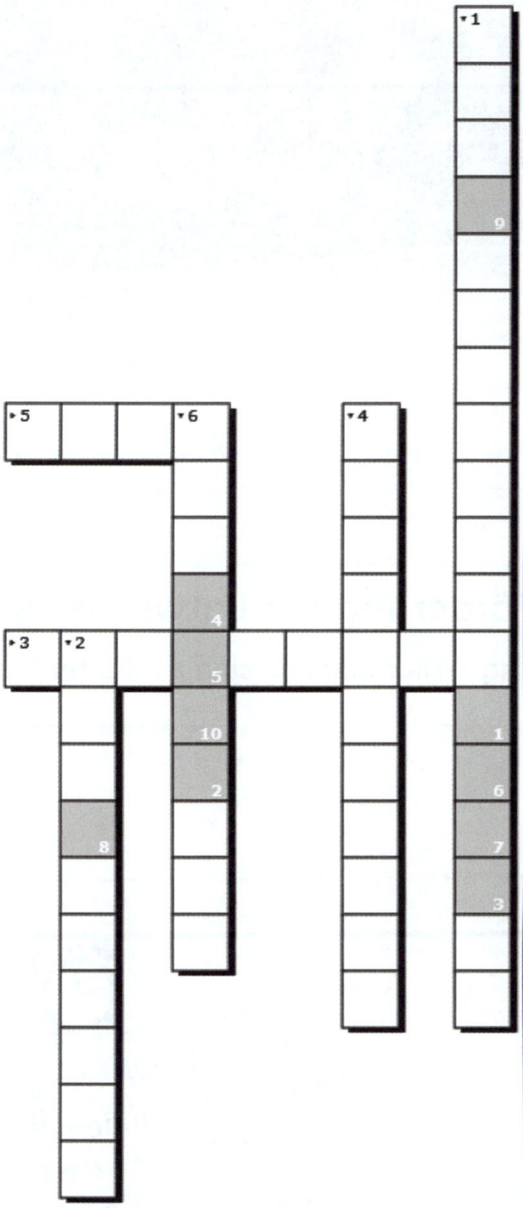

1. Spiele, in denen Kinder etwas bauen heißen...
2. Rollenspielen spielen nicht nur Kinder, sondern auch...
3. Kinder unter 5 Jahren ärgern sich fürchterlich, wenn sie im Regelspiel...
4. Im "als-ob" Spiel können Kinder Erlebnisse aus ihrem Leben...
5. Wieviele Spielformen unterscheidet man?
6. Spiele mit anderen Kindern nennt man meist...

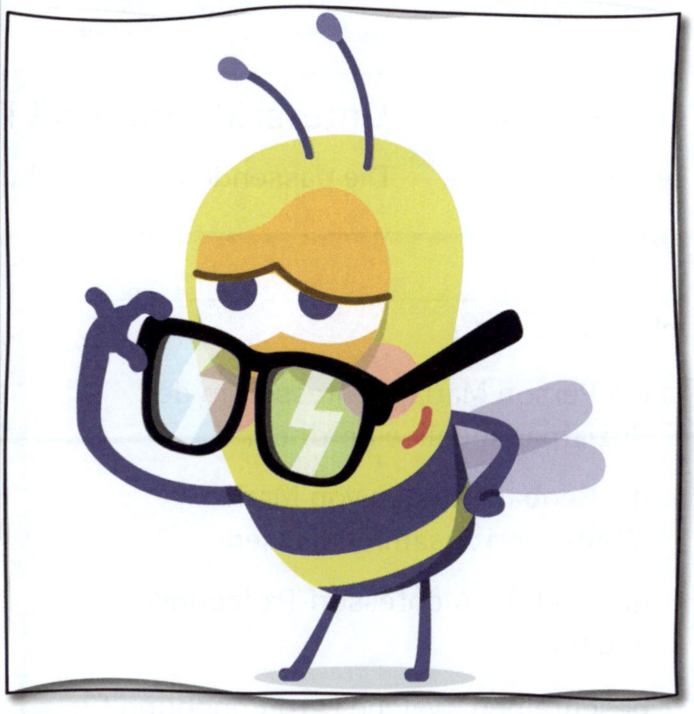

1	2	3	4	5	6	7	8	9	10

Erstellt mit XWords - dem kostenlosen Online-Kreuzworträtsel-Generator
https://www.xwords-generator.de/de

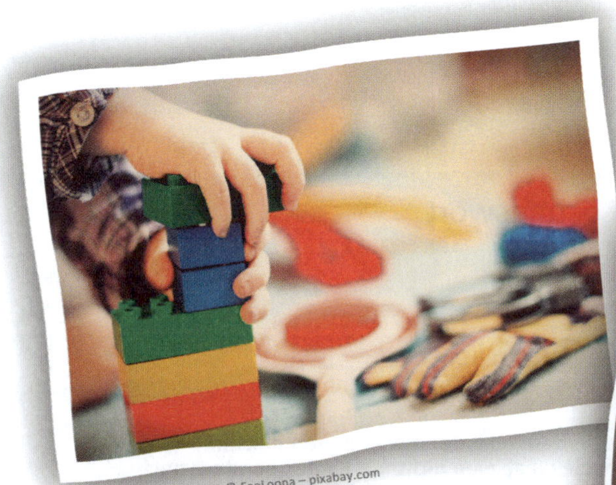

© FeeLoona – pixabay.com

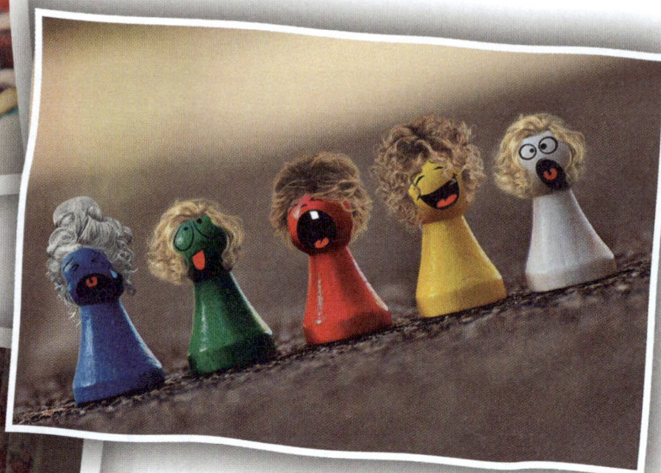

© Alexas_Fotos – pixabay.com

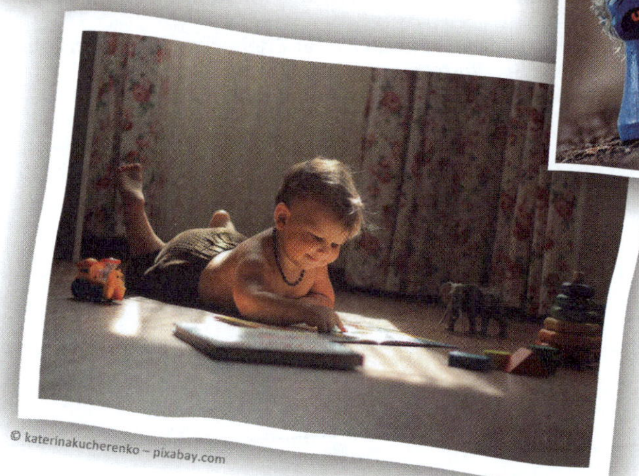

© katerinakucherenko – pixabay.com

Lernfeld 7: Unterstützung und Förderung der Entwicklung

Lernaufgabe 7.4: Die passende Lernumgebung – Hier lässt es sich aushalten

Ich kann ...

- die Person Maria Montessori in der Sozialpädagogik einordnen.
- die Beobachtungen von Maria Montessori zusammenfassen.
- das Ziel der Montessori-Pädagogik angeben.
- beschreiben, welche Lernumgebung für die Kindesentwicklung förderlich ist.
- ein Spielzeug nach den Ideen von Maria Montessori herstellen.

Zeitumfang:
4 Unterrichtsstunden

Die passenden Spielangebote

Wieso sieht Spielzeug eigentlich so aus, wie es aussieht? Irgendwie sehen die Sachen immer so aus, als ob sie zum Lernen konstruiert wurden. Die Kinder müssen nach Farben und Formen sortieren. Auch gibt es Döschen, an denen man riechen kann. Anna beobachtet, dass viele der Kinder ganz vertieft in ihr Spiel sind und die Welt um sich herum scheinbar vergessen.

Jessica, ein Mädchen aus der Spielgruppe, versucht gerade einen Turm aufzubauen, hat aber große Probleme, die Steine richtig aufeinander zu stellen. Als Anna das sieht, setzt sie sich zu ihr und baut den Turm fertig. Jessica schaut ihr zunächst interessiert zu, will dann aber weiterbauen. Sie scheint sich gar nicht über die Hilfe zu freuen.

Das lässt Anna keine Ruhe! Sie wendet sich an Duygu, um nachzufragen, was hier schief gelaufen sein könnte. Duygu lacht: „Ich glaube Kinder wollen Dinge gerne selbst können. Am besten schaffen wir hier eine Umgebung, in der sie motiviert sind, neue Dinge auszuprobieren und sich dabei wohl fühlen. Recherchiere doch mal nach Maria Montessori. Und wenn du möchtest, kannst du gleich selbst ein Spielzeug basteln!“

Gesagt, getan. Anna macht sich an die Arbeit.

1. Welche Informationen sind wichtig? W-Fragen können dir dabei helfen, Informationen zu erhalten.

Was? Wo? Wann? Welche? Warum?

2. Hast du schon einmal selbst Spielzeug gebastelt? Mach dir ein paar Notizen, zu den Dingen, die du schon einmal selbst ausprobiert hast.

Als Anna nach Maria Montessori recherchiert, findet sie folgendes Video.

3 Beantworte folgende Fragen zu dem Video:

1. Beschreibe die Beobachtungen, die Maria Montessori bei den spielenden Kindern machte.
2. Erläutere, welche Aufgabe der Lehrer bei der Umsetzung ihrer Pädagogik hatte.
3. Nenne das Ziel von Montessoris Pädagogik.

1010
1010

https://www.youtube.com/watch?v=evT8uSpWsRU

Anna überlegt sich, wie eine Umgebung, die für die Entwicklung der Kinder förderlich ist, gestaltet werden sollte. Sie findet hierzu einen interessanten Text:

(4)
1. Schreibe die wichtigsten Begriffe aus dem Text in der Tabelle auf.
2. Schneide nun die einzelnen Begriffe aus.
3. Lege auf einem Blatt Papier oder Karton ein Tafelbild. Du darfst hierbei kreativ sein: Pfeile, Emoticons oder Skizzen sind ausdrücklich erlaubt.

In der Montessori Pädagogik ist die **vorbereitete Umgebung** extrem wichtig. Die Umgebung, in der das Kind sich befindet, sollte seine Entwicklung bestmöglich fördern. Eine solche Umgebung muss gut ausgestattet und aufgeteilt sind, um den Lern- und Spielbedürfnissen der Kinder entgegenzukommen. Das heißt auch, dass die Möbel und Gebrauchsgegenstände (wie Bastelscheren) eine auf Kinder abgestimmte Größe haben.

Die Umgebung selbst ist für das Kind übersichtlich gestaltet, so dass es die Sachen, die es sucht, leicht finden kann. Sie werden stets aufgeräumt und am selben Platz aufbewahrt. Dabei sind die Spielmaterialien so gestaltet und angeordnet, dass sie den Interessen des Kindes bestmöglich entsprechen.

In einer solchen Umgebung tritt das wichtigste Element der Montessori Pädagogik auf: die Polarisation der Aufmerksamkeit. Damit ist gemeint, dass das Kind sich ganz und gar auf eine Sache konzentriert und die Welt um sich herum quasi vergisst. Die Polarisation der Aufmerksamkeit erreicht das Kind mit Spielsachen, die es sich selbst ausgesucht hat und die es interessieren. Diese sollen die Entwicklung des Kindes fördern.

Die Aufgabe des Erziehers besteht darin, das Kind mit seiner Umgebung vertraut zu machen. Wenn das Kind sich mit den Materialien beschäftigt, tritt der Erzieher in den Hintergrund und hilft nur, wenn es notwendig ist.

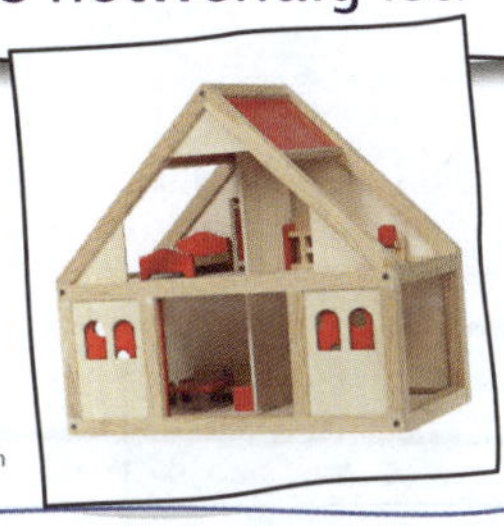

© mariesacha – stock.adobe.com

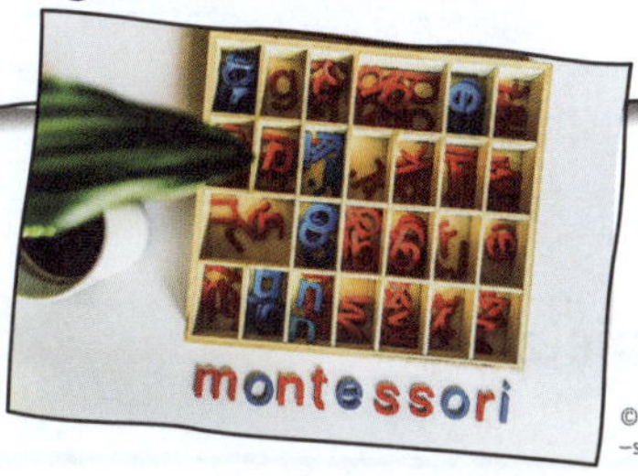

© Joaquin Corbalan –stock.adobe.com

Anna weiß nun, wie wichtig eine vorbereitete Umgebung für die Entwicklung eines Kindes ist. Sie fragt sich allerdings, wie das angebotene Spielzeug in dieser vorbereiteten Umgebung genau aussehen soll.

5

1. Führe eine Internetrecherche nach Montessori-Spielzeug durch.
2. Suche dir zwei Spielzeuge aus und drucke sie aus. Wenn du möchtest, kannst du sie auch zeichnen.
3. Beschreibe zu jedem Spielzeug, welcher Entwicklungsbereich hiermit gefördert wird.

Spielzeug

Beschreibung

Spielzeug

Beschreibung

Jetzt geht es an die Arbeit. Um selbst ein Spielzeug zu bauen, muss sich Anna vorab Gedanken machen, wie das Spielzeug gestaltet sein soll.

6 Überlege dir, welches Spielzeug du bauen willst. Tipp: Im Internet findest du viele Anleitungen, die dir hier helfen können. Erstelle vorab eine Skizze deines Spielzeugs.

Skizze meines Spielzeugs

7 Wichtig ist auch zu überlegen, welche Materialien und Werkzeuge du brauchst. Trage sie in der folgenden Tabelle ein. Das macht dir die Durchführung deines Projektes leichter.

Diese Materialien brauche ich:	Dieses Werkzeug (z. B. Schere) brauche ich:

Nun gilt es selbst kreativ zu werden Anna macht sich direkt an die Arbeit und beginnt zu basteln.

8 Nun kannst du dein eigenes Spielzeug basteln! Beschreibe in der Kurzbeschreibung unten, wie dein Spielzeug die Entwicklung von Kindern fördert.

Bild meines Spielzeugs

Name des Spielzeugs:

Geeignet für Kinder im Alter von:

Entwicklungsbereich, der gefördert wird:

Anna hat das Spielzeug gebastelt und ist schon gespannt, wie es den anderen gefällt.

9 Veranstaltet ein Speed Dating, in dem ihr euch gegenseitig eure Spielzeuge zeigt und erklärt. Hierbei könnt ihr euch gegenseitig Feedback zu eurem Spielzeug geben. Tragt hierzu an den betreffenden Stellen in der Tabelle einen Strich ein.

Kriterium	🙂	😐	🙁
anschaulich			
kreativ			
ordentlich			
Das will ich dir noch schreiben:			

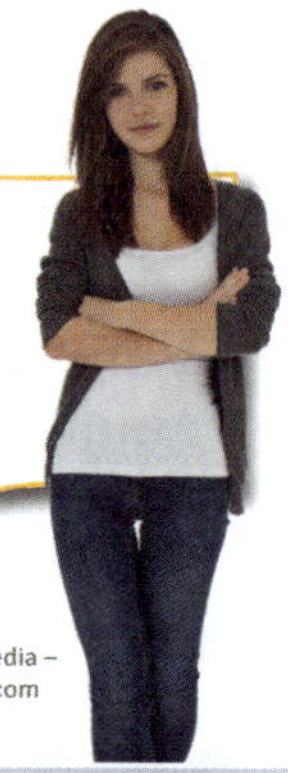

(10) „Es ist geschafft! Ich hoffe du bist mit deinem Spielzeug zufrieden. Jetzt kannst du hier die Lernaufgabe bewerten! Denn es ist auch wichtig zu wissen, ob dir die Arbeit Spaß gemacht hat!“

Das fand ich super:	Das fand ich nicht so toll:	Das hat mir überhaupt nicht gefallen:

Das will ich sonst noch sagen:

Abschluss

Tätigkeit	Erledigt am:	Unterschrift
Fragen zum Montessori Film		
Strukturlegen zum Informationstext		
Internetrecherche zu Montessori Spielzeug		
ein eigenes Spielzeug basteln		
Feedback-Bogen ausfüllen		
Stimmungsbarometer		

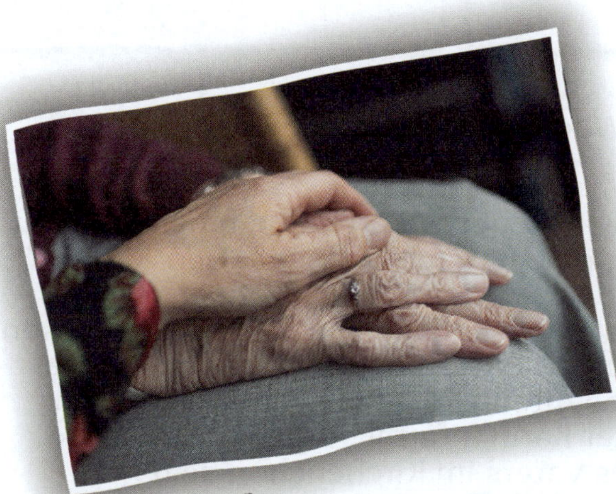

© sabinevanerp – pixabay.com

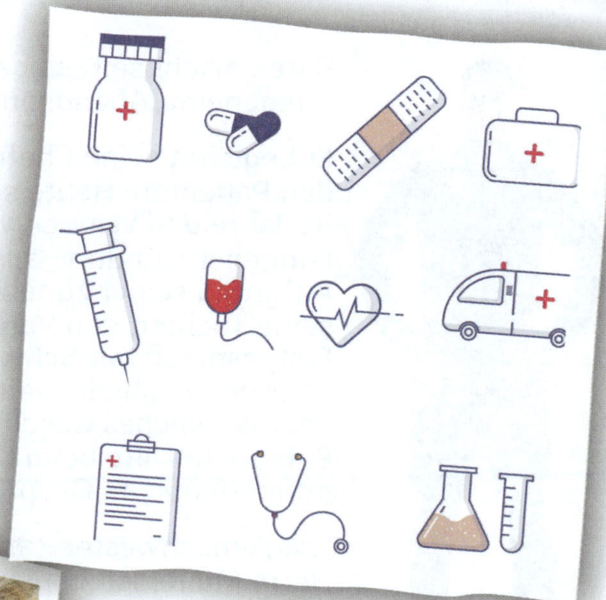

© dapple-designers – pixabay.com

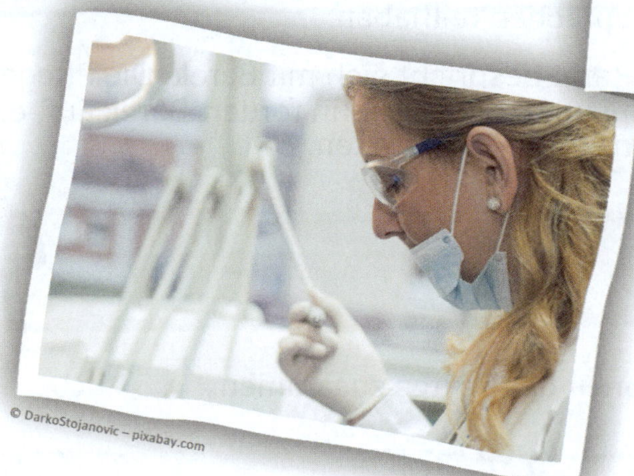

© DarkoStojanovic – pixabay.com

Lernfeld 7: **Unterstützung und Förderung der Entwicklung**

Lernaufgabe 7.5: Der Pflegeprozess – alles nach Plan

Ich kann ...

- wichtige Informationen aus einem Text zusammenfassen.
- Stichpunkte auf einem Notizzettel festhalten.
- ein Kreisdiagramm erstellen.
- verschiedene Aspekte dem Pflegeprozess zuordnen.
- eine Mindmap erstellen.
- einen Pflegeplan anfertigen.
- Rückmeldung geben und Feedback erhalten.

<u>Zeitumfang:</u>
7 Unterrichtsstunden

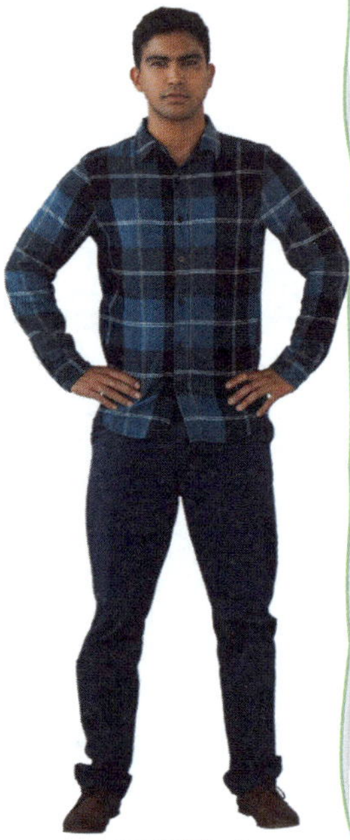

© vectorfusionart – stock.adobe.com

Barek macht seit einigen Wochen ein Praktikum im Alten- und Pflegeheim „Abendsonne".

Er begleitet seine Chefin, Krankenpflegerin Karin, regelmäßig zu den Patienten. Heute steht eine Neuaufnahme an. Herr Müller, 80 Jahre und Witwer, wurde nach dem Abheilen einer Lungenentzündung aus dem Krankenhaus nach Hause entlassen. Aufgrund seiner zunehmenden Pflegebedürftigkeit entscheidet seine Tochter, den Vater ins Altenheim einzuweisen. In einem Erstgespräch mit Schwester Karin informiert die Tochter diese über die Mitgliedschaft des Vaters im Kirchenchor, sein handwerkliches Geschick und die Freude an der Gartenarbeit. Er braucht Hilfe beim Laufen und der Hygiene, kann sich aber gut erinnern und an Gesprächen teilhaben.

Krankenschwester Karin bespricht sich mit Barek. Die Pflege von Herrn Müller ist zu planen. Seine Chefin fordert Barek auf, einen Pflegeplan für Herrn Müller zu erstellen.

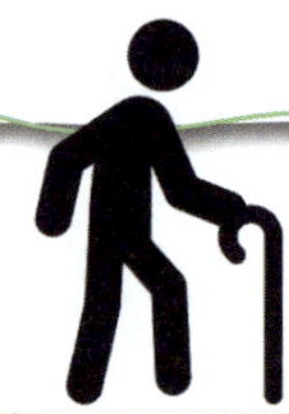

1 Fasse die wichtigsten Informationen des Textes zusammen.

Wichtigste Informationen:

Bevor Barek einen Pflegeplan erstellen kann, muss er sich über den Ablauf des Pflegeprozesses informieren.

(2) Lies dir die Informationen zum Pflegeprozess aufmerksam durch und mache dir Stichpunkte auf dem Notizzettel.

Der Pflegeprozess, auch Strukturmodell genannt, ist eine Arbeitsmethode und besteht aus 4 aufeinander aufbauenden Phasen bzw. Elementen:

Element 1 „strukturierte Informationssammlung“ (SIS):
Als Einstieg in den Pflegeprozess gilt die „strukturierte Informationssammlung“. Das Sammeln von Informationen über Pflegebedürftige ist Grundlage einer Pflegeplanung. Nur auf der Grundlage dieser Informationssammlung kann Pflege erfolgen. In dieser Phase werden Probleme und Ressourcen (vorhandene Fähigkeiten) erfasst.

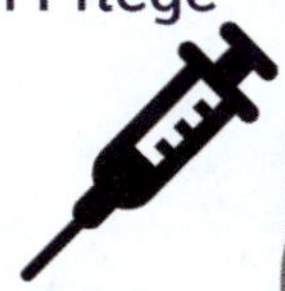

Element 2 „individuelle Maßnahmenplanung“:
Das zweite Element stellt die „individuelle Maßnahmenplanung“ dar. Wichtige Aspekte sind hier die Bedürfnisse der Person zu beachten sowie die soziale Betreuung, die Vorbeugung und die Routinepflegemaßnahmen durchzuführen.

Element 3 „Berichteblatt“:
Ein „Berichteblatt“ als Dokumentation kennzeichnet Element 3. Hier werden die Ergebnisse aus Element 1 und 2 schriftlich festgehalten.

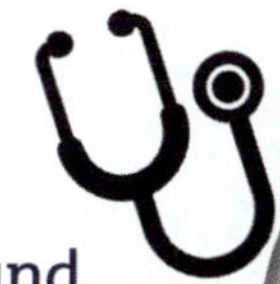

Element 4 „Evaluationsdaten“:
Das vierte Element „Evaluationsdaten“ beinhaltet die Festlegung von Erkenntnissen der Elemente 1, 2 und 3. Hier wird die Qualität der Pflege und Wirkung der Maßnahmen beurteilt und die Zielerreichung überprüft.

(3) Sollte du weitere Hilfe zum Verständnis benötigen, dann schau dir diesen Film an:

https://www.youtube.com/watch?v=wu5mNOEkspw

Notizzettel

Ihr habt euch zusammen mit Barek ausreichend informiert und Notizen erstellt.

4 Stelle nun mit den Informationen und deinen Notizen den Pflegeprozess in einem Prozessdiagramm dar.

Der Film auf Seite 195 gibt dir nochmal eine kleine Hilfe.

Prozessdiagramm:

5 Ordne nun die aufgeführten Punkte dem Prozessdiagramm zu.

Befragung der Familie
Infos vom Hausarzt
Bewegungstraining
Sprechübungen
Pflegeanamnese
Pflegebericht
Sturzprotokoll
Vitalwerte
Verbesserung der Orientierung
Medikamente
Biographiebogen

Barek hat einen Überblick über den Pflegeprozess erhalten und alle wichtigen Informationen gesammelt.

6 Entscheidet euch in eurer Gruppe für eine anschauliche und vollständige Gestaltung eines Pflegeplans für Herrn Müller.

7 Fertigt eine Mindmap als Überblick an.

Denkt an alle Punkte, die ein Pflegeplan enthalten soll.

Mindmap:

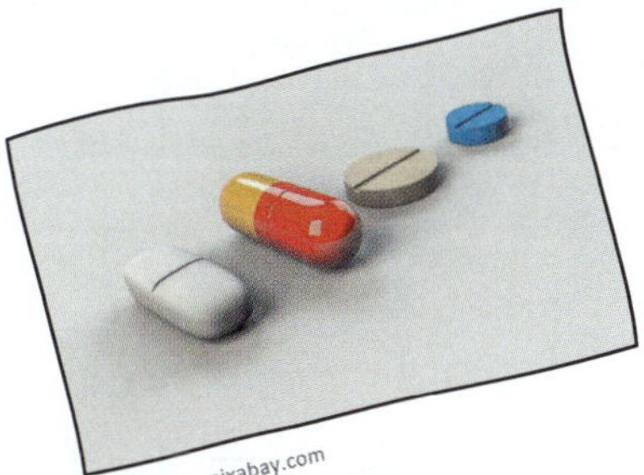

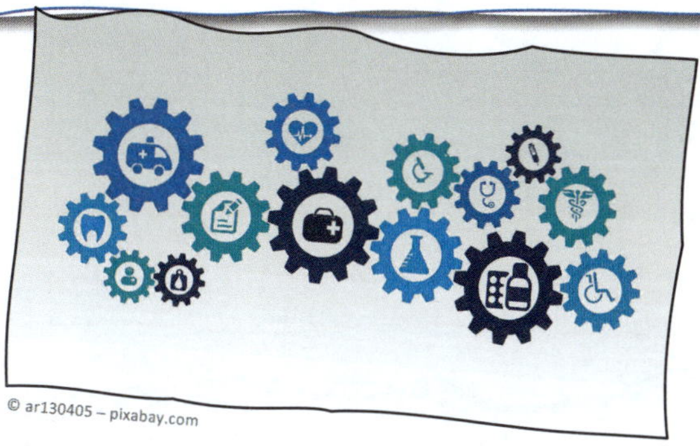

Barek ist nun bereit, einen Pflegeplan für Herrn Müller zu erstellen.
Du kannst ihn tatkräftig unterstützen.

8 Erstellt in eurer Gruppe einen Pflegeplan für Herrn Müller. Achtet auf die einzelnen Elemente.

Füllt die Vorlage sinnvoll aus.

Der Pflegeplan von Herrn Müller könnte so aussehen:

Element 1: Informationssammlung (Probleme und Fähigkeiten von Herrn Müller)

Element 2: Maßnahmenplanung (Bedürfnisse und Pflege)

Element 3: Dokumentation (Notieren der Ergebnisse aus Elemente 1/2)

Element 4: Evaluation: Bewertung

9 Betrachtet die Pflegepläne der anderen Gruppen und gebt ihnen eine Rückmeldung.

Notiert das Feedback in die Tabelle:

Feedback

	✓	✗	?
anschaulich			
vollständig			
korrekt			

10 Gib nun abschließend eine persönliche Bewertung zur Bearbeitung der Lernaufgabe ab.

Das konnte ich sehr gut: ______________________

Das war ok: ______________________

Das konnte ich gar nicht: ______________________

Das hat in der Gruppe prima geklappt: ______________________

Das war ganz gut: ______________________

Das war in unserer Gruppe nicht einfach: ______________________

Die Arbeitsaufträge waren: ______________________

Abschluss

Handlungsprodukte	Erledigt am:	Unterschrift:
Notizzettel		
Kreisdiagramm		
Mindmap		
Pflegeplan		

Ihr habt bereits einen Pflegeplan für Herrn Müller erstellt. Barek erstellt nun noch einen weiteren Pflegeplan für Frau Schmitt.

Informiert euch in nachfolgendem Informationstext über die Patientin Frau Schmitt und fertigt eine Skizze des Pflegeplans an.

Patientin Frau Schmitt:

Frau Schmitt, 75 Jahre alt, alleinstehend, leidet seit Jahren unter extrem trockener Haut, die teilweise schon schuppt. An vielen Stellen sind schon Kratzspuren zu sehen.

Auf die Frage ihres Enkels, ob sie sich ab und zu eincreme, antwortet sie, dass sie das Schmieren nicht mag und oftmals einfach vergisst. Da sie im Alltag zu Hause alleine nicht mehr zurechtkommt, wird sie ins Altenheim „Abendsonne" eingeliefert.

Skizze: Pflegeplan für Frau Schmitt

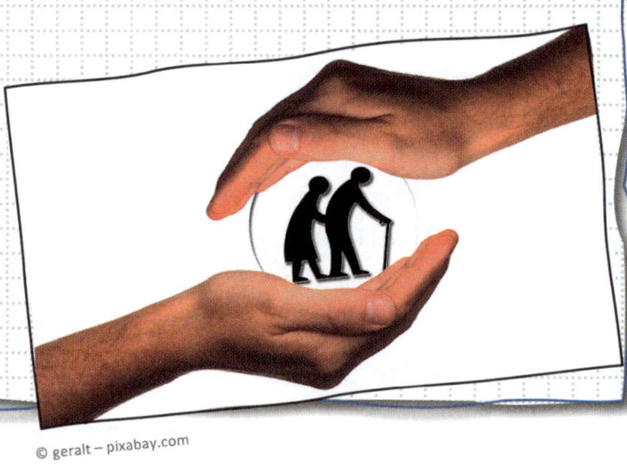

© geralt – pixabay.com

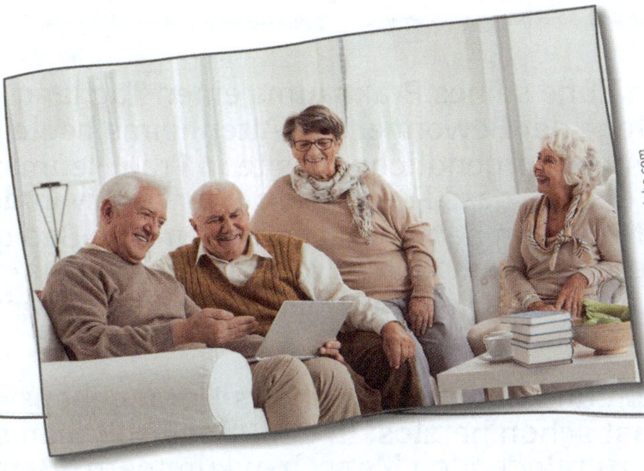

© Photographee.eu – stock.adobe.com

Lernfeld 7: Unterstützung und Förderung der Entwicklung

Lernaufgabe 7.6: **A** ktivitäten
K önnen
T rägkeit
I mmer
V orbeugen

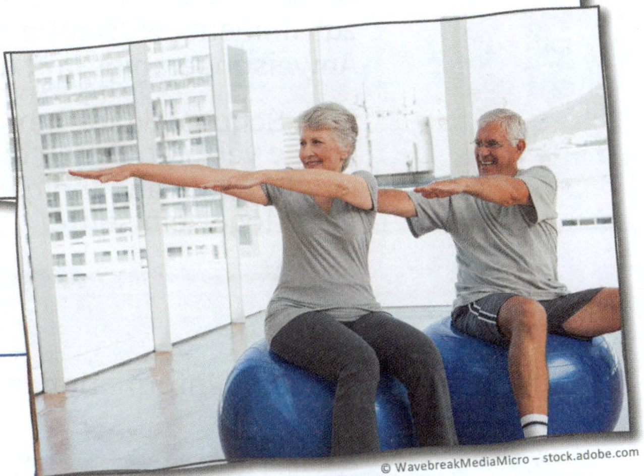

© WavebreakMediaMicro – stock.adobe.com

Ich kann ...

- wichtige Informationen Texten entnehmen und in einem eigenen Text zusammenfassen.
- die Ziele und Grundsätze der aktivierenden Pflege erklären.
- Beispiele der aktivierenden Pflege zu verschiedenen Pflegebereichen nennen.
- mich in die Situation einer pflegebedürftigen Person hineinversetzten.
- einen bedürfnisorientierten Maßnahmenkatalog zur aktivierenden Pflege erstellen.
- ein Rollenspiel mit einer weiteren Person durchführen und anschließend reflektieren.

Zeitumfang:
14 Unterrichtsstunden

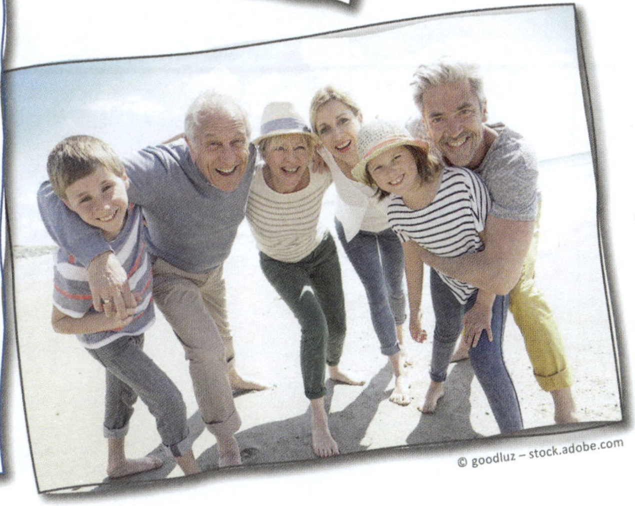

© goodluz – stock.adobe.com

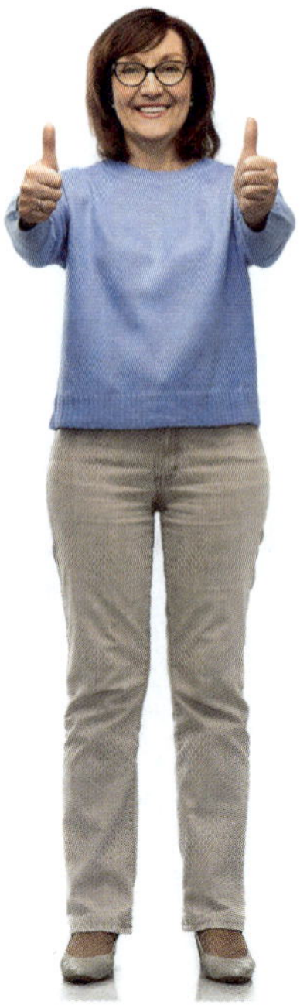

© Syda Productions – stock.adobe.com

Barek darf nun im Zuge seines Praktikums einen Tag lang Frau Schorr bei der Pflege der Bewohner des Altenheims begleiten. Bereits bei der ersten morgendlichen Visite in Frau Neumanns Zimmer wundert er sich, dass Frau Schorr eher passiv in der Pflege ist. Sie gibt Frau Neumann beim Aufstehen, beim ins Bad gehen und bei der Körperpflege lediglich Anweisungen, ohne ihr direkt unter die Arme zu greifen. Die Bewohner führen die Anweisungen aber ohne Murren aus.

Barek wundert sich und findet Frau Schorrs Herangehensweise im ersten Moment fast schon herzlos: In der Pflege soll man sich doch sorgfältig um die zu pflegenden Menschen kümmern? Barek wundert sich im Stillen. Bei den nächsten Bewohnern läuft die Pflege mit Frau Schorr teilweise ähnlich ab. Je nach dem, was die Bewohner noch können, so fordert Frau Schorr sie auf, dies selbst zu tun. Als Barek in der Frühstückspause mit Frau Schorr zusammensitzt, fragt er bei ihr nach, warum sie so viele Anweisungen gibt und die Pflege nicht selbst in die Hand nimmt.

Frau Schorr erklärt ihm, dass sie das Prinzip der aktivierenden Pflege verfolgt. Durch die aktivierende Pflege können die Bewohner langfristig unabhängiger und aktiver sein, was ein wichtiges Ziel der Pflege sein sollte.

1 Fasse die wichtigsten Informationen des Textes zusammen.

Wichtigste Informationen:

Frau Schorr erklärt Barek noch einmal, wie wichtig es ist die Eigenständigkeit der Bewohner zu fördern. Sie möchte, dass Barek sich in die Situation eines pflegebedürftigen Menschen hineinversetzen kann und stellt ihm dazu einige unerwartete Fragen.

2 Lies die folgenden Fragen durch und beantworte sie aus deiner Sicht.

Wie würdest du dich fühlen, wenn du nicht selbst entscheiden könntest, wann du auf die Toilette gehst?

Wer darf dich nackt sehen?

Warst du schonmal im Krankenhaus und auf Pflege angewiesen, wie hast du dich gefühlt?

Wer darf dir den Po abwischen?

Wie gut würde dir ein püriertes Mittagessen schmecken?

Wie fühlst du dich, wenn man dir einen festen Tagesablauf vorschreibt – ohne dich zu fragen?

3 Tausche dich über deine Antworten mit deinem Partner aus.

4 Besprecht eure Antworten mit zwei weiteren Partnern:

Wo unterscheiden sich eure Antworten, bei welchen Antworten seid ihr euch einig?

Stellt euch vor, ihr seid eine pflegebedürftige Person. Formuliert zwei Dinge, die ihr euch in einer solchen Pflegesituation wünschen würdet.

Barek haben die Fragen von Frau Schorr sehr bewegt. Er möchte mehr zur aktivierenden Pflege herauszufinden und am Ende der Woche die aktivierende Pflege als Thema in sein Berichtsheft aufnehmen. Er überlegt sich Fragen, die er Frau Schorr in der Kaffeepause stellen kann, um mehr über die aktivierende Pflege zu erfahren.

5 Lies das Gespräch zwischen Frau Schorr und Barek durch, markiere die wichtigsten Ziele (blau) und Grundsätze (grün) der aktivierenden Pflege.

Barek: „Frau Schorr, können Sie mir bitte noch einmal erklären, was genau hinter dem Prinzip der aktivierenden Pflege steckt?“

Frau Schorr: „Aber sicher, Barek! Wie bereits erwähnt, hat die aktivierende Pflege das Ziel, dass die Selbstständigkeit und die Unabhängigkeit unserer Bewohner weiterhin gefördert wird, auch wenn diese nun bei uns leben. Wir möchten also, dass unsere Bewohner weiterhin Aktivitäten allein oder unter Beaufsichtigung durchführen können.“

Barek: „Das klingt total logisch! Nur weil die älteren Menschen nun im Pflegeheim leben, müssen sie ja nicht gänzlich ihre Eigenständigkeit verlieren!“

Frau Schorr: „Ganz genau. Denn an der Eigenständigkeit hängt auch ein wichtiges Stück Wohlbefinden. Je mehr ein Bewohner noch eigenständig machen kann, umso mobiler bleibt er und das steigert das Wohlbefinden und hebt somit die Stimmung.“

Barek: „Das verstehe ich. Aber viele Bewohner sind gerade beim Einzug ins Pflegeheim oft seelisch betrübt und verbittert.“

Frau Schorr: „Ja, manche Bewohner fühlen sich mit dem Umzug ins Pflegeheim und dem somit veränderten Alltag so, als würden sie all ihre Eigenständigkeit verlieren, lassen den Kopf hängen und werden inaktiv. Und genau hier setzt die aktivierende Pflege bereits an: Die Bewohner müssen motiviert werden und ihr Selbstbewusstsein muss gestärkt werden. Man muss den Bewohnern auch unbedingt vermitteln, dass sie noch Fähigkeiten besitzen, sich selbst nach ihren Möglichkeiten zu versorgen und dass es da auch noch schlummernde Fähigkeiten gibt, die man reaktivieren sollte – auch wenn sich ihr Alltag nun deutlich verändert und sie nicht mehr auf sich selbst gestellt sind.“

Barek: „Oft sind die Bewohner aber ja auch körperlich eingeschränkt und können vieles nicht mehr allein. Das heißt dann aber auch, dass aktivierende Pflege ein sehr individueller Prozess ist, der genau zur Situation des zu Pflegenden passen muss, oder?“

Frau Schorr: „Das hast du gut erkannt. Zunächst müssen immer die individuellen Ressourcen des Bewohners betrachtet werden: Man schaut genau, was der Bewohner noch kann oder was man bei ihm fördern könnte - und natürlich welche Einschränkungen er eventuell hat. Wichtig ist auch, die Interessen des Bewohners mit aufzugreifen. Man darf die zu pflegende Person niemals überfordern, sondern man muss sie stets zu kleinen Schritten ermutigen. Wichtig ist auch, dass die Aktivitäten wieder zur Routine werden, also auch wirklich regelmäßig stattfinden.“

Barek: „Das heißt, die aktivierende Pflege dient vorrangig der Erhöhung der Lebensqualität der Bewohner trotz eventuell vorhandener Einschränkungen?“

Frau Schorr: „Richtig, Barek. Und das zahlt sich aus: Somit lassen sich auch weitere körperliche und geistige Erkrankungen vorbeugen, denn je eigenständiger und aktiver die Bewohner sind, desto höher ist ihr seelisches und körperliches Wohlbefinden und das hebt natürlich die Stimmung.“

Barek: „Was braucht man noch, um eine gute aktivierende Pflege leisten zu können?“

Frau Schorr: „Auf jeden Fall braucht man Zeit, Geduld und gute Ideen. Gerade zu Beginn kostet sie aktivierende Pflege natürlich mehr Zeit. Dies zahlt sich aber im Nachhinein wiederum aus, denn je aktiver die Bewohner wieder in ihren Tätigkeiten werden, umso weniger Betreuung brauchen sie bei diesen durch unser Personal – und je mobiler die Bewohner sind, umso geringer ist der Aufwand an Pflegemaßnahmen.“

Barek: „Danke für die vielen Infos, Frau Schorr! Ich werde die aktivierende Pflege als Thema in mein Berichtsheft mit aufnehmen.“

6 Vergleiche deine Markierungen mit denen eines Klassenkameraden beziehungsweise einer Klassenkameradin.

Erstellt dann gemeinsam Bareks Eintrag in sein Berichtsheft (s. Seite 206)

Barek möchte in seinem Wochenbericht auch ein paar konkretere Beispiele für aktivierende Pflegemaßnahmen anführen und findet im Internet den folgenden Eintrag.

(7) Wähle mit deinem Partner zu jedem **Pflegebereich** ein Beispiel aus und notiert dieses in eurem Wochenbericht.

Für die tägliche Körperpflege können alle notwendigen Hilfsmittel bereitgestellt werden, z. B. Seife, Handtuch, Waschhandschuh, Kamm, Rasierer. Ein gepflegter Bewohner wird dabei zum selbstständigen Waschen motiviert und nur wo es nötig ist, wird unterstützt.

Toilettengang sollte selbstständig erfolgen, denn für jeden Menschen ist die Intimsphäre sehr wichtig. Wenn dies nicht geht, muss jede Maßnahme mit dem Pflegebedürftigen gemeinsam besprochen werden.

Die Kleiderauswahl des Pflegebedürftigen wird respektiert und er wird beim An- und Ausziehen nur so weit wie unbedingt nötig unterstützt.

Bei der Nahrungsaufnahme ist es wichtig, das der Bewohner genügend Zeit zum Essen und Trinken bekommt. Die Tischetikette ist nicht so wichtig, sehr wichtig ist hingegen, dass der Bewohner eigenständig die Nahrung aufnimmt und dabei können Hilfsmittel wie Teller mit erhöhtem Rand und gewinkeltes Besteck unterstützen. Allein das Kleinschneiden des Essens oder das Führen der Hände kann schon aktivierend helfen und dem Pflegebedürftigen das eigenständige Essen ermöglichen.

Freizeitbeschäftigung und tägliche Bewegung. Hier gibt es vielfältige Möglichkeiten, die genau auf die Bedürfnisse eines Menschen abgestimmt werden können. Manch vergessene Hobbies oder Erfahrungen aus dem früheren Berufs- und Alltagsleben werden hier reaktiviert. Das macht Spaß und gibt einem Pflegebedürftigen Selbstbewusstsein. Kreative Beispiele sind:

- Arbeiten mit Wolle oder Stoff
- Knöpfe sortieren
- Seniorengymnastik

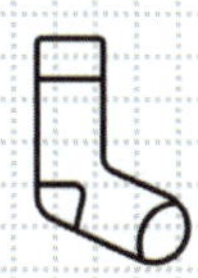

- Den Garten oder die Grünanlagen des Pflegeheims mitpflegen und gestalten
- Gemeinsam Wäsche zusammenlegen
- Saisonale Deko für die Gemeinschaftsräume basteln
- Kleine Handwerkliche Projekte
- „Bürotätigkeiten" wie Papier sortieren lassen, buntes Papier lochen
- Sockenmemory

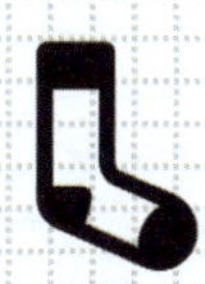

Einen Eindruck bekommst du auch in diesem Filmbeispiel:

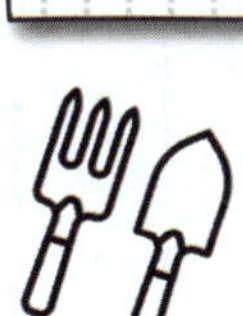

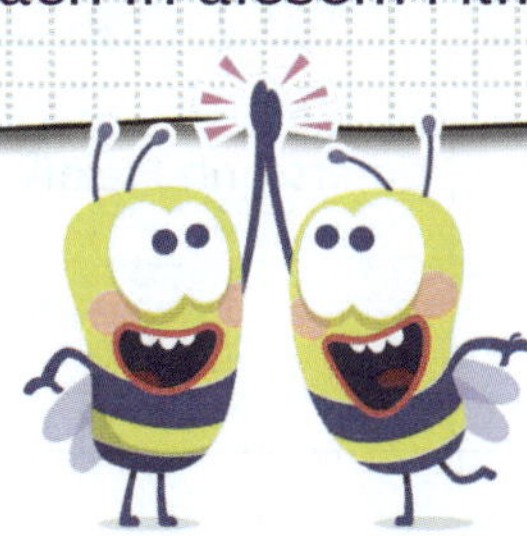

https://www.bing.com/videos/search?q=filme+aktivierende+pflege&ru=%2fvideos%2fsearch%3fq%3dfilme%2baktivierende%2bpflege%26FORM%3dHDRSC4&view=detail&mid=2B2F63B13D2F54B8871B2B2F63B13D2F54B8871B&&FORM=VDRVSR

Wochenbericht Nr. ____	Woche vom	bis
Name		
Praktikumsbetrieb		
Beschreibung eines Arbeitsthemas dieser Woche		
Unterschrift Praktikumsbetreuer/in	Unterschrift Praktikant/in	

Barek denkt an drei Bewohner des Pflegeheims und überlegt, welche aktivierenden Maßnahmen in deren Pflege eingebunden werden könnten. Barek möchte den Bewohnern mit kleinen aktivierenden Maßnahmen bei der Nahrungsaufnahme und bei der Körperpflege unterstützen, um ihre Eigenständigkeit zu fördern. Er möchte außerdem etwas Abwechslung in ihren Alltag im Pflegeheim bringen, der an ihre früheren Interessen und ihre beruflichen Tätigkeiten anknüpft.

8 Lies mit deinem Partner die folgenden Fallbeispiele durch und entscheidet euch, für welches Fallbeispiel ihr einen Maßnahmen-Katalog mit fünf Maßnahmen zur aktivierenden Pflege erstellt.

Frau Meyer ist seit einer Woche eine neue Bewohnerin im Pflegeheim, nachdem sie aufgrund einer schweren Schulteroperation und daraus resultierender Bewegungseinschränkung des rechten Arms nicht mehr alleine heben kann. Eigentlich ist sie Rechtshänderin. Sie berichtet Barek, dass sie frustriert ist, da sie jetzt ja ständig auf Hilfe angewiesen ist und dies eigentlich nicht in ihrer Natur liegt. Sie war früher eine viel beschäftigte Sekretärin und auch privat immer auf Achse. Sie erzählt, dass sie als Ausgleich zum viel beschäftigten Büroalltag immer viel in der Natur unterwegs war.

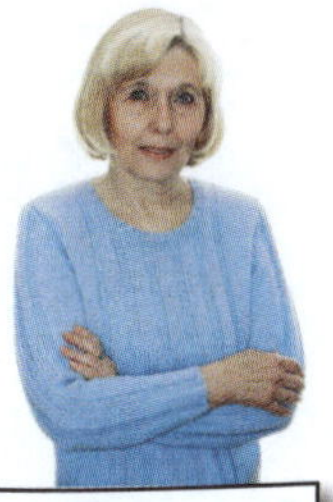

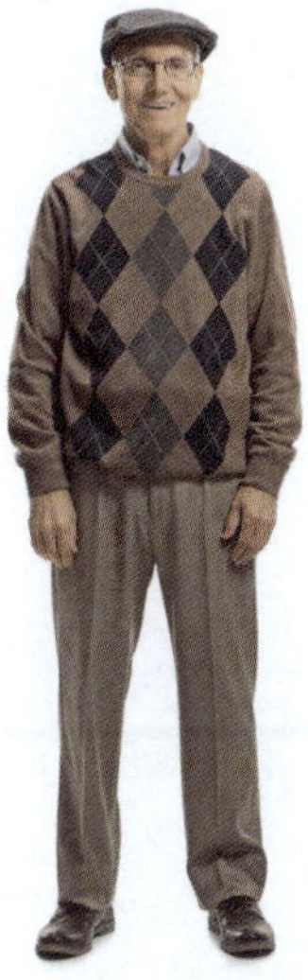

Herr Herbert ist einer der alteingesessenen Bewohner des Heims. Er ist im Kopf sehr fit, allerdings zeigt er sich als sehr ungeschickt mit den Händen. Er leidet unter einer Empfindungsstörung in beiden Händen, was bedeutet, dass er kaum spüren kann, was er mit den Händen berührt oder festhält. Dies frustriert ihn hin und wieder, da er an sich noch sehr aktiv ist. In seinem früheren Arbeitsleben war er Lokomotivfahrer und er erzählt Barek gerne von den alten Dampflokomotiven.

Herr Kimzic hat vor etwa einem halben Jahr einen schweren Schlaganfall erlitten. Seither leidet er unter Koordinationsstörungen, da seine linke Körperseite gelähmt ist. Besonders zu schaffen macht ihm jedoch, dass es mit der Sprache nicht so klappen will. Er ist ein sehr kommunikativer Mensch, oft fallen ihm aber nicht die richtigen Worte ein. Seine Leidenschaft ist das Kochen. Früher war er jahrelang als Küchenchef auf Kreuzfahrten in der Karibik unterwegs. Er hat tolle Geschichten erlebt, die er gerne öfter erzählen würde, wenn ihm das Sprechen doch nur leichter fiele.

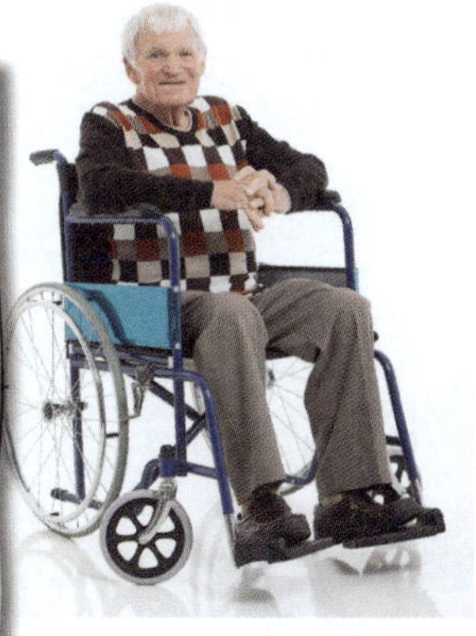

Barek hat sich nun ausführlich Gedanken über die drei Bewohner gemacht und möchte individuell passende aktivierende Maßnahmen für jeden Bewohner zusammenstellen. Hierzu erstellt er einen kurzen Maßnahmenkatalog, der in den Pflegeplan der Bewohner integriert werden soll.

9 Erstelle gemeinsam mit deinem Partner oder deiner Partnerin einen Maßnahmen-Katalog zu dem Fallbeispiel, für das ihr euch entschieden habt. Achtet darauf, dass die gewählten aktivierenden Maßnahmen zu den Bedürfnissen und Interessen der Bewohner passen und gut umzusetzen sind.

Barek möchte nun die von ihm erstellten Maßnahmen umsetzen. Nach jeder Maßnahme bespricht er diese mit der pflegebedürftigen Person, um eventuell noch Verbesserungen vorzunehmen.

10 Rollenspiel! Du und dein Partner beziehungsweise deine Partnerin werdet nun die von euch erstellten aktivierenden Maßnahmen ausprobieren und überprüfen.

Schritt 1: Entscheidet, wer von euch welche Rolle übernimmt.

Schritt 2: Führt das Rollenspiel durch.

Schritt 3: Reflektiert gemeinsam die von euch durchgeführten aktivierenden Maßnahmen. Folgende Leitfragen können euch dabei helfen:

- *Wie hat sich die pflegebedürftige Person bei der Durchführung gefühlt?*
- *Wie war die Durchführung für die pflegende Person?*
- *Wurden die Ziele und Grundsätze der aktivierenden Pflege berücksichtigt?*
- *Was war sehr zeitintensiv?*
- *Gab es bei der Umsetzung eurer Ideen Probleme? Falls ja, wie könnten eure Maßnahmen abgeändert werden, sodass sie besser umsetzbar sind?*
- *Welche Hilfsmittel wären in der Praxis notwendig?*

Reflexion des Rollenspiels:

Folgende Maßnahmen haben sich als gut umsetzbar erwiesen:

Folgende Maßnahmen waren schwierig in der Umsetzung:

Diese Maßnahmen würden wir wie folgt abändern:

Barek hat viel neues gelernt und sich tolle Maßnahmen zur aktivierenden Pflege überlegt.

11 Gib nun abschließend eine persönliche Bewertung zur Bearbeitung der Lernaufgabe ab.

Das war **a**usgezeichnet:

Das war **k**omisch:

Das war **t**ricky:

Das war **i**nteressant:

Das war **v**erbesserungswürdig:

Abschluss

Handlungsprodukte	erledigt am:	Unterschrift:
Hineinversetzen in pflegebedürftige Person		
Interview zwischen Barek und Frau Schorr lesen und markieren		
Beispiele für aktivierende Pflege auswählen		
Berichtshefteintrag schreiben		
Maßnahmenkatalog erstellen		
Rollenspiel und Reflexion		
Bewertung		

Hier noch ein Feedback deiner Lehrkraft an dich:

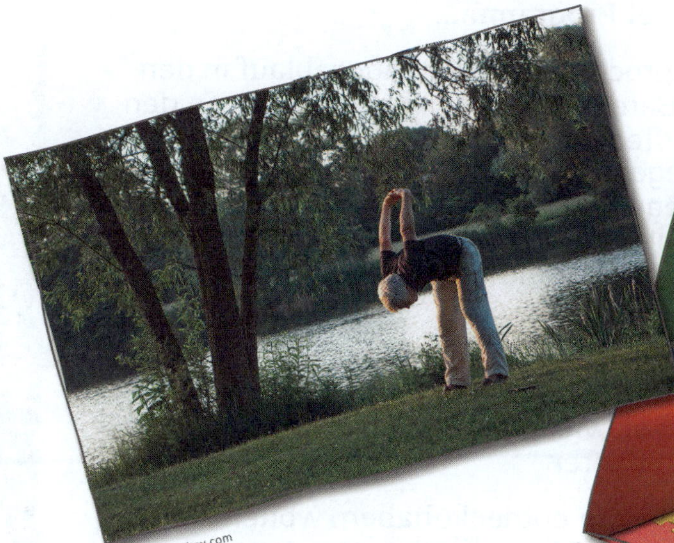

© cnort – pixabay.com

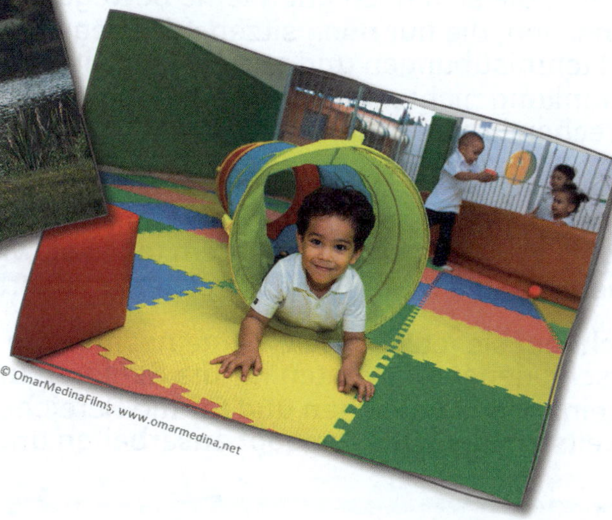

© OmarMedinaFilms, www.omarmedina.net

Lernfeld 7: Erziehung, Versorgung, Betreuung und Pflege

Lernaufgabe 7.7: Immer am Ball bleiben!

Ich kann ...

- nachvollziehen, dass es für Kinder und Senioren wichtig ist, ihre Fähigkeiten zu üben.
- erkennen, dass eine Förderung in den Bereichen Bewegung, Sprache und Gedächtnis sowohl für Kinder als auch für Senioren wichtig ist.
- Bewegungsübungen für den Alltag für ältere Menschen vormachen oder
- erklären, was eine Bewegungslandschaft ist und selbst eine Bewegungslandschaft für Kinder erstellen.
- Sprachübungen für ältere Menschen zum Wieder-Sprechen-Lernen vormachen oder
- sprachfördernde Übungen für Kinder vormachen.
- Gedächtnisübungen für Senioren durchführen oder
- Gedächtnisspiele für Kinder erfinden und durchführen.

Zeitumfang:
14 Unterrichtsstunden

Ganz schön viel Programm...

In der Schule wird gerade darüber gesprochen, wie der Tagesablauf in den verschiedenen Einrichtungen abläuft. Barek erzählt ganz begeistert von den vielen Aktivitäten für die Senioren im Pflegeheim. Dort gibt es Sportangebote für alle, die sich noch gut alleine bewegen können, aber auch Angebote für Menschen, die nur noch sitzen oder liegen können. Daneben gibt es Gedächtnisübungen und andere Freizeitspiele. Menschen, die z. B. durch eine Erkrankung nicht mehr sprechen können, bekommen spezielle Übungen zum Sprechen lernen gezeigt.

Anna findet, dass das in der KiTa eigentlich ganz ähnlich abläuft. Da gibt es Bewegungsangebote für die Kinder in der Turnhalle und Spiele, die das Gedächtnis trainieren. Außerdem lesen sie viele Bilderbücher und haben viele Spiele, die die Kinder zum Sprechen animieren.

Nachdem sie jetzt so viele Gemeinsamkeiten entdeckt haben, wollen sie die verschiedenen Aktivitäten für die Senioren und die Kinder jetzt genauer miteinander vergleichen und für die Bereiche Motorik, Gedächtnis und Sprache jeweils ein genaues Angebot ausarbeiten und in einer Mappe sammeln.

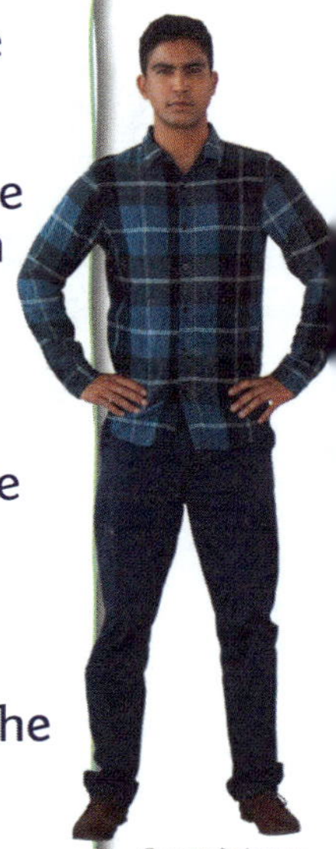

1 Mach dir Gedanken über die bevorstehende Aufgabe. Beantworte dazu folgende Fragen:

Welche Informationen sind wichtig?

Für welche Bereiche sollen die Angebote sein?

Für welche Zielgruppe sollen sie sein?

Was muss dabei beachtet werden?

Barek und Anna wollen sich im Internet erstmal über die verschiedenen Möglichkeiten der Bewegungsangebote informieren und daraus ein eigenes Angebot entwickeln.

2

1. Bildet Dreierteams. Jeder liest einen Text (A, B oder C). Tauscht euch anschließend über die Inhalte aus und vervollständigt den Lückentext (S. 216).
2. Erstellt nun eigene Übungskarten für Bewegungsübungen für Senioren. Benutzt dazu eure Handys und fotografiert euch in den entsprechenden Posen.
3. Für die KiTa überlegt ihr euch eine eigene Bewegungslandschaft. Erstellt dazu eine Skizze oder Karten zu den verschiedenen Stationen.

Bewegungsangebote für Senioren

Recherchiert Übungen im Internet mit den Suchbegriffen: „Bewegungsübungen für Senioren" und „Bewegungsspiele für Senioren"

Bewegung bleibt auch im Alter sehr wichtig. Muskeln unterstützen die Knochen, die im Alter immer schwächer werden. Zudem stärkt Bewegung das Herz-Kreislauf-System und das Immunsystem, was den Körper stark macht gegen Infekte. Mit Bewegung kann man also im Alter gesund bleiben.

Für Senioren gibt es besondere Bewegungsspiele, aber auch einfache Übungen, die im Stehen oder im Sitzen durchgeführt werden können. Besonders sinnvoll sind Übungen, die ganz einfach im Alltag durchgeführt werden können - ohne großem Aufwand oder besondere Hilfsmittel. Bei der Auswahl der Übungen sollte darauf geachtet werden, dass das Gleichwicht, die Beweglichkeit sowie die Arm- und die Beinkraft trainiert werden.

Bewegungsangebote für Kinder

Für die KiTa gibt es sogenannte Bewegungslandschaften. Darunter versteht man Angebote zur Bewegung, drinnen oder draußen, mit verschiedenen Stationen, an denen die Kinder sich frei bewegen und austoben können. Bewegungslandschaften haben einen hohen Aufforderungscharakter, das bedeutet, dass sie Kinder fast von allein dazu bewegen, loszurennen, zu hüpfen, zu klettern, zu rutschen oder ein Hindernis zu überwinden.

Eine bewusst zusammengestellte Bewegungslandschaft enthält Bewegungsherausforderungen, denen Kinder in der Natur von selbst begegnen würden, wie z. B. auf eine Mauer klettern, über Hindernisse springen, einen kleinen Hügel hinunterrutschen, auf einem Baumstamm balancieren. Dabei geht es um großräumige Bewegungsmöglichkeiten und es entsteht aus verschiedenen Bausteinen ein Abenteuerspielplatz im Turnraum der KiTa.

Wer regelmäßig Bewegungslandschaften aufbaut, kann ihnen verschiedene Schwerpunkte geben, sodass eine größere Abwechslung möglich ist:

- **Schwerpunkt Klettern**, z. B. eine Bank in einer Sprossenwand einhängen und mit Matten unterpolstern; verschieden hohen Kästen hintereinander aufstellen, vom obersten kann man auf eine Matte hinunterspringen
- **Schwerpunkt Krabbeln und Kriechen**, z. B. durch einen Kriechtunnel kriechen oder Reifen zwischen Hindernisse einklemmen und abwechselnd darüber klettern und unten drunter durch kriechen, eine Matte über einen Kasten legen und dann darüber krabbeln
- **Schwerpunkt Schwingen**, z. B. schwingen an Schwingringen mit Matten unterlegt, eine Leiter, die auf zwei Kästen liegt, an der man sich entlanghangeln kann, sich an einem Tau von der Decke festhalten und von einem Kasten herunterspringen und hin- und herschwingen.

Bewegungslandschaften sind nicht ungefährlich und müssen gut beaufsichtigt werden!

Schaut euch folgenden Link an bzw. scannt den QR-Code:

https://www.vibss.de/sportpraxis/praxishilfen/kinder/bewegungslandschaften

3

1. Bildet Dreierteams. Jeder liest einen Text (A, B oder C) und schaut sich die QR-Codes an. Tauscht euch anschließend über die Inhalte aus und vervollständigt den Lückentext (S. 216).
2. Danach sollt ihr selbst Übungen für Senioren und Kinder erstellen. Macht dazu Fotos oder Videos oder malt eure Übung auf.

Sprachlernübungen nach Krankheiten

Das Alter bringt für manche Menschen leider auch Krankheiten mit sich, wie z. B. einen Schlaganfall. Davon kann auch die Sprache betroffen sein und die Betroffenen müssen dann sehr mühevoll das Sprechen wieder erlernen. Dabei kann man sie mit speziellen Übungen gut unterstützen.

Das küssende Gesicht

Dabei werden die Lippen wie zu einem Kuss gespitzt und wieder entspannt.

Das Ganze wird einige Male wiederholt.

Unter folgendem Link findet ihr viele weitere Übungen:

Die besten Sprachtherapie-Übungen, um Ihre Stimme zurück zu bekommen (https://www.flintrehab.com/de/schlaganfall-sprachstorung-ubungen/)

Sprachförderung in der KiTa

Kinder lernen Sprechen ganz von selbst und möchten sich stetig weiter entwickeln. Die Fachkräfte in der KiTa können sie dabei mit zahlreichen Methoden unterstützen und die Freude am Sprechen spielerisch stärken. Eine Methode ist das verbessernde Wiederholen, was bedeutet, dass ich das Wort, das das Kind falsch ausgesprochen hat, einfach nochmal richtig wiederhole. Das Kind sollte aber auf keinen Fall dazu aufgefordert werden, das Wort nochmal richtig nachzusprechen, denn dabei wird es sich schlecht fühlen. Auch die Bilderbuchbetrachtung ist eine gute Sprachförderung, denn hierbei werden die Kinder zum Sprechen und Erzählen angeregt. Großen Spaß haben die Kinder vor allem an Fingerspielen und Reimen. Sie fördern den Sprachrhythmus und beziehen dazu noch die Motorik und das Gedächtnis ein.

Das ist der Daumen,
der schüttelt die Pflaumen,
der hebt sie auf,
der trägt sie nach Haus
und der Kleine isst sie alle auf.
(Verfasser: unbekannt, da mündlich überliefert)

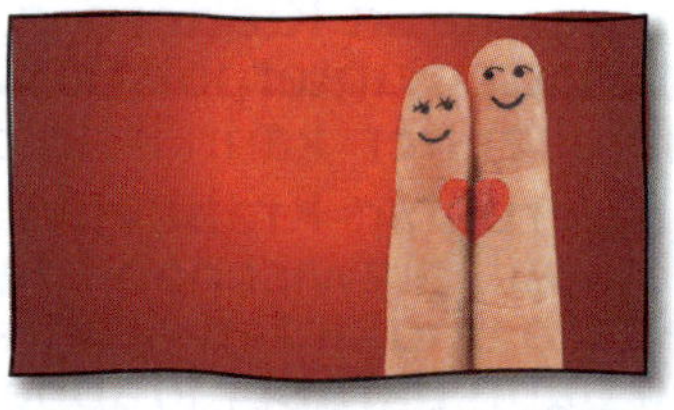

© pixels – pixabay.com

Bewegungen zum Fingerspiel:
Passend zum Text werden die einzelnen Finger gezeigt bzw. mit ihnen gewackelt. Begonnen wird mit dem Daumen, danach folgt der Zeigefinger, der Mittelfinger, der Ringfinger und zum Schluss der kleine Finger.

Hier findet ihr noch viele andere Fingerspiele und Reime:

Fingerspiele - Kinderspiele-Welt.de

https://www.kinderspiele-welt.de/fingerspiele#google_vignette

4

1. Bildet Dreierteams. Jeder liest einen Text (A, B oder C). Tauscht euch anschließend über die Inhalte aus und vervollständigt den Lückentext (S. 216).
2. Erstellt nun eigene Gedächtnisübungen für Senioren. Schreibt dazu eine Anleitung.
3. Entwickelt ein eigenes Gedächtnisspiel für die KiTa.

Bereich Gedächtnis

Gedächtnisübungen Senioren

Gerade im Alter ist es wichtig, das Gedächtnis fit zu halten. Viele ältere Menschen vergessen Dinge und haben eine schlechtere Gedächtnisleistung – das bringt der Alterungsprozess des Körpers leider mit sich. Genau aus diesem Grund sollten Senioren unbedingt etwas dafür tun, dass ihr Gedächtnis weiter trainiert wird. Dies kann passieren durch Lesen, Unterhaltungen mit anderen Menschen oder durch spezielle Übungen.

Eine Übung ist z. B. das sinnvolle Ergänzen von fehlenden Buchstaben. Bei dieser Übung fehlen im mittleren Kasten zwei Buchstaben, damit die beiden Wörter VOGEL und GELDER gebildet werden können.

| VO | G?? | DER |

Hier findet ihr viele verschiedene Gedächtnisübungen für Senioren.
Mental-Aktiv.de | Übungen zum Download (mental-aktiv.de)

Scanne den QR-Code!

Gedächtnisspiele für Kinder

Das **Lernen mit allen Sinnen fördert bei Kindern das Vertiefen von Kenntnissen und die Verankerung von Erfahrungen** tief im Gedächtnis. Da allerdings das Langzeitgedächtnis erst ab dem Schulalter zuverlässiger funktioniert, sollten Erfahrungen und Erkenntnisse durch regelmäßige Wiederholung vertieft werden.

Spielidee: Aktionstablett „Was fehlt denn hier?“
Material: Alltagsgegenstände und Tablett
So geht's: Verteile die Gegenstände auf dem Tablett. Die Kinder dürfen sich nun alles einige Zeit anschauen und einprägen. Dann schließen alle die Augen und du entfernst einen der Gegenstände. Die Kinder öffnen nun wieder die Augen und raten, welcher Gegenstand entfernt wurde.

Wenn du mehr Infos hierzu benötigst, scanne den QR-Code!

https://www.betzold.de/blog/kognitive-entwicklung-kindergarten/

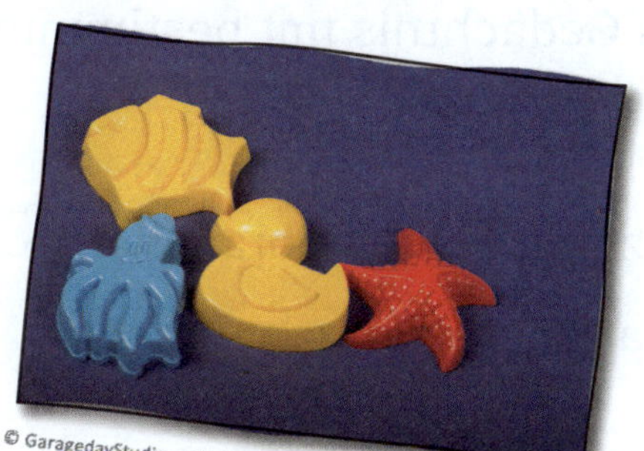

© GaragedayStudio – stock.adobe.com

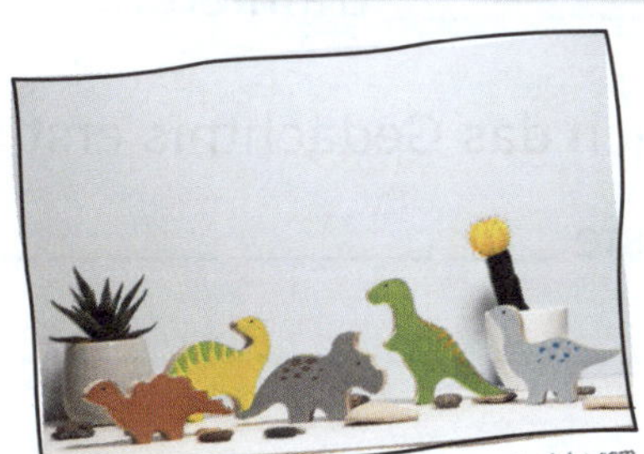

© Edgars – stock.adobe.com

Bevor Anna und Barek ihre eigenen Übungen erstellen, wollen sie die ganzen neuen Informationen erstmal zusammenstellen und ordnen.

5 Vervollständige den folgenden Lückentext mit den Informationen aus den drei Texten.

Lies in den Texten nach, wenn du etwas nicht mehr weißt!

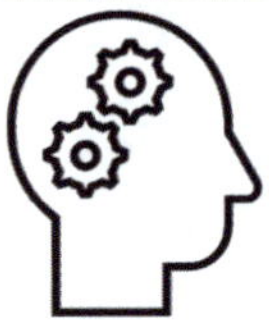

Bewegung ist wichtig für Senioren, damit sie ______________________.

Gut geeignet sind dabei Übungen, die die Senioren in ihrem _____________ umsetzen können.

Für Kinder sind sogenannte _________________________ gut geeignet. Dabei lernen sie ____.

Durch ___________________ können Senioren ihre Sprachfähigkeit verlieren und können durch spezielle Übungen das Sprechen wieder _____________.

Sprachförderung in der KiTa geschieht durch verschiedene Methoden

1.____

2. ____

3. ____

Das Alter bringt es mit sich, dass die _______________________________ abnimmt. Um das zu verhindern, muss man das Gedächtnis mit bestimmten __________________________ trainieren.

Bei Kindern bildet sich das Gedächtnis erst ganz neu aus. Sie brauchen Übungen, in denen sie ____________________ sammeln können und brauchen viele _________________________.

Anna und Barek haben jetzt zu jedem der drei Bereiche die Übungen ausprobiert und ihre eigenen Übungen erstellt. Diese müssen nur noch in einer Mappe oder einem Ordner gesammelt werden, damit sie sie immer griffbereit haben.

6 Entscheidet euch im Team, ob ihr ein Angebot für Senioren oder für Kinder erstellen wollt. Kreuzt an. Legt anschließend gemeinsam die Inhalte und Gestaltung eurer Angebotsmappe fest.

Kinder ☐ Senioren ☐

Bewegung	Sprache	Gedächtnis

7 Stellt nun zu jedem der drei Bereiche eure Übungen jeweils für Senioren oder für Kinder zusammen und gestaltet eure Mappe.

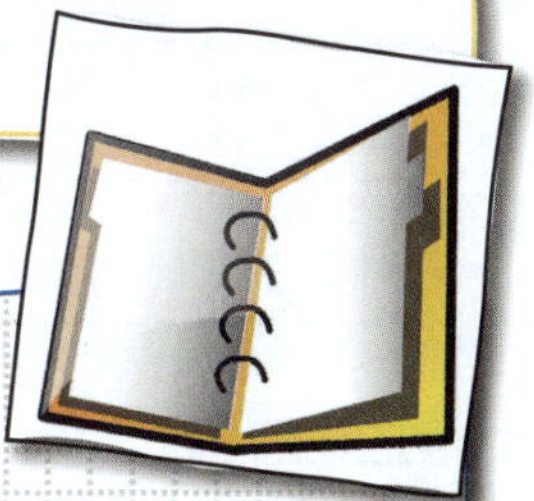

Ihr habt eure Aufgabe erledigt und Anna und Barek beim Erstellen ihrer Aktivitätensammlung gut unterstützt.

8 Präsentiert der Klasse eure Ergebnisse und gebt anderen ein Feedback.

Rückmeldung von ____

Für ____

Die Bereiche Bewegung, Gedächtnis und Sprache sind vorhanden:

Die Übungen fördern den speziellen Bereich:

Die Übungen sind für Senioren oder Kinder geeignet:

Die Übungen machen Spaß:

Die Übungen sind in einer Mappe gesammelt:

Folgende Änderungen nehme ich an meiner Mappe vor:

____

____

____

____

____

____

Anna und Barek können die Mappe in der KiTa und im Pflegeheim zur Verfügung stellen. Sie bedanken sich für eure Unterstützung.

9 Bewerte mit Hilfe der Karten dein Arbeitsverhalten in dieser Woche. Vervollständige die Sätze.

Für das nächste Mal nehme ich mir vor...

Damit bin ich dieses Mal besonders zufrieden...

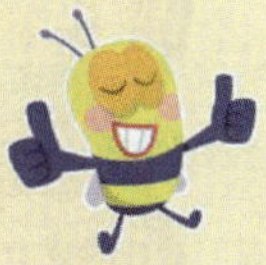

Diese Woche konnte ich jemandem dabei helfen...

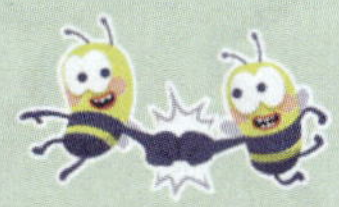

Diese Woche hatte ich Schwierigkeiten...

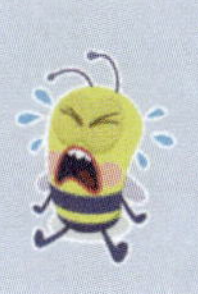

Abschluss

Handlungsprodukte	erledigt am:	Unterschrift
Fragen zum Text		
Bewegungsübungen		
Gedächtnisübungen		
Sprachübungen		
Feedback		
Bewertung mit Karten		

In Lernfeld 7 habe ich Lernaufgaben zur Unterstützung und Förderung der Entwicklung bearbeitet.

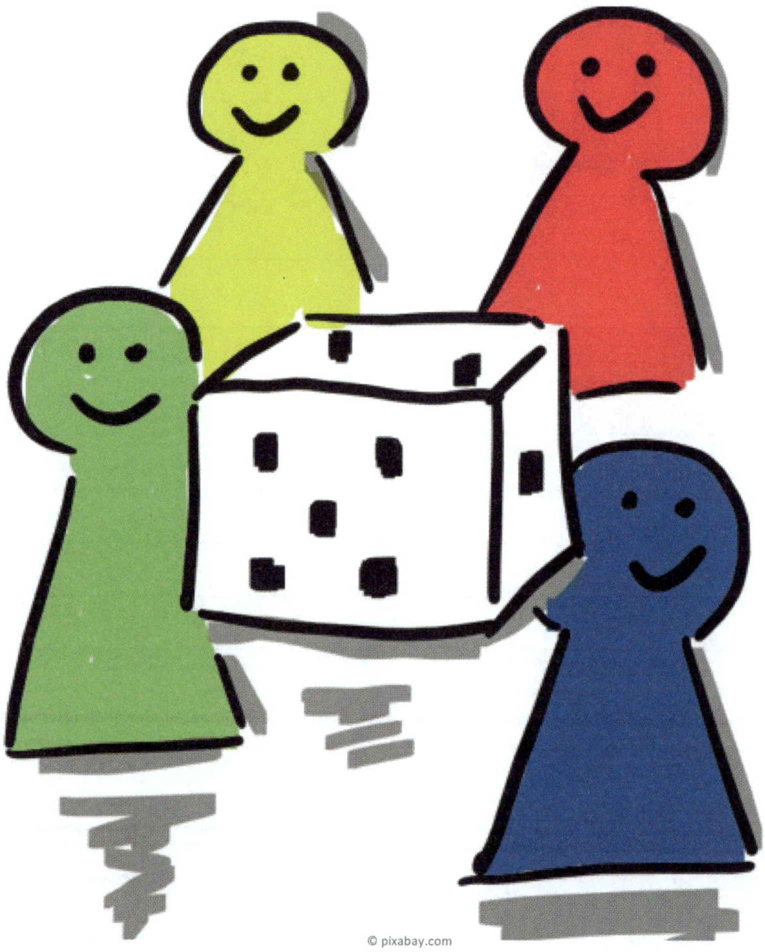

© pixabay.com

Berufsfachschule - Fachstufe II

Berufliche Kompetenz

Fachrichtung Gesundheit und Soziales

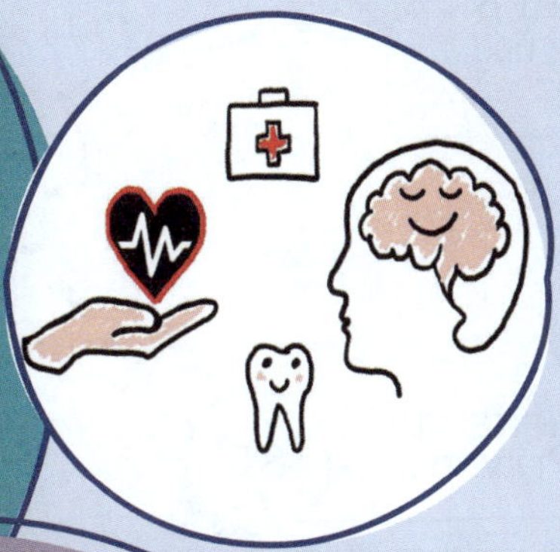

Lernfeld 8

Stärkung von Resilienz und Förderung der Gesundheit

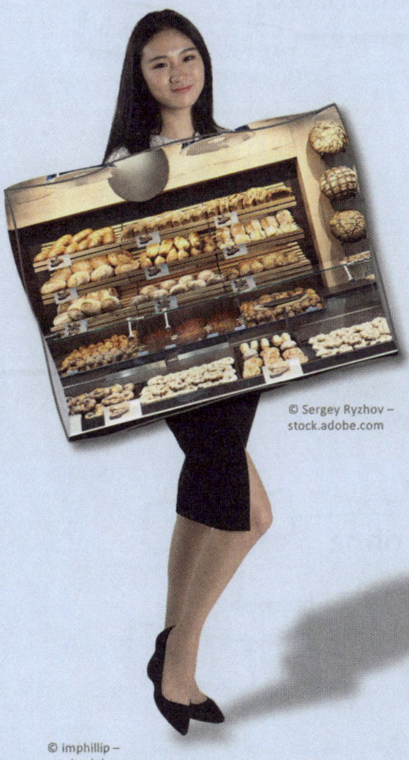

© Sergey Ryzhov – stock.adobe.com

© imphillip – stock.adobe.com

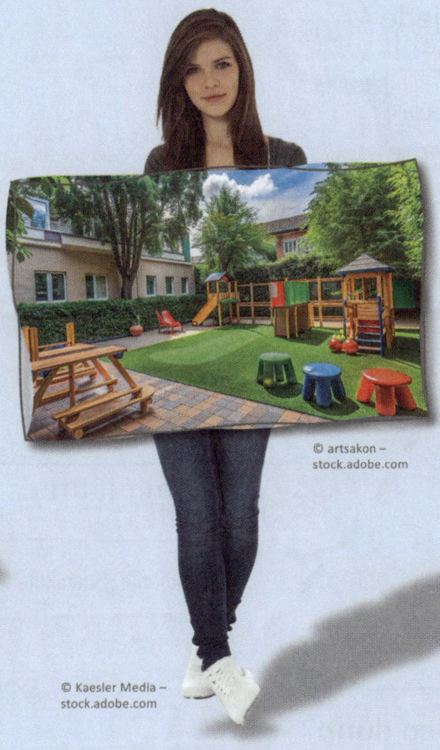

© artsakon – stock.adobe.com

© Kaesler Media – stock.adobe.com

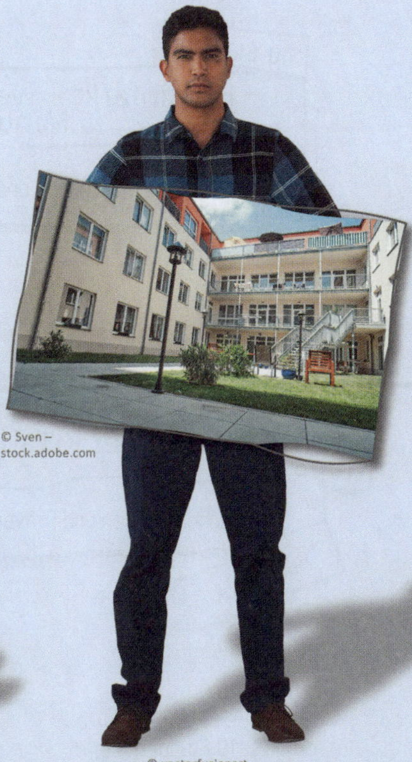

© Sven – stock.adobe.com

© vectorfusionart – stock.adobe.com

Lernaufgaben

Diese Lernaufgaben erwarten dich in Lernfeld 8

Lernfeld 8
Stärkung von Resilienz und Förderung der Gesundheit

8.1 Geht es dir gut? – 11 Stunden
Einflussfaktoren auf Gesundheit und Resilienz
Umfrage

8.2 Zivilisationskrankheiten und Prävention – 7 Stunden
Zivilisationskrankheiten, Stufen der Prävention
Präventions-Mobile

8.3 Muss Zähneputzen wirklich sein? – 8 Stunden
Entstehung und Prävention von Karies
Projekttag

8.4 Der Gewichtsverlust des alten Menschen – 7 Stunden
Ursachen, Folgen und Prävention von Untergewicht
Präventionsratgeber

8.5 Das metabolische Syndrom – 10 Stunden
Entstehung, Folgen und Prävention
Beratungsgespräch

8.6 Herzinfarkt – wenn jede Minute zählt – 10 Stunden
Entstehung, Prävention und Therapie
Lernfächer

8.7 Wer rastet, der rostet! – 7 Stunden
Entstehung und Prävention von Arthrose
Info-Material

8.8 Stress in der KiTa! – 10 Stunden
Ursachen, Folgen und Prävention
Buddybook

8.9 Bei mir läuft es auch ohne Stoff! – 12 Stunden
Suchtstoffe, Suchtkriterien, Suchtverlauf
Diskussionsrunde

8.10 Warum ist Sonja so dünn? – 10 Stunden
Formen, Ursachen und Prävention von Essstörungen
Informationsbroschüre

Lernfeld 9
Verantwortungsbewusster Umgang mit Medien

Anna, Barek und Celina

Anna, Barek und Celina werden dich durch die Lernaufgaben führen. Sie besuchen auch die Berufsfachschule für Gesundheit und Soziales. Gemeinsam mit ihnen wirst du nun auch in der BFS II viel Neues lernen.

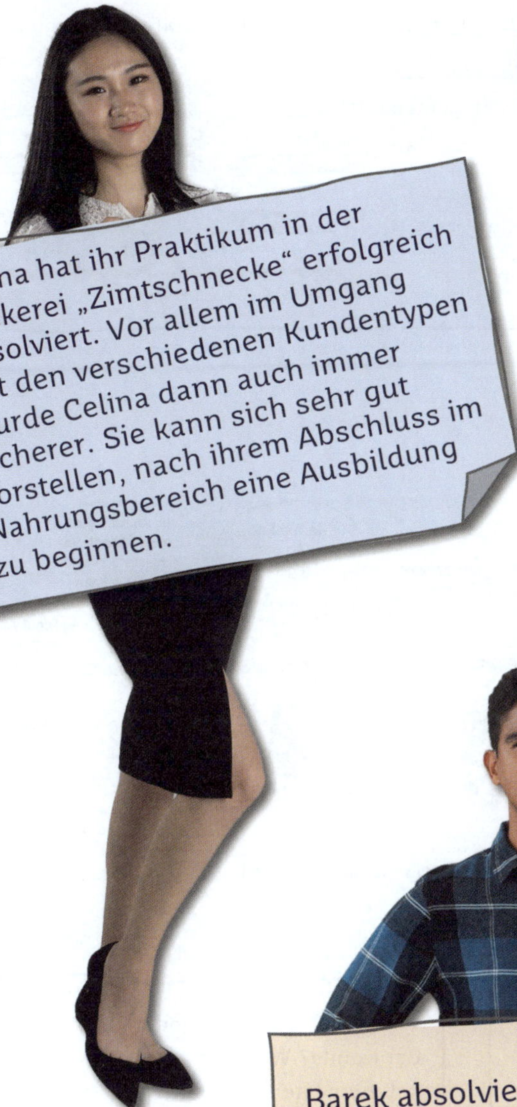

Celina hat ihr Praktikum in der Bäckerei „Zimtschnecke“ erfolgreich absolviert. Vor allem im Umgang mit den verschiedenen Kundentypen wurde Celina dann auch immer sicherer. Sie kann sich sehr gut vorstellen, nach ihrem Abschluss im Nahrungsbereich eine Ausbildung zu beginnen.

© imphillip – stock.adobe.com

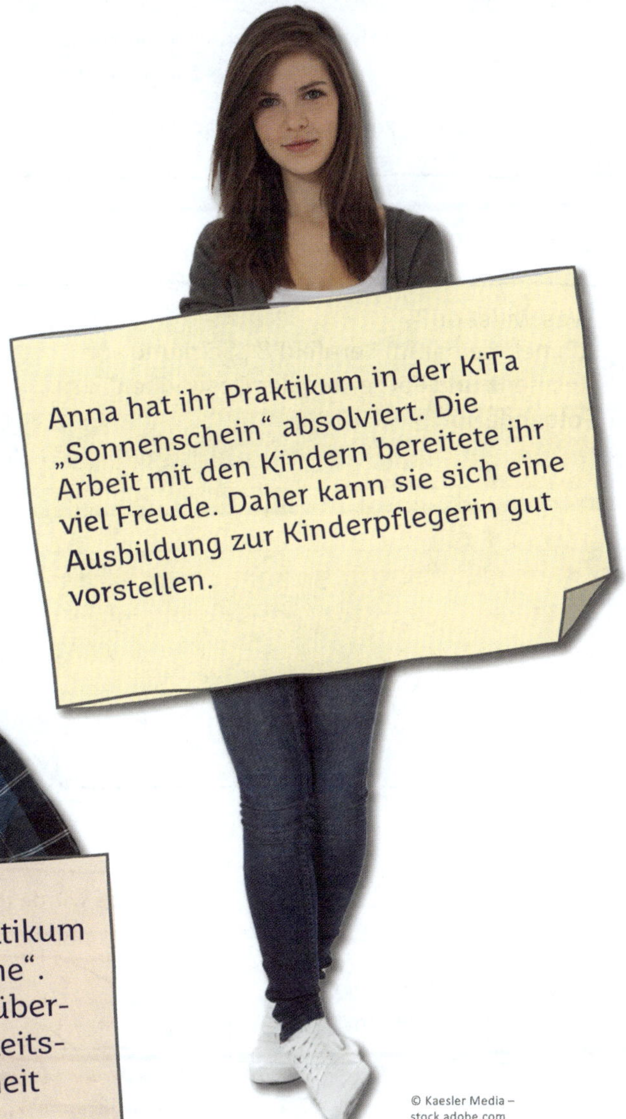

Anna hat ihr Praktikum in der KiTa „Sonnenschein“ absolviert. Die Arbeit mit den Kindern bereitete ihr viel Freude. Daher kann sie sich eine Ausbildung zur Kinderpflegerin gut vorstellen.

© Kaesler Media – stock.adobe.com

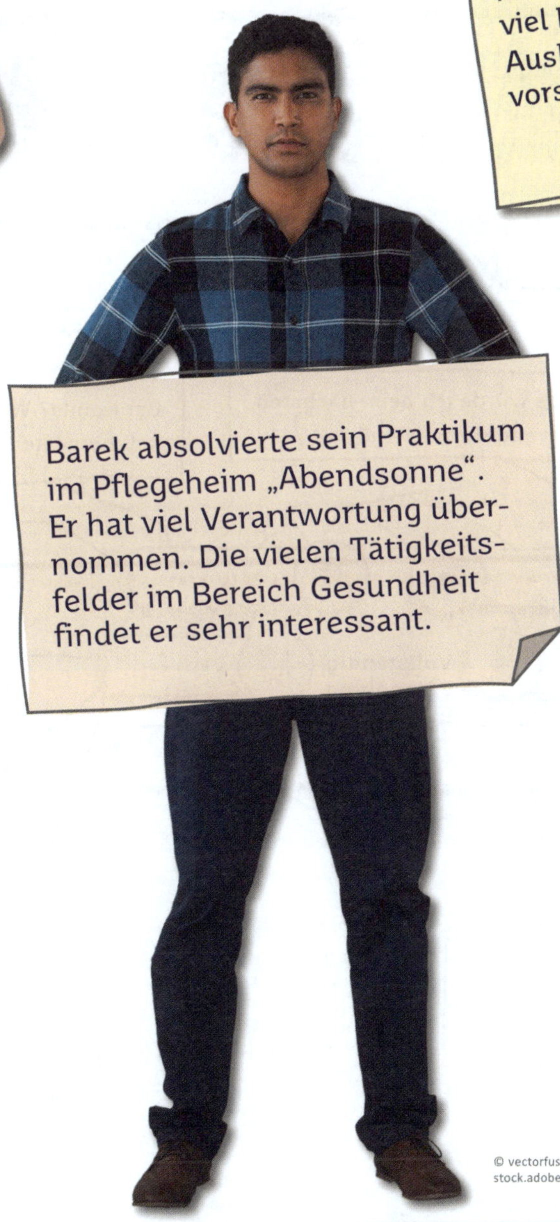

Barek absolvierte sein Praktikum im Pflegeheim „Abendsonne“. Er hat viel Verantwortung übernommen. Die vielen Tätigkeitsfelder im Bereich Gesundheit findet er sehr interessant.

© vectorfusionart – stock.adobe.com

In den Lernaufgaben löst du berufliche Aufgabenstellungen nach dem Prinzip der „vollständigen Handlung“.

Um Arbeitsaufträge und Problemstellungen zu bewältigen, brauchst du Strategien! Damit du dir gute Strategien aneignen kannst, bearbeitest du Lernaufgaben nach dem Prinzip der „vollständigen Handlung“.
Idealerweise geht man so in einem Beruf vor, um Arbeitsaufträge erfolgreich zu meistern.
Wenn du in den kommenden Lernfeldern immer wieder Aufträge und Problemstellungen in der vollständigen Handlung löst, wirst du viele Kompetenzen aufbauen.
Du wirst schließlich viel wissen und viel können! Aber du musst auch wollen!

⇨ Dann bist du kompetent und kannst herausfordernde Probleme lösen.

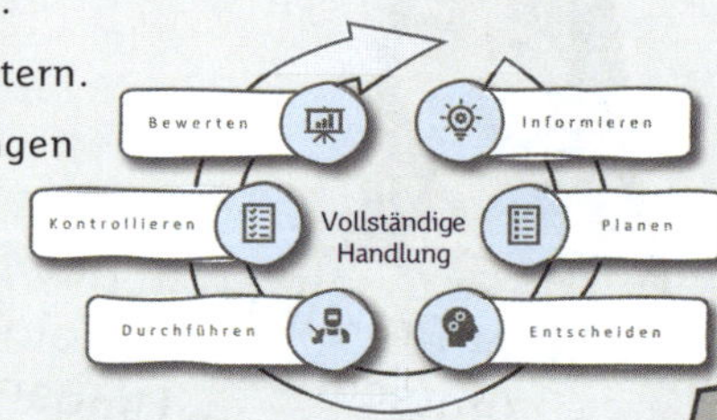

Was willst du?
Ich nehme mir im Lernfeld 8 „Stärkung von Resilienz und Förderung der Gesundheit“ das Folgende vor:

....

....

....

....

....

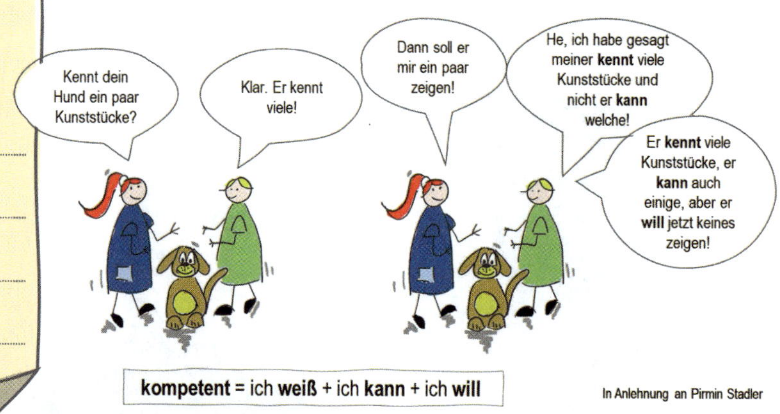

In Anlehnung an Pirmin Stadler

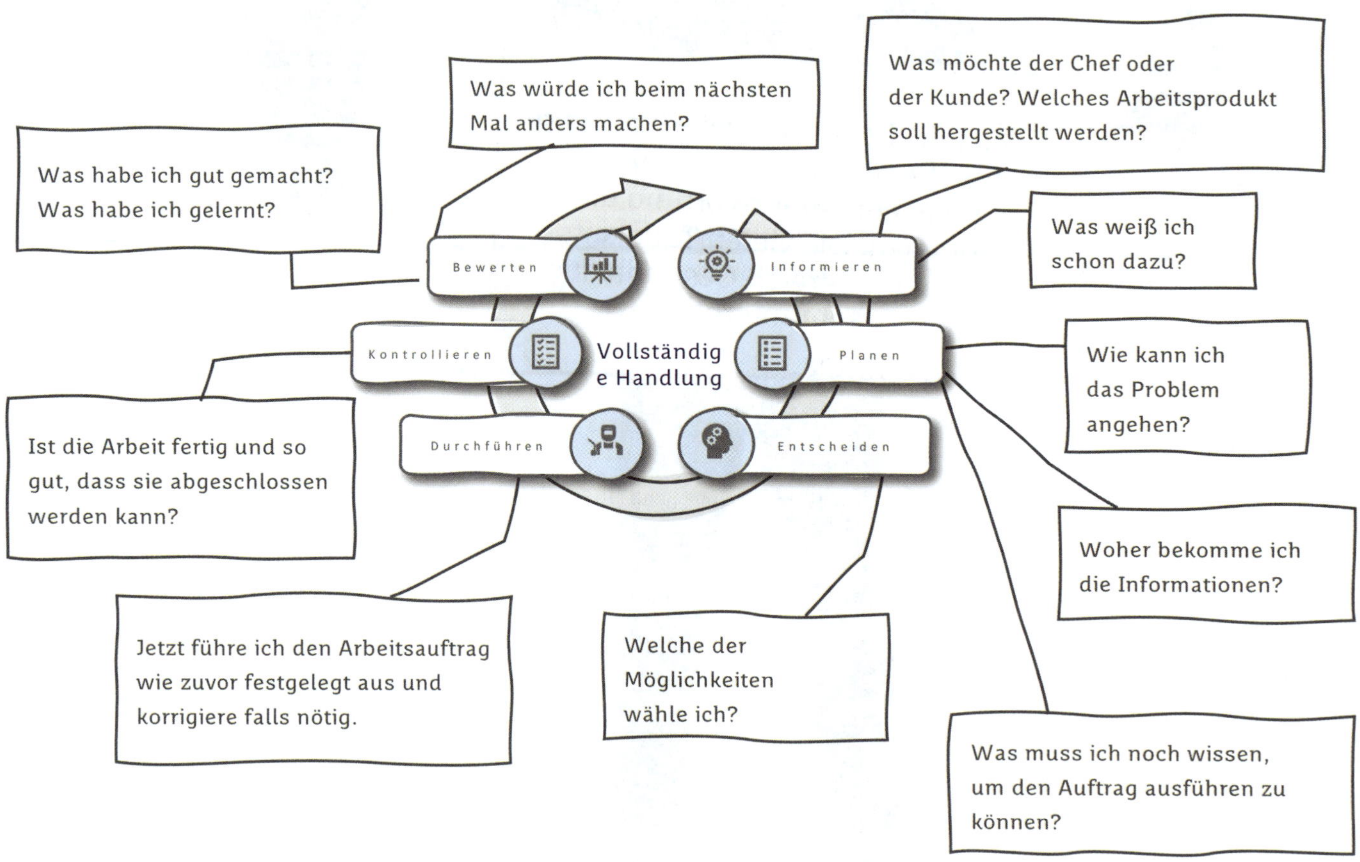

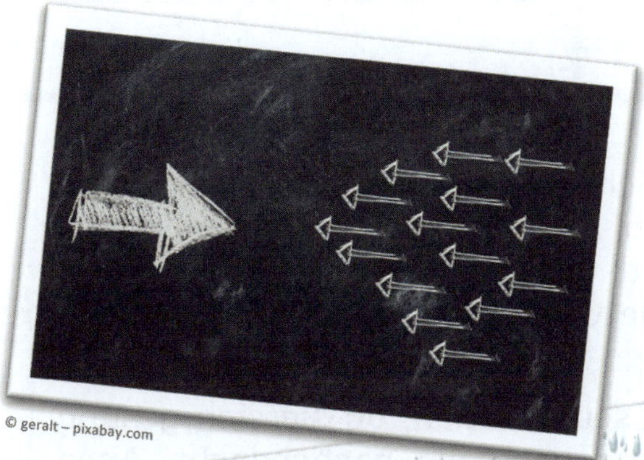

© geralt – pixabay.com

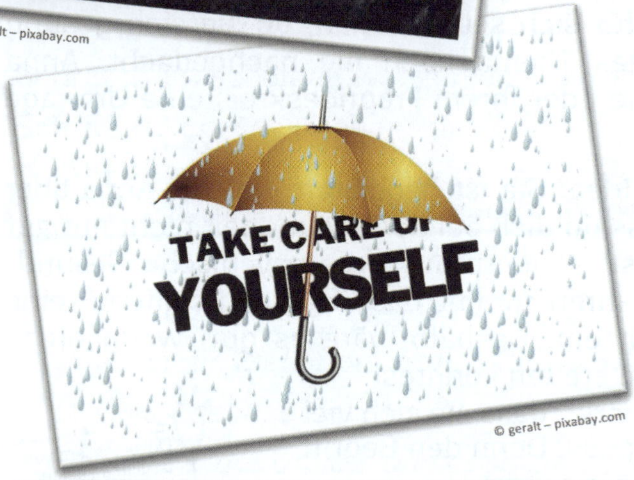

© geralt – pixabay.com

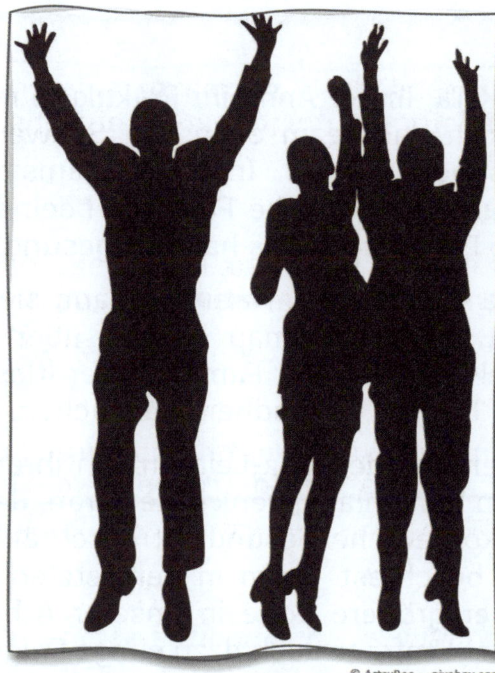

© ArtsyBee – pixabay.com

Lernfeld 8: Stärkung von Resilienz und Förderung der Gesundheit

Lernaufgabe 8.1: Geht es dir gut? – Gesundheit und Resilienz

Ich kann ...

- den Begriff „Gesundheit“ beschreiben.
- Einflussfaktoren auf die Gesundheit nennen.
- den Risiko- und Schutzfaktoren zur Salutogenese Beispiele zuordnen.
- den Begriff „Resilienz“ beschreiben.
- Faktoren nennen, die die Resilienz bei Kindern und Jugendlichen fördern.
- die Bedeutung von Gesundheit und Resilienz für mich selbst, meine Mitmenschen und die Gesellschaft erklären.
- eine Umfrage zum Thema „Gesundheit und Resilienz“ planen, durchführen und auswerten.
- mich mit meinen Gruppenmitgliedern auf eine gemeinsame Vorgehensweise einigen.
- meinen Mitschülerinnen und Mitschülern ein konstruktives Feedback zur ihrer Umfrage geben.
- mein eigenes Arbeitsverhalten und das meiner Gruppe kritisch reflektieren.

Zeitumfang:
11 Unterrichtsstunden

Die KiTa, in der Anna ihr Praktikum macht, möchte sich weiterentwickeln. Dabei ist sich das Team einig: Ein Schwerpunkt der KiTa soll ab sofort das Thema „Gesundheit" sein. In einer Teamsitzung wird diskutiert: Was ist über-haupt Gesundheit? Welche Faktoren beeinflussen die Gesundheit der Kinder und des KiTa-Personals? Was hält uns gesund?

Anna ist erstaunt. Natürlich kann sie für sich selbst sagen, ob sie sich gesund fühlt. Aber so genau hat sie über das Thema noch nie nachgedacht. Anna beschließt, in ihrer Familie, ihrer Klasse oder ihrem Freundeskreis eine Umfrage zum Thema „Gesundheit" zu machen.

Sie erzählt der KiTa-Leiterin von ihrer Idee. Sie ist begeistert, hat für Anna aber einen Vorschlag: „Denk bitte daran, dass du dich bei der Gesundheit nicht nur auf die körperliche Gesundheit beschränkst, sondern auch die psychische Gesundheit beachtest. Denn in den letzten Jahren nimmt das Thema „Resilienz" eine immer größere Rolle in unserer Arbeit ein. Deshalb wäre es gut, wenn du in deiner Umfrage auch dazu einige Fragen stellen könntest."
Anna möchte das gerne tun. Doch sie merkt, dass sie sich viel genauer mit dem Thema beschäftigen muss. Denn den Begriff „Resilienz" hat sie beispielsweise noch nie gehört.

Dokumentiere von Beginn an deinen Lernweg in der Tabelle, siehe Seite S 237.

1 Fasse die wichtigsten Informationen aus der Situation stichwortartig zusammen.

Was? Wo? Wann? Warum? …

Meine Zusammenfassung:

2 Denke eine Minute über die Frage nach: „Was hält mich gesund?" Notiere anschließend hier deine Gedanken.

Anna beginnt direkt, sich über das Thema „Gesundheit“ zu informieren. Im Internet sucht sie nach einer Definition des Begriffs und nach Faktoren, die unsere Gesundheit beeinflussen.

3 Lies dir den Informationstext aufmerksam durch.
Beschreibe den Begriff „Gesundheit“. Erläutere anschließend die einzelnen Bereiche des Begriffs „Gesundheit“ mit eigenen Beispielen.

Die Weltgesundheitsorganisation (WHO) hat bereits 1948 folgende Definition von Gesundheit aufgestellt: „Gesundheit ist ein Zustand des vollständigen körperlichen, seelischen und sozialen Wohlbefindens und nicht nur das Freisein von Krankheit oder Gebrechen.“ Zu den Einflussfaktoren auf die Gesundheit gehört zum einen der eigene Körper, zum Beispiel mein Alter, meine Gene (das sind die Erbanlagen eines Menschen) und mein Geschlecht. Diese Dinge kann man meist nicht verändern. Natürlich beeinflusst auch die Lebensweise meine Gesundheit: Treibe ich Sport? Ernähre ich mich gesund? Schlafe ich genug? Man kann meistens selbst bestimmen, wie man lebt. Die Beziehungen zu meiner Familie, Freunden, Mitschülerinnen und Mitschülern und anderen Menschen sind ebenfalls wichtig für die Gesundheit. Sie hat auch mit meiner unmittelbaren Umgebung, also meiner Arbeit, meinem Zuhause und mit der Stadt, in der ich lebe, zu tun. Auch meine Umwelt beeinflusst meine Gesundheit: das Land, in dem man lebt, die Politik und Gesetze, die Wirtschaft, das Wetter und die Natur.

<u>Der Begriff „Gesundheit“ bedeutet...</u>

<u>Die einzelnen Bereiche des Begriffs „Gesundheit“ bedeuten...</u>

✓ körperliches Wohlbefinden ist z. B.

✓ seelisches Wohlbefinden ist z. B.

✓ soziales Wohlbefinden ist z. B.

Nun möchte sich Anna mit den Einflussfaktoren auf die Gesundheit genauer auseinandersetzen.

4 (1) Erstelle mithilfe des Informationstextes auf Seite 227 eine Mindmap zu den Einflussfaktoren auf die Gesundheit.
(2) Erläutere anschließend anhand je eines Beispiels, wie diese Einflussfaktoren die Gesundheit eines Menschen beeinflussen können.

(1) Mindmap

Einflussfaktoren auf die Gesundheit

(2)

Zum Beispiel: Ein älterer Mensch kann schneller krank werden als ein jüngerer Mensch.

Anna kennt nun die Einflussfaktoren auf die Gesundheit. Bei ihren Recherchen hat sie häufig den Begriff „Salutogenese“ gelesen und will nun herausfinden, was dieser Begriff bedeutet.

(5) Lies dir den Informationstext aufmerksam durch. Ordne anschließend die untenstehenden Begriffe den Risikofaktoren oder Schutzfaktoren zu.

Der Begriff „Salutogenese“ bedeutet soviel wie Gesundheitsentstehung oder Ursprung von Gesundheit. Hierbei beschäftigt man sich mit Faktoren, die man braucht, um gesund zu werden und es auch zu bleiben. Somit ist die Salutogenese das Gegenstück zur Pathogenese, die sich mit der Entstehung und Entwicklung einer Krankheit beschäftigt. Dabei geht man nicht davon aus, dass ein Mensch entweder völlig gesund oder krank ist. Vielmehr stellt man sich die Frage, warum manche Menschen z. B. bei Stress oder Kontakt mit Krankheitserregern gesund bleiben, während andere krank werden. Denn jeder Mensch ist Risikofaktoren ausgesetzt, die ihn krank machen können. Jedoch besitzt man mehr oder weniger starke bzw. viele Schutzfaktoren, die vor einer Erkrankung schützen.

Hobbys / Streit / Unterstützung durch Familie + Freunde / Geldsorgen / Rauchen + Alkohol / Krankheitserreger / gutes Immunsystem / Haustiere / guter Umgang mit Gefühlen / Umweltverschmutzung / Lärm / Stress / Entspannung / Selbstvertrauen / sicherer Arbeitsplatz / Trennung / Todesfälle

Was hält den Menschen gesund? – Das Modell der Salutogenese

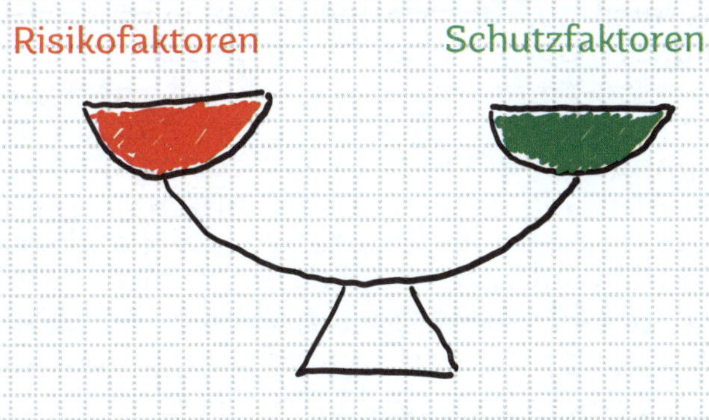

Abbildung selbst erstellt

Zum Thema „Gesundheit“ ist Anna nun gut informiert. Sie erinnert sich daran, dass die KiTa-Leiterin auch von „Resilienz“ gesprochen hat. Dieser Begriff ist ihr im Zusammenhang mit der Salutogenese mehrfach begegnet.

6 Lies dir den Informationstext aufmerksam durch.
Ergänze anschließend die beiden Satzanfänge („Resilienz ist die Fähigkeit ...“ und „Zur Entwicklung von Resilienz brauchen Kinder ...“) mit jeweils drei Beispielen.

Der Begriff „Resilienz“ bezeichnet die Fähigkeit, Krisen, Dauerbelastungen und neue Herausforderungen erfolgreich zu meistern. Sie ist eine „innere Stärke“, daher nennt man sie auch das „Immunsystem der Psyche“ oder den „Schutzschirm der Seele“. Wichtig ist: Resilienz ist nicht angeboren, sondern erlernbar. Kein Mensch ist immer gleich widerstandsfähig. Zu den wichtigsten Faktoren, die die Entwicklung von Resilienz beeinflussen, gehören die Person selbst, ihre Lebensumwelt und ihre Lebensbedingungen.

Resiliente Kinder sind sich sicher, dass sie schwierige Situationen erfolgreich meistern werden. Sie gehen Probleme aktiv an und warten nicht ab, bis das Problem von anderen Personen gelöst wird. Sie kennen ihre Stärken und Schwächen und wissen deshalb auch, welche Dinge und Situationen sie nicht beeinflussen können. Diese Fähigkeiten führen dazu, dass Stress- und Problemsituationen weniger als Belastung, sondern eher als Herausforderung wahrgenommen werden. Und wenn eine Herausforderung gemeistert wurde, geht man gestärkt aus dieser Situation hervor.

Neben diesen persönlichen Fähigkeiten trägt aber auch die Lebensumwelt und die Lebensbedingungen des Kindes zur Entwicklung von Resilienz bei. Wichtig ist eine stabile, liebe- und respektvolle Beziehung zu mindestens einem Erwachsenen. Ein Erziehungsstil, der durch Wertschätzung und Akzeptanz dem Kind gegenüber geprägt ist, fördert ebenso die Resilienz. Das gilt auch für weitere Personen wie z. B. Großeltern, Freunde, Lehrer, die dem Kind Mut zusprechen und vorleben, wie man schwierige Situationen im Alltag bewältigt.

<u>Resilienz ist die Fähigkeit...</u>

-
-
-

<u>Zur Entwicklung von Resilienz brauchen Kinder...</u>

-
-
-

Anna hat gelernt: Gesundheit und Resilienz sind wichtige Bestandteile des Lebens und der Lebensqualität. Sie beeinflussen das eigene Leben, das Leben der Mitmenschen und die Gesellschaft, in der man lebt.

7 Arbeite mit deinem Banknachbarn zusammen: Überlegt euch gemeinsam, welche Vorteile Gesundheit und Resilienz für euch selbst, eure Mitmenschen und die Gesellschaft haben.
Tragt eure Ergebnisse anschließend in die Mindmap ein.

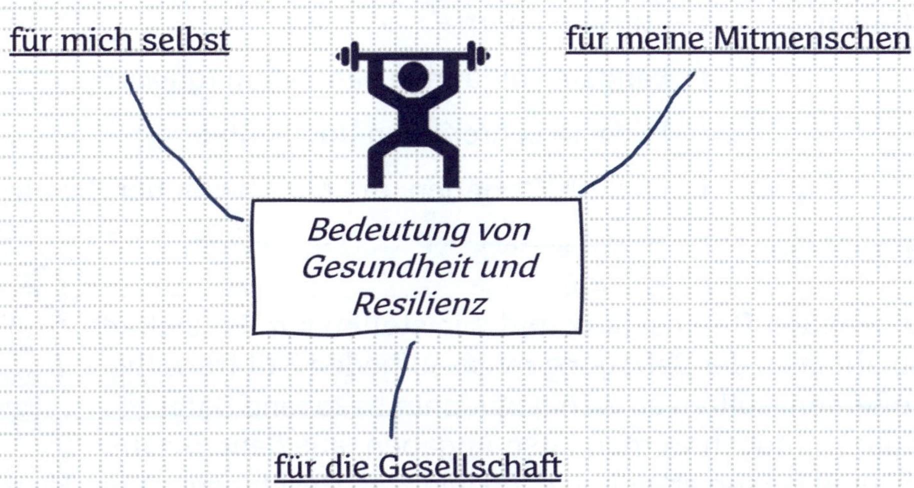

Anna hat jetzt alle notwendigen Informationen gesammelt, um mit der Planung ihrer Umfrage zu beginnen. Denn dabei gibt es einiges zu beachten!

8 Arbeitet nun in Vierer-Gruppen zusammen.
Plant Schritt für Schritt eure Umfrage: Lest euch jedes Kästchen mit Leitfragen und Hinweisen durch. Trefft anschließend gemeinsam eure Entscheidungen.

1. Wie wollen wir unsere Befragung durchführen und wen wollen wir befragen?
Zuerst müsst ihr euch entscheiden, in welcher Form ihr die Umfrage durchführen wollt: mit einem Fragebogen oder einem persönlichen Interview?
Dann muss geklärt werden, wer überhaupt befragt werden soll. Da die Befragung von Minderjährigen in Schulen ohne Genehmigung des Ministeriums für Bildung und Kultur sowie der Eltern nicht erlaubt ist, dürft ihr nur volljährige Personen befragen.

Unsere Entscheidungen:

Wir machen
( ) einen Fragebogen
( ) ein Interview

Wir befragen
( ) unsere Eltern
( ) andere volljährige Familienmitglieder
( ) unsere Lehrerinnen und Lehrer
( ) Mitarbeiterinnen und Mitarbeiter der Schule

2. Was bedeutet Datenschutz und wie stellen wir ihn sicher?
Die Teilnahme an der Befragung muss auf jeden Fall freiwillig sein! Außerdem sollten so wenig personenbezogene Daten wie möglich erhoben werden (also Angaben, aus denen man eine einzelne Person erkennen kann wie z. B. Geschlecht, Alter, Herkunftsland).

Nutze dazu dein Wissen aus Informatische Bildung bzw. Wirtschafts- und Sozialkunde.

Unsere Entscheidungen:

Wir erfassen an personenbezogenen Daten
( ) Alter
( ) Geschlecht
( ) Nationalität
( ) Körpergröße und Gewicht
( ) Beruf

Wählt hier **ZWEI** Beispiele aus!

3. Was wollen wir wissen?
Egal, wofür ihr euch bisher entschieden habt: Für eure Umfrage braucht ihr immer einen Fragebogen oder einen Interviewleitfaden. Dabei kann man zwischen offenen und geschlossenen Fragen unterscheiden. Bei offenen Fragen (z. B. Was tun Sie für Ihre Gesundheit?) kann man mit eigenen Worten antworten. Bei geschlossenen Fragen sind verschiedene Antworten vorgegeben und die Befragten können daraus auswählen (z. B. Für meine Gesundheit mache ich: a) Sport, b) ernähre mich gesund, c) rauche nicht, ...).

Unsere Entscheidungen:

Kombiniert geschlossene und offene Fragen!

Wir stellen zum Thema „Gesundheit und Resilienz" die folgenden **ZEHN** Fragen:

Frage 1: ____

Frage 2: ____

4. Wie werten wir unsere Ergebnisse aus?
Bei geschlossenen Fragen werden die Antworten mithilfe einer Strichliste ausgezählt. Es können dann Häufigkeiten berechnet werden. Bei offenen Fragen werden die einzelnen Antworten, die die Befragten gegeben haben, angegeben. Dabei könnt ihr ähnliche Antworten zusammenfassen.

5. Wie präsentieren wir die Ergebnisse?
Auf einem Plakat, in einer PowerPoint-Präsentation, ...

<u>Unsere Entscheidungen</u>:

Wir machen ( ) ein Plakat
( ) eine PowerPoint-Präsentation
( ) ______________________________

Beispiel für einen Fragebogen:

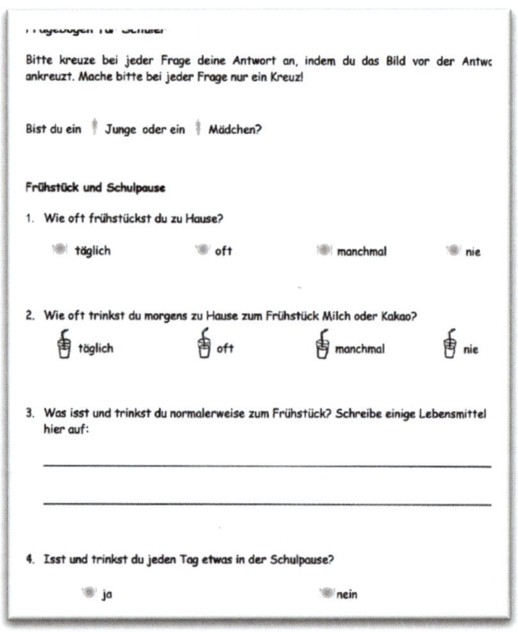

Bitte kreuze bei jeder Frage deine Antwort an, indem du das Bild vor der Antwo ankreuzt. Mache bitte bei jeder Frage nur ein Kreuz!

Bist du ein Junge oder ein Mädchen?

Frühstück und Schulpause

1. Wie oft frühstückst du zu Hause?
   täglich oft manchmal nie

2. Wie oft trinkst du morgens zu Hause zum Frühstück Milch oder Kakao?
   täglich oft manchmal nie

3. Was isst und trinkst du normalerweise zum Frühstück? Schreibe einige Lebensmittel hier auf:
   ____
   ____

4. Isst und trinkst du jeden Tag etwas in der Schulpause?
   ja nein

Beispiel für eine Auswertung:

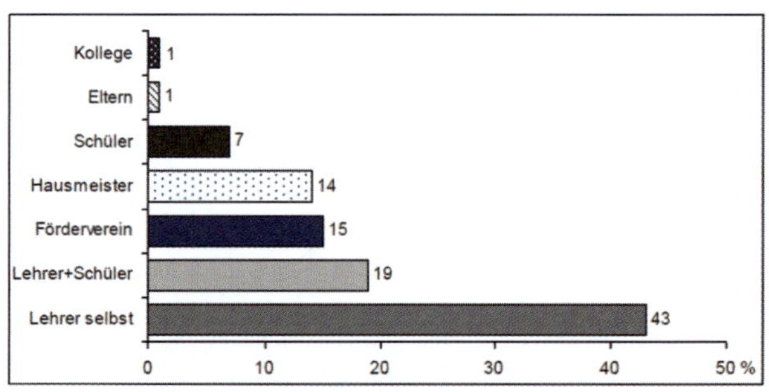

Gründe	%
Notwendigkeit, Ernährungsthemen vermehrt in den Unterricht zu integrieren*	94
Interesse der Schüler*	25
Interesse der Eltern*	14
eigenes Interesse	2
Interesse der Schulleitung	2
Projekt passt in das gesundheitsbezogene Schulkonzept	2

Abbildungen selbst erstellt

Anna hat alle Entscheidungen getroffen und kann nun mit der Durchführung ihrer Umfrage beginnen. Habt auch ihr euch entschieden? Dann legt los!

9 Erstellt euren Fragebogen bzw. euren Interviewleitfaden.

Führt eure Umfrage durch.

Wertet eure Ergebnisse aus.

Präsentiert eure Ergebnisse als Plakat, PowerPoint-Präsentation, etc. eurer Klasse.

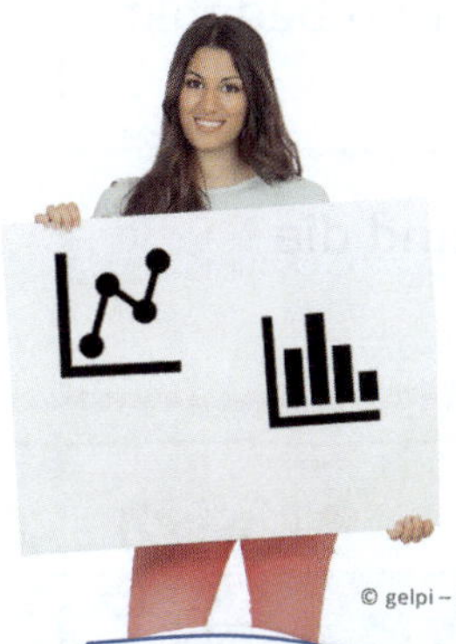

Ihr habt eure Aufgabe erledigt und Anna bei der Durchführung der Befragung zum Thema „Resilienz und Gesundheit" gut unterstützt.

10 Vergleicht euren Fragebogen und eure Ergebnispräsentation mit den Ergebnissen eurer Mitschülerinnen und Mitschülern.
Gebt einer anderen Gruppe ein Feedback.

Diese Rückmeldungen haben wir zu unserer Umfrage erhalten:

Kriterien	☺	😐	☹
Der Fragebogen enthält nur zwei personenbezogene Daten.			
Bei der Umfrage wurde der Datenschutz berücksichtigt.			
Der Fragebogen enthält zehn wichtige Fragen zum Thema „Gesundheit und Resilienz".			
Bei der Auswertung wurden bei geschlossenen Fragen die Häufigkeiten gezählt.			
Bei offenen Fragen wurden die Antworten genannt und ähnliche Antworten zusammengefasst.			
Die Ergebnisse wurden anschaulich präsentiert.			
Die Präsentationsregeln wurden beachtet.			
Das möchten wir noch rückmelden:			

Rückmeldung von:____________________

Bei der nächsten Umfrage würde ich folgende Punkte besonders beachten bzw. ändern:

-
-
-

Anna hat von der Leiterin der KiTa viel Lob für ihre **Umfrage** bekommen und bedankt sich für die Unterstützung durch euer Team.

11 Bewerte mit der Vier-Felder-Methode dein eignes Arbeitsverhalten und die Zusammenarbeit mit deinen Mitschülerinnen und Mitschülern.

Mein eigenes Arbeitsverhalten

Das hat bei mir super geklappt

Das nehme ich mit

Das habe ich gelernt

Das ist mir schwer gefallen

Die Zusammenarbeit mit meinen Mitschülerinnen und Mitschülern

Das hat bei uns super geklappt

Das nehmen wir mit

Das haben wir gelernt

Das ist uns schwer gefallen

Führe die Tabelle parallel zu den Lernschritten der Lernaufgabe.

Nr. Lernaufgabe	Handlungsprodukt	erledigt am:	Lehrreich?	
			Ja	Nein
1,2	Zusammenfassung + Gedanken			
3	Begriff „Gesundheit“			
4	Einflussfaktoren auf die Gesundheit			
5	Risiko- und Schutzfaktoren			
6	Begriff „Resilienz“ + Förderung			
7	Mindmap „Bedeutung von Gesundheit und Resilienz“			
8	Planung der Umfrage			
9	Durchführung der Umfrage			
10	Rückmeldung an meine Mitschülerinnen und Mitschüler			
11	Reflexion des Arbeitsverhaltens			

An diesem Thema interessiert mich besonders:

Zu diesem Thema habe ich bereits folgende Erfahrungen gemacht:

Und zum Schluss bitte noch ein Feedback an deine Lehrkräfte. Schreib eine kurze Rückmeldung und kreuze die Daumen an.

War die Lernaufgabe verständlich?

Hat dir die Lernaufgabe Freude gemacht?

Vielen Dank für dein Feedback!

Zum Abschluss noch ein Feedback von der Lehrkraft an dich.

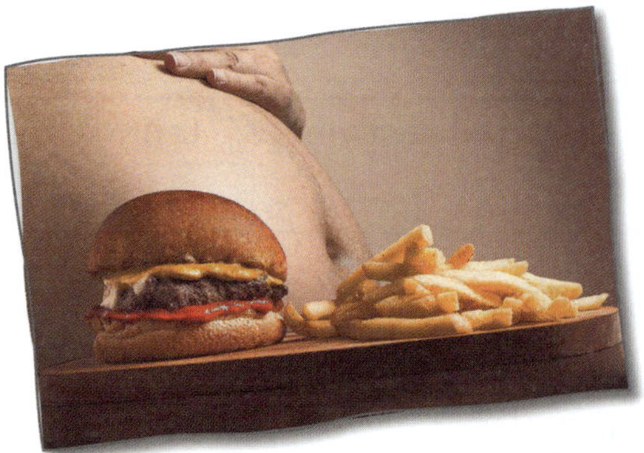

© Joenomias – pixabay.com

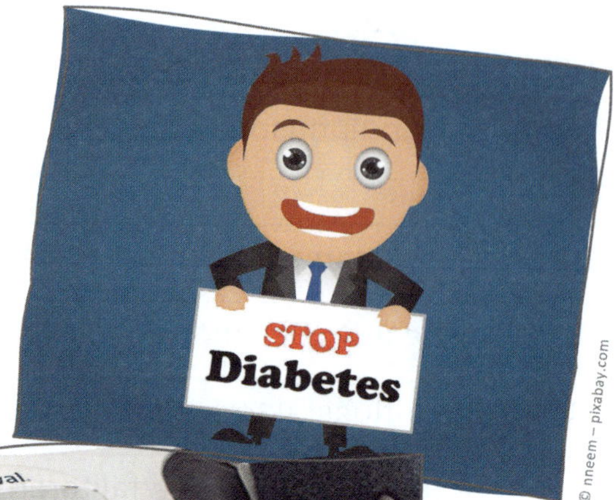

© nneem – pixabay.com

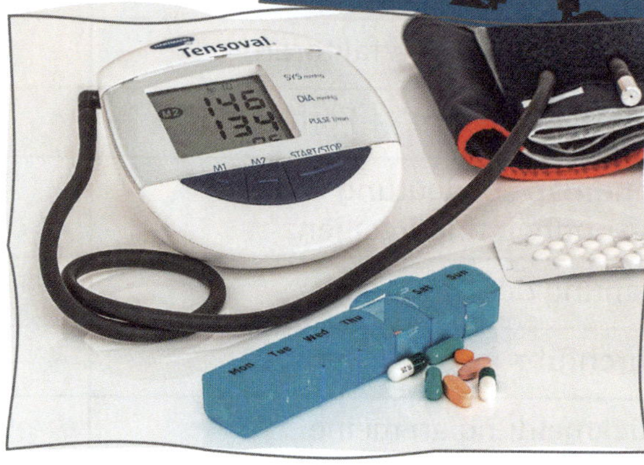

© stevepb – pixabay.com

Lernfeld 8: Stärkung von Resilienz und Förderung der Gesundheit

Lernaufgabe 8.2: Zivilisationskrankheiten und Prävention

Ich kann ...

- den Begriff Zivilisationskrankheiten erklären.
- verschiedene Zivilisationskrankheiten nennen.
- die drei Stufen der Prävention beschreiben.
- die Lernmethode „Bushaltestelle“ anwenden.
- geeignete Präventionsmaßnahmen für Zivilisationskrankheiten erläutern.
- die Informationen strukturiert in einem Mobile darstellen.

Zeitumfang:
7 Unterrichtsstunden

Barek genießt es, Zeit mit den Bewohnern des Seniorenheims „Abendsonne“ zu verbringen. Besonders gerne hört er Herr Klein und Frau Mayer zu, wenn sie über ihr Leben erzählen. Beiden geht es leider nicht so gut. Frau Mayer hatte einen Herzinfarkt und ist seitdem pflegebedürftig. Herr Klein wird zurzeit wegen einer Darmkrebserkrankung behandelt. Zudem leidet er unter Gicht, weshalb ihm die Hände und Füße schmerzen.

Pflegerin Anke erklärt Barek, dass diese Erkrankungen zu den Zivilisationskrankheiten gehören und viele Menschen in unserer Gesellschaft an solchen Krankheiten leiden. Barek fragt sich, ob man nicht im Vorfeld etwas hätte tun können, um solchen Erkrankungen vorzubeugen. Pflegerin Anke erwähnt, dass es schon präventive Maßnahmen gibt. Sie hat den Arzt auch schon mal von verschiedenen Stufen der Prävention erzählen hören, was das aber genau ist, weiß sie auch nicht.

Barek erkennt, dass das Wissen über Zivilisationskrankheiten und Prävention für seine Ausbildung im Seniorenheim wichtig ist. Er nimmt sich vor, sich über diese Themen zu informieren. Da Pflegerin Anke ebenfalls zugeben musste, dass sie hier auch Wissenslücken hat, möchte Barek ihr eine Freude machen und ihr zu diesem Thema ein Mobile bauen, auf dem die Informationen zu Zivilisationskrankheiten und den verschiedenen Stufen der Prävention zusammengefasst sind.

1 ? Fasse die wichtigsten Informationen auf dem Notizzettel zusammen.

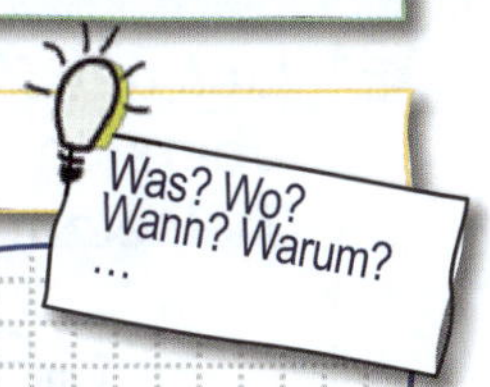

Notizzettel

Barek recherchiert abends im Internet zum Thema Zivilisationskrankheiten und findet einen Bericht aus der Tagesschau.

2 Nutze den QR-Code und sieh dir den Beitrag an. Beantworte die folgenden Fragen auf der nächsten Seite schriftlich.

1. Erkläre, was man unter Zivilisationskrankheiten versteht.
2. Nenne die Zivilisationskrankheiten aus dem Bericht.
3. Beschreibe die genannten Ursachen.
4. Beschreibe die zukünftige Entwicklung von Zivilisationskrankheiten.
5. Welche Bevölkerungsgruppen sind inzwischen häufiger betroffen?
6. Nenne weitere Zivilisationskrankheiten.

Video: Gesundheit: WHO warnt vor sogenannten Zivilisationskrankheiten | tagesschau.de

Hier ist Platz für deine Antworten:

Beim Frühstück im Altenheim entdeckt Barek einen Infotext in einer Tageszeitung.

3 Lies den Zeitungsartikel, den Barek gefunden hat, und erstelle eine tabellarische Übersicht über die verschiedenen Präventionsstufen mit der Zielgruppe und der Zielsetzung (s. nächste Seite).

Zeit für Teamarbeit…

Methode Bushaltestelle:
Wenn du mit den Aufgaben fertig bist, geh zur Haltestelle und warte auf einen Mitschüler. Tauscht euch an einem ruhigen Platz gemeinsam über eure Lernergebnisse aus, bearbeitet die gestellte Aufgabe.

4 Wenn du mit der Tabelle fertig bist, gehe zur „Bushaltestelle" und bearbeite im Team die folgende Aufgabe:
Überlege dir zu einer von dir gewählten Zivilisationskrankheit geeignete Maßnahmen der Primär-, Sekundär- und Tertiärprävention.

Ausgabe 10
03.März 2022

Tageszeitung

Herz-Kreislauf-Erkrankungen sind eine der häufigsten Zivilisationskrankheiten.

Neues aus der Welt der Gesundheit

Zivilisationskrankheiten und Präventionsstufen

Zivilisationskrankheiten und Präventionsstufen

Als Zivilisationskrankheiten werden die Krankheiten bezeichnet, die wahrscheinlich im Zusammenhang mit den Lebensgewohnheiten stehen, wie sie in Industrieländern (z. B. Deutschland, England, Frankreich etc.) vorherrschen.

In der Regel versucht man im Laufe seines Lebens diesen Krankheiten vorzubeugen. Dies nennt man Prävention. Jedoch unterscheidet man zwischen drei verschiedenen Arten von Prävention, je nachdem, wann man etwas gegen den Verlauf einer Krankheit tut.

Auf der nächsten Seite geht es weiter…

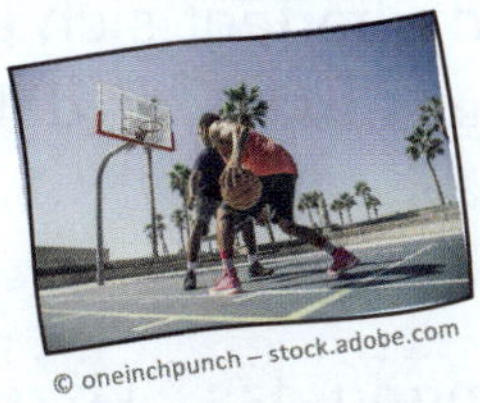
© oneinchpunch – stock.adobe.com

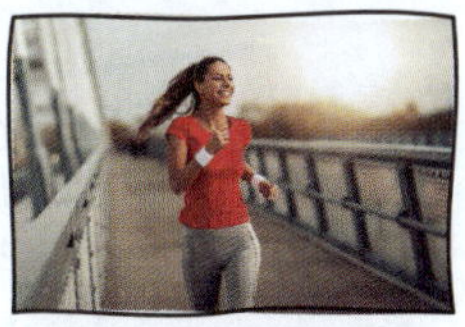
© ivanko80 – stock.adobe.com

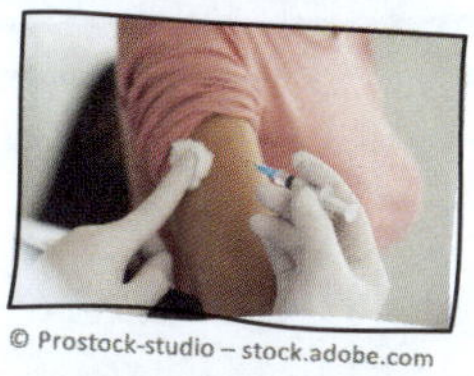
© Prostock-studio – stock.adobe.com

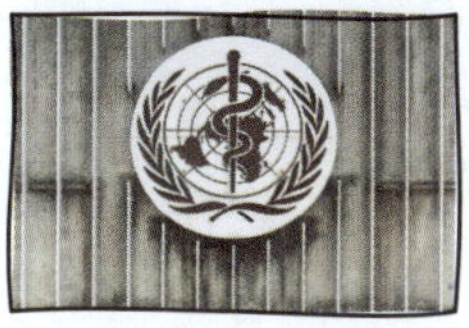
© Ricochet64 – stock.adobe.com

Folgende drei Maßnahmen werden unterschieden: **Primärprävention, Sekundärprävention** und **Tertiärprävention.**

Primärprävention: Wenn man im Sprachgebrauch von Prävention spricht, dann nehmen die meisten Menschen Bezug auf die Primärprävention, die einsetzt, bevor eine Krankheit ausbricht. Ein Beispiel dafür wären gesunde Ernährung und Bewegung, um Übergewicht vorzubeugen.

Sekundärprävention beinhaltet sämtliche Maßnahmen, die der Früherkennung von Krankheiten dienen. Hier ist der Patient also schon erkrankt und man versucht das Fortschreiten der Erkrankung zu verhindern. Gesetzlich Versicherte haben einen Anspruch auf regelmäßige Vorsorgeuntersuchungen für Herz-Kreislauf-Erkrankungen, Nierenerkrankungen, Diabetes mellitus sowie für bestimmte Krebserkrankungen (z. B. Darmkrebs). Auch die Untersuchungen während der Schwangerschaft, von Neugeborenen und Kindern zählen dazu.

Die **Tertiärprävention** soll eine Verschlimmerung von Krankheitsverläufen verhindern sowie Komplikationen, Begleiterscheinungen und Rückfälle vermeiden. Zum Beispiel versucht man einem Patienten, der aufgrund der Begleiterscheinungen des Rauchens einen Herzinfarkt erlitten hat, im Rahmen der Tertiärprävention, das Rauchen abzugewöhnen. Auf die Tertiärprävention folgt oft die Rehabilitation.

	Zielgruppe	Zielsetzung
Primärprävention		
Sekundärprävention		
Tertiärprävention		

Unsere Zivilisationskrankheit: ____________________

Primärprävention: ____________________

Sekundärprävention: ____________________

Tertiärprävention: ____________________

Barek hat nun alle Informationen für sein Mobile gesammelt und überlegt sich ein passendes Design. Leider kommt er sehr schnell zu dem Schluss, dass er dafür nicht kreativ genug ist. Also fragt er dich um Rat.

5 Hilf Barek ein schönes Mobile zu erstellen. Nutze für die Planung das Skizzenblatt. Notiere unten das Material, das du benötigst.

Falls dir auch nichts einfällt, recherchiere im Internet.

Skizzenblatt

Notizen zum benötigten Material:

Barek ist begeistert von deiner Idee, gesteht dir aber, dass er ganz schlecht basteln kann. Also bittet er dich erneut um deine Mithilfe.

6 Erstelle das Mobile zum Thema Zivilisationskrankheiten und Prävention.

Das Mobile kommt bei Barek sehr gut an. Er will es in seiner Klasse vorstellen und Rückmeldung von den Mitschülerinnen und Mitschülern bekommen.

7 Präsentiere dein Mobile und lass es von deinen Mitschülerinnen und Mitschülern bewerten.

Diese Rückmeldungen habe ich zu meinem Mobile erhalten:

Kriterien			
sinnvoll strukturiert			
vollständig			
dekorativ gestaltet			
Das möchte ich noch rückmelden:			

Rückmeldung von:________________________________

8 Bewerte deine Arbeit.

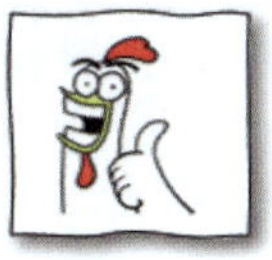

Das ist mir gut gelungen:

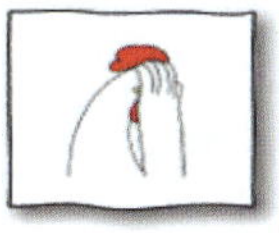

Das ist mir schwer gefallen:

Barek fragt sich, ob es im Saarland und in ganz Deutschland bereits Präventionsprogramme gibt und beschließt, diese Maßnahmen etwas genauer anzuschauen.

Recherchiere im Internet nach Präventionsprogrammen und erstelle eine Übersicht über die angebotenen Programme in deiner Umgebung.

Berücksichtige hierbei unterschiedliche Zielgruppen.

Übersicht:

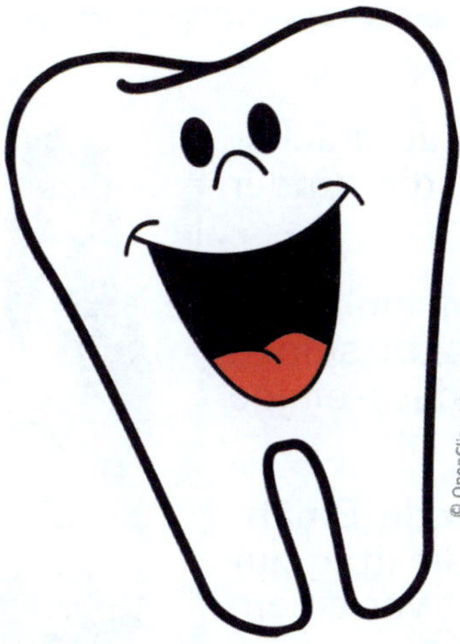

© OpenClipart-Vectors – pixabay.com

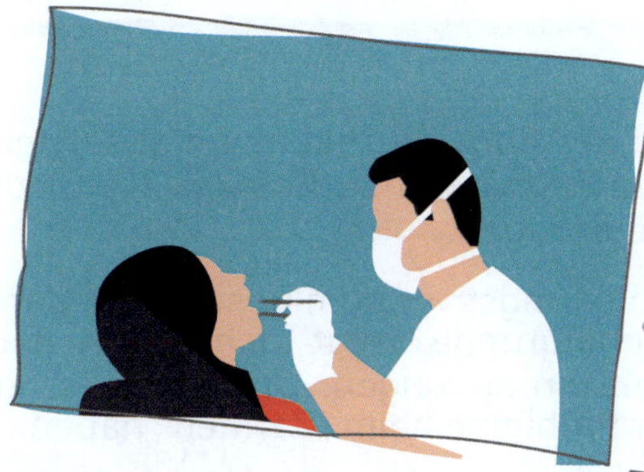

© Mohamed_hassan – pixabay.com

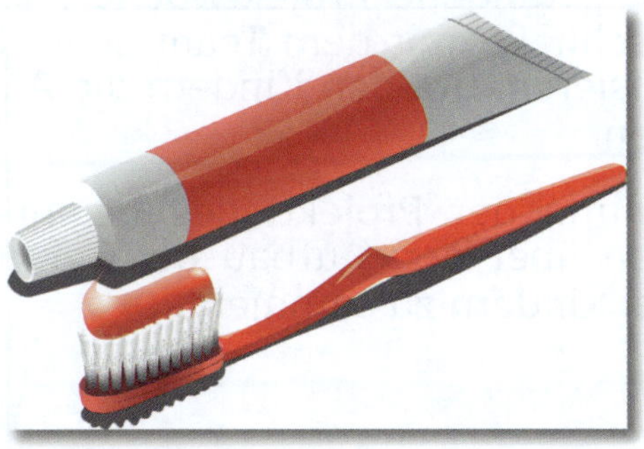

© gustavorezende – pixabay.com

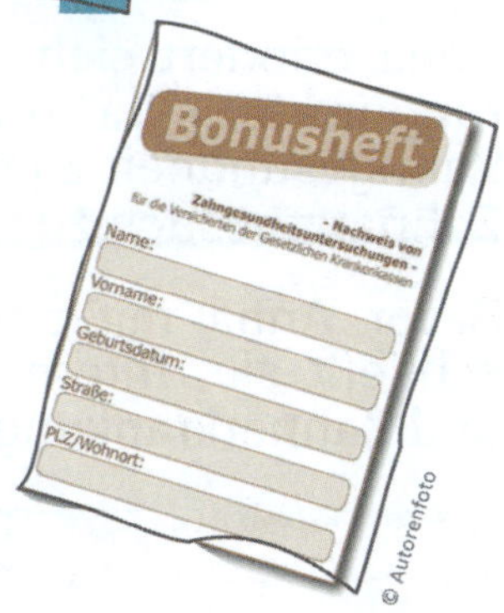

© Autorenfoto

Lernfeld 8: Stärkung von Resilienz und Förderung der Gesundheit

Lernaufgabe 8.3: Muss Zähneputzen wirklich sein?

Ich kann ...

- den Aufbau eines Zahnes erklären.
- den Aufbau des Gebisses beschreiben.
- den Unterschied zwischen Milch- und Dauergebiss beschreiben.
- Besonderheiten von Kinderzahnbürsten und Kinderzahnpasta nennen.
- Tipps für die richtige Zahnpflege geben.
- die Entstehung von Karies erklären.
- einen Versuch zur Verdeutlichung der Entstehung von Karies durchführen.
- die Bedeutung von Fluorid zur Verhinderung von Karies erklären.
- Informationen zur Gesunderhaltung der Zähne zusammenstellen.
- einen Projekttag zum Thema "Muss Zähneputzen wirklich sein?" gestalten.
- meinen Mitschülerinnen und Mitschülern ein hilfreiches Feedback geben.

<u>Zeitumfang:</u>
8 Unterrichtsstunden

In der KiTa, in der Anna ihr Praktikum absolviert, kommt in der nächsten Woche die Zahnärztin zu Besuch. Im Sitzkreis stellen die Kinder jetzt schon viele Fragen.

Leonie hat große Angst vor dem Besuch der Zahnärztin. Tom, ein Junge aus der Vorschulgruppe, freut sich schon darauf, der Ärztin seinen ersten Wackelzahn zu zeigen. Und Anna ist aufgefallen, dass einige Krippenkinder Probleme beim „Zahnen" haben.

Anna erinnert sich an die gelungene Projektwoche „Gesunde Ernährung in der KiTa" und beschließt, mit dem Team einen Projekttag zur Zahngesundheit zu organisieren, um den Kindern die Angst vor einem Zahnarztbesuch zu nehmen.

Bevor Anna mit der Planung der Projekttages beginnen kann, beschließt sie, Informationen über den Aufbau der Zähne, das Gebiss und Zahnerkrankungen bei Kindern zu sammeln.

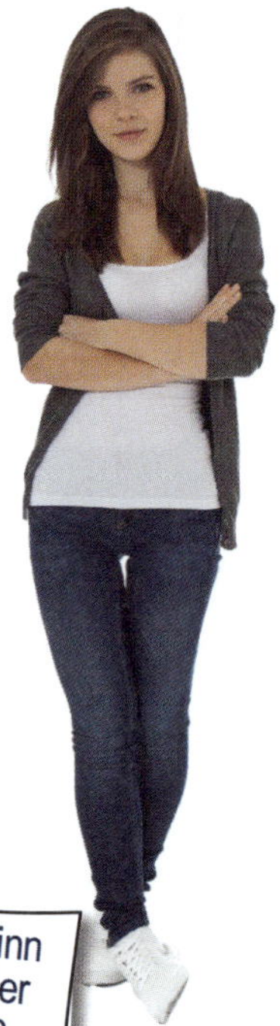
© Kaesler Media – stock.adobe.com

Dokumentiere von Beginn an deinen Lernweg in der Tabelle, siehe Seite 260.

1 Analysiere die beschriebene Situation mit deinen eigenen Worten. Worum geht es bei dieser Lernaufgabe?

2 Notiere Aspekte über Zähne und deren Pflege, die du schon weißt.

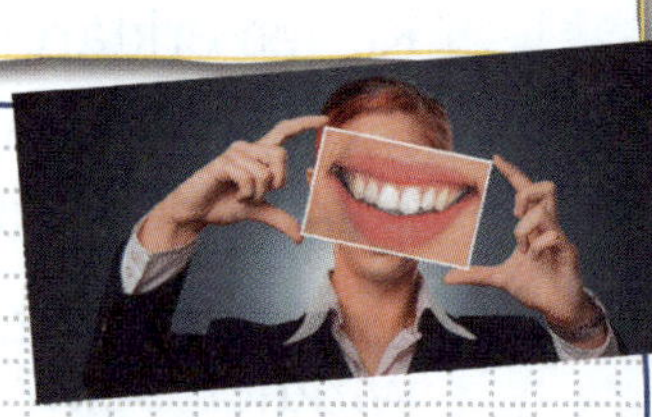
© geralt – pixabay.com

Auf dem Nachhauseweg geht Anna an ihrer Zahnarztpraxis vorbei. Sie nutzt die Chance und nimmt sich von dort eine Broschüre zum Aufbau der Zähne mit.

3 Lies den Informationstext aufmerksam durch.

Schon im Mutterleib beginnt in der 6. bis 8. Schwangerschaftswoche beim Embryo die Entwicklung der Milchzähne durch Bildung von Zahnleisten. Damit wird die Anlage für die Milchzähne und das spätere Dauergebiss gelegt.

Die Zähne sitzen im Kiefer in einer Knochenhöhle. Das Zahnfleisch um sie herum gibt ihnen zusätzlichen Halt. Als Zahnkrone wird der sichtbare Teil eines Zahnes bezeichnet. Die Zahnkrone wird von dem mineralstoffhaltigen Zahnschmelz überzogen. Dieser ist die härteste Substanz in menschlichen Körper. Leider besitzt er eine Schwachstelle: Er kann von Säuren angegriffen werden. Im Kieferknochen steckt die Zahnwurzel. Überzogen wird diese vom Zahnzement. Zwischen Zahnkrone und Zahnwurzel befindet sich der Zahnhals. Unter dem harten Zahnschmelz der Zahnkrone liegt das Zahnbein, welches die Hauptmasse des Zahnes bildet und dem Zahn im Kieferknochen Halt gibt. Im Zahnbein liegt die Zahnhöhle mit Nerven und Blutgefäßen. Mithilfe der Blutgefäße werden die Zähne mit Nährstoffen versorgt. Die Reizung der Nerven, wenn ein Zahn geschädigt ist, nehmen wir als Schmerz wahr.

4 Beschrifte die Abbildung des Zahnes mithilfe des Informationstextes. Male den Zahn dann mit den entsprechenden Farben aus.

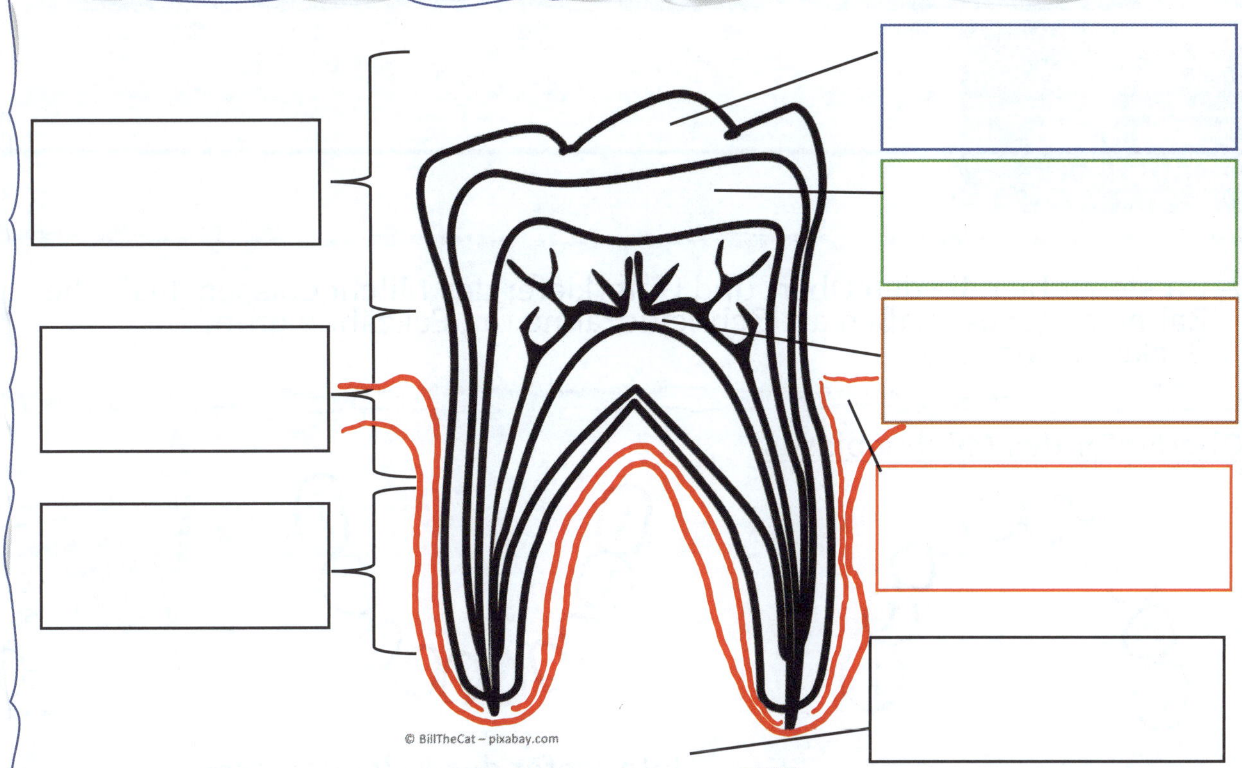

In der Broschüre erfährt Anna auch etwas über das Gebiss.

5 Lies den Informationstext aufmerksam durch. Unterstreiche wichtige Informationen zum Milchgebiss.

Du willst mehr über die Entwicklung des Milchgebisses und den Zahnwechsel wissen? Dann scanne den QR-Code und schau dir das Video auf der Seite an.

Die meisten Babys werden zahnlos geboren, doch im Kiefer sind bereits die Schneidezähne angelegt. Große Unterschiede gibt es beim ersten Zahndurchbruch. Manche Babys zahnen schon mit 3 Monaten, andere erst mit 9 Monaten. Normalerweise besitzen Kinder aber im Alter von 2 ½ Jahren ein vollständiges Milchgebiss. Dieses besteht aus 20 Zähnen.

Die vorderen vier Zähne sind die Schneidezähne. Dann folgt auf jeder Seite ein Eckzahn. Die restlichen Zähne sind die Backenzähne. Der Zahnwechsel beginnt im 6. Lebensjahr. Im Kiefer wachsen die Zähne des Dauergebisses heran und schieben die Milchzähne nach oben, so dass diese zuerst wackeln und dann ausfallen.

https://www.hallo-eltern.de/baby/milchgebiss-kinder/

6 Ergänze die folgende Tabelle: Wie viele Zähne hat ein Milchgebiss?

Das Milchgebiss

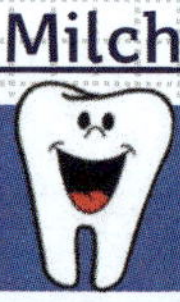	Schneidezähne	Eckzähne	Backenzähne
Anzahl im Oberkiefer			
Anzahl im Unterkiefer			

7 Du siehst hier die den Ober- und Unterkiefer des Milchgebisses. Male die Zähne folgendermaßen an: Schneidezähne rot, Eckzähne grün, Backenzähne blau.

Oberkiefer des Milchgebisses

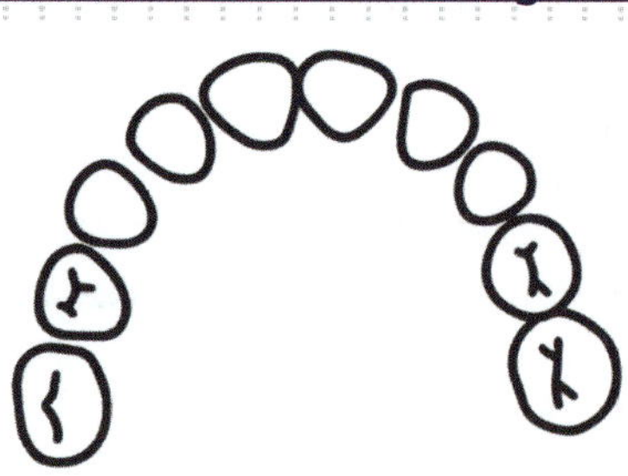

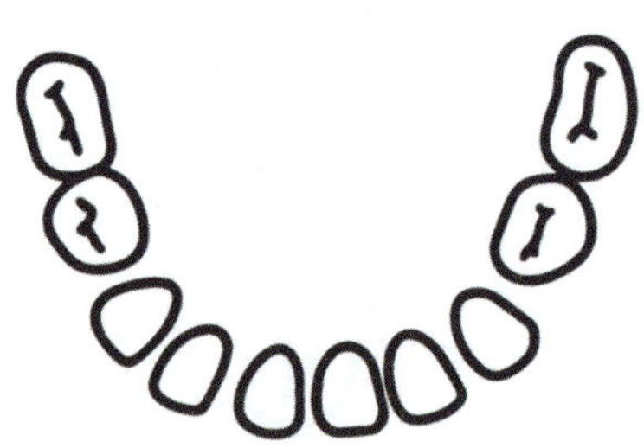

Abbildungen selbst erstellt

Unterkiefer des Milchgebisses

Die Verteilung im Ober- und Unterkiefer ist gleich.

Anna möchte es jetzt ganz genau wissen: „Wie viele Zähne habe eigentlich ich?“ Sie nimmt einen Handspiegel und beginnt zu zählen.

8 Lies den Informationstext aufmerksam durch. Unterstreiche wichtige Informationen zum Dauergebiss.

Das vollständige Dauergebiss mit 32 Zähnen ist erst nach dem 20. Lebensjahr vollständig entwickelt. Sowohl die Zähne von Milchgebiss als auch Dauergebiss sind unterschiedlich geformt.

In Ober- und Unterkiefer sitzen jeweils vorne vier scharfkantige Schneidezähne, mit denen z. B. ein Stück Apfel abgebissen werden kann. Daneben liegt jeweils ein spitzer Eckzahn zum Festhalten der Nahrung. Die anschließenden vier Backenzähne mit ihren breiten Kronen helfen bei der Nahrungszerkleinerung.

Das bleibende Gebiss hat bei manchen Menschen sogar 32 Zähnen. Das liegt daran, dass später vier Weisheitszähne hinzukommen (können). Als Weisheitszähne bezeichnet man die jeweils letzten Backenzähne. Sie wachsen erst, nachdem der Kiefer ausgewachsen ist und kommen meist erst nach dem 16. Lebensjahr heraus. Es kann aber auch vorkommen, dass die Weisheitszähne gar nicht wachsen. Oft müssen sie schon bevor sie durchkommen gezogen werden, wenn nicht genug Platz im Kiefer ist.

9 Ergänze die folgende Tabelle: Wie viele Zähne hat ein Dauergebiss?

Das Dauergebiss

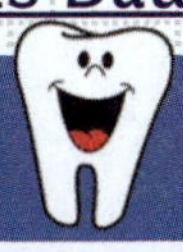	Schneidezähne	Eckzähne	Backenzähne	Weisheitszähne
Anzahl im Oberkiefer				
Anzahl im Unterkiefer				

10 Du siehst hier die den Ober- und Unterkiefer des Dauergebisses. Male die Zähne folgendermaßen an: Schneidezähne rot, Eckzähne grün, Backenzähne blau und Weißheizzähne schwarz.

Oberkiefer des Dauergebisses

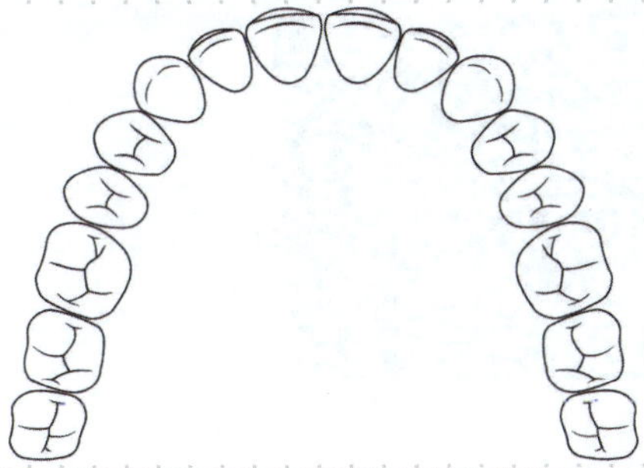

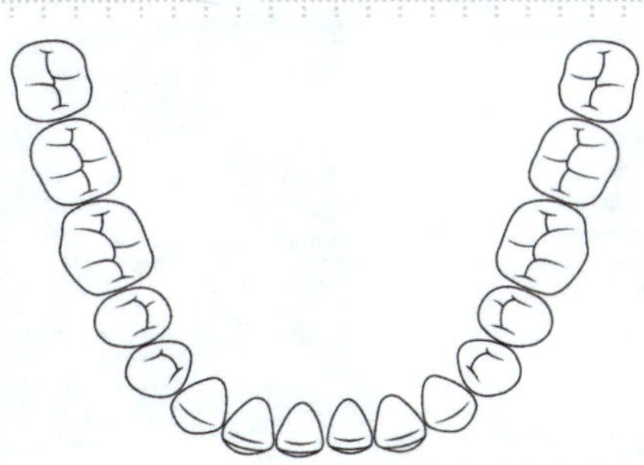

Unterkiefer des Dauergebisses

Abbildungen selbst erstellt

Die Verteilung im Ober- und Unterkiefer ist gleich.

Beim Einkauf im Drogeriemarkt ist Anna das große Angebot an Produkten zur Zahnpflege von Kindern aufgefallen. Ein Junge in der KiTa namens Linus hat ihr gestern beim Zähneputzen stolz seine neue Dino Zahnbürste gezeigt, deshalb möchte sie sich über die Besonderheiten von Kinderzahnbürsten und Kinderzahncreme informieren.

(11) Recherchiere im Internet die besonderen Kennzeichen von Kinderzahnbürsten und Kinderzahnpasta und erstelle einen Steckbrief.

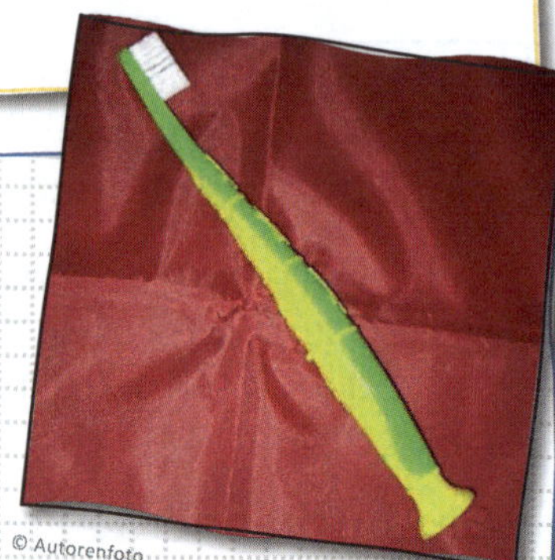

© Autorenfoto

Steckbrief: Kinderzahnbürste

Bürstenkopf:

Bürsten:

Zahnärzte empfehlen: Die Kinderzahnbürste spätestens alle 6-8 Wochen zu wechseln.

Griff:

Design:

Besonderheiten Kinderzahnpasta:

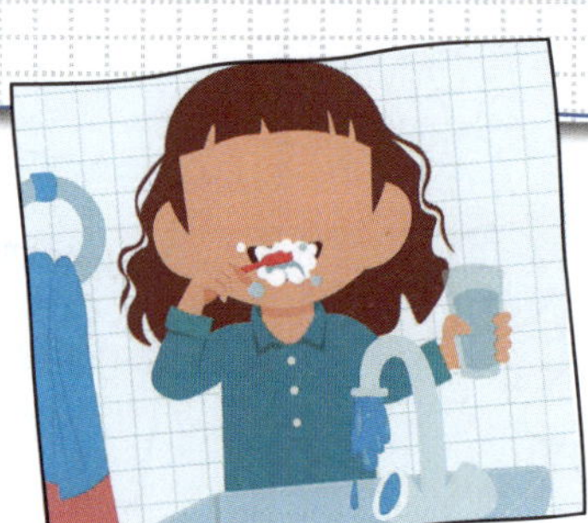

© HtcHnm – pixabay.com

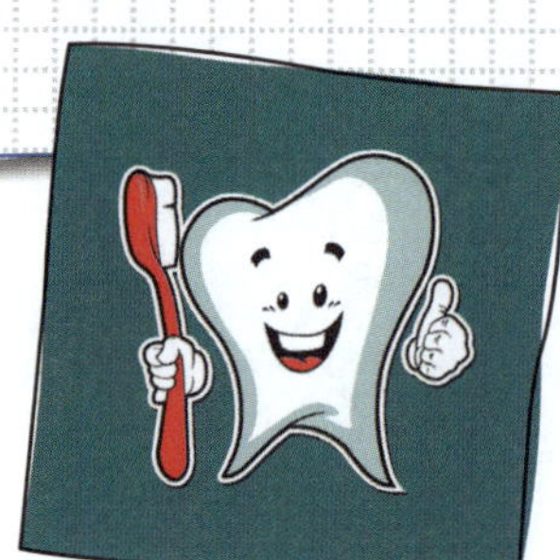

© jambulboy – pixabay.com

https://www.denta-expert.de/kinderzahnpflege-3-5-jahre.html?gclid=EAIaIQobChMI18moocOk8wIVBON3Ch1H5gLBEAAYASAAEgI2uvD_BwE&gclsrc=aw.ds#kinderzahnbuerste

Am nächsten Praktikumstag begleitet Anna die Kinder nach dem Essen zum Zähneputzen. Dort hört sie ständig den Namen Kai – obwohl es kein Kind mit diesem Namen in der KiTa gibt. Was es wohl damit auf sich hat? Anna sucht Rat bei Erzieher Michael.

12 Informiere dich über das Zähneputzen nach der KAI Methode. Scanne dafür den QR-Code rechts oben. Überprüfe anschließend den folgenden Informationstext auf seine Richtigkeit. Unterstreiche falsche Aussagen mit rot.

https://www.zahn.de/zahn/web.nsf/id/pa_so_geht_zaehneputzen_nach_der_kai-systematik.html

1. Schritt: K wie Kauflächen putzen

Öffne deinen Mund und putze zuerst die untere Kaufläche durch kräftiges Hoch- und Runterbürsten. Achte darauf, dass du mit ordentlich Druck reinigst, schließlich wollen wir den Schmutz entfernen. Keine Sorge, den Zähnen und dem Zahnschmelz kann dabei nichts passieren! Die obere Kaufläche putzt du anschließend genauso.

2. Schritt: A wie Außenfläche putzen

Beiße nun die Zähne zusammen. An der Außenseite des ersten linken Schneidezahns beginnst du in großen Kreisen nach hinten zu bürsten. Wende dann deine Zahnbürste und kreise, vom ersten Schneidezahn auf der rechten Seite nach Hinten zum rechten letzten Backenzahn.

3. Schritt: I wie Innenflächen putzen

Öffne nun deinen Mund wieder. Deine Zahnbürste setzt du nun Innen – oben am ersten Schneidezahn rechts – an und putzt von ihm ausgehend jeden Zahn von Weiß (= dem Zahn) nach Rot (= dem Zahnfleisch). Genauso putzt du abschließend die Innenflächen der unteren Zahnreihe.

Zur weiteren Verdeutlichung der KAI Methode kannst du dir auch das folgende Video anschauen:

https://www.youtube.com/watch?v=XONaPW3dHCg

Wie lange soll man sich eigentlich die Zähne putzen? Zahnputzlieder können helfen! Hier ein paar Beispiele:

https://www.youtube.com/watch?v=rrQNyplfQ5Iq

https://www.youtube.com/watch?v=s7ZMy83VSaw

https://www.youtube.com/watch?v=Lgx3fOceBr0

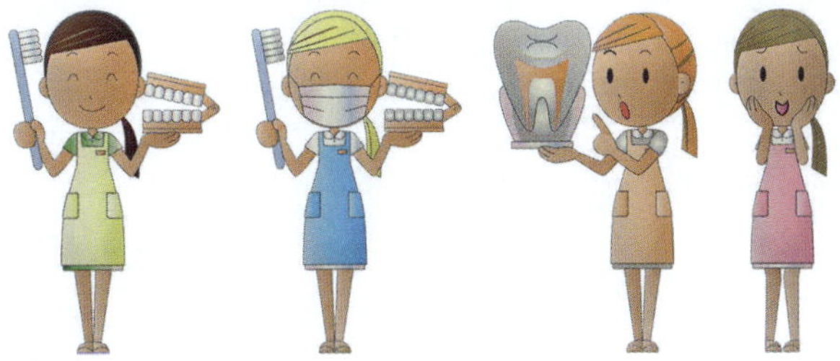

© pixabay.com

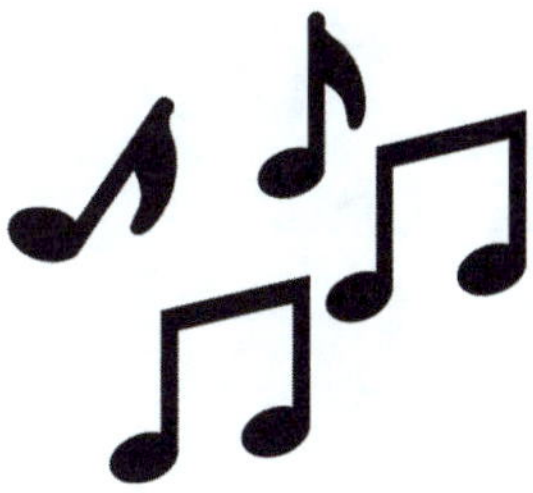

13 Schreibe nun den Informationstext nochmal korrekt auf.

SO geht Zähneputzen nach der KAI-Methode:

14 Hier siehst du Schritte der die KAI-Methode. Verbinde den jeweiligen Buchstaben mit dem passenden Foto.

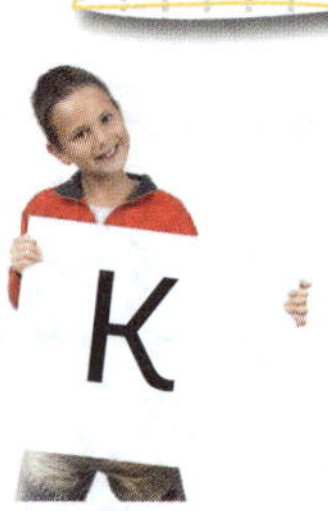

© sad dogg design – stock.adobe.com

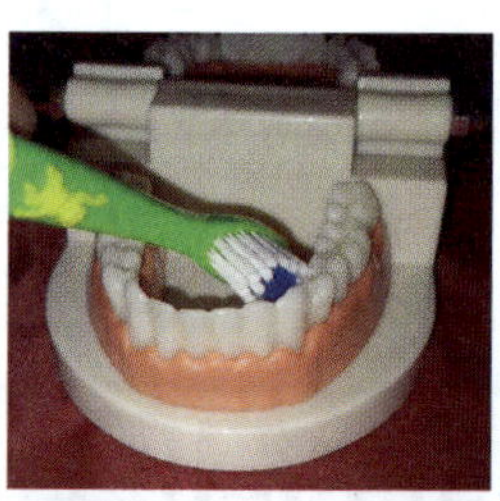

© Autorenfoto

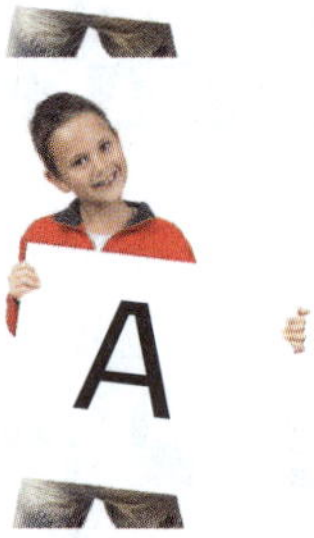

© sad dogg design – stock.adobe.com

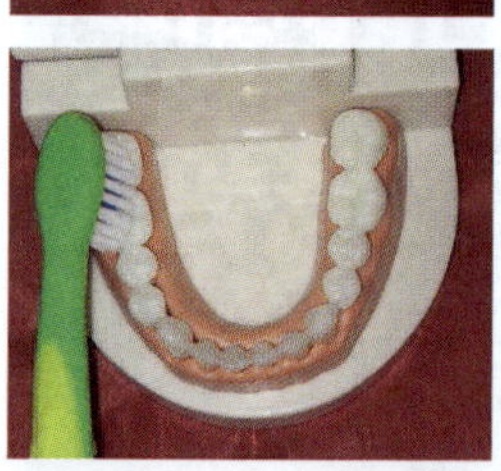

© Autorenfoto

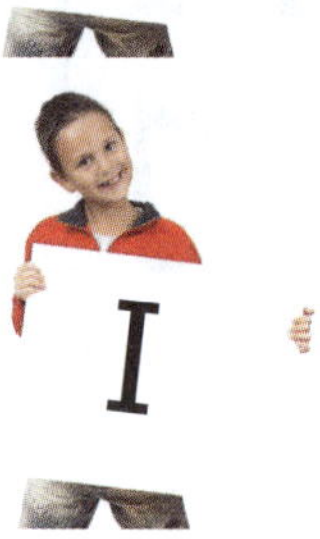

© sad dogg design – stock.adobe.com

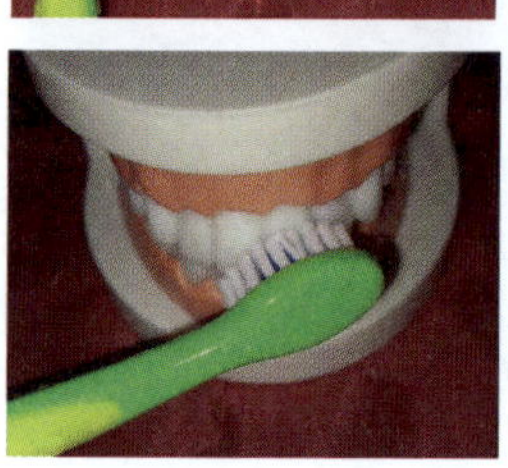

© Autorenfoto

Plötzlich gibt es großes Geschrei in der KiTa. Linus möchte sich mal wieder die Zähne nicht putzen. Erzieher Michael schreitet sofort ein und erklärt allen Kindern noch einmal, warum Zähneputzen wichtig ist.

15 Lies den Informationstext zur Entstehung von Karies aufmerksam durch und unterstreiche die wichtigsten Informationen.

Zähneputzen ist wichtig, damit die Zähne gesund bleiben. Der Speichel im Mund trägt zur Gesunderhaltung der Zähne bei, da er eine reinigende Spülwirkung besitzt und Säuren neutralisiert. Außerdem sind hierin Mineralstoffe enthalten, die dem Zahnaufbau dienen. In der Mundhöhle leben Milliarden verschiedener Bakterien - nützliche und schädliche. Schädliche Bakterien bilden gemeinsam mit Zucker und Speiseresten einen Zahnbelag.

Durch regelmäßiges Zähneputzen lässt sich dieser Zahnbelag entfernen. Werden die Zähne nicht regelmäßig gereinigt, entsteht ein fest an den Zähnen haftender Zahnbelag, der Plaque genannt wird. Die in diesem Plaque vorhandenen Bakterien wandeln dann den in der Nahrung vorhandenen Zucker in Säuren um. Die von den Bakterien gebildeten Säuren greifen den Zahnschmelz an, entziehen ihm Mineralstoffe und zerstören die harte Zahnsubstanz (= Karies/Zahnfäule). Werden durch mangelnde Zahnhygiene weiter Säuren gebildet, entsteht ein Loch im Zahn. Ist der Zahnschmelz zerstört muss der Zahnarzt die „faule" Stelle herausschleifen und eine Füllung einsetzen. Fluoride in der Zahnpasta hemmen die Entstehung von Karies und fördern die Entstehung gesunder, widerstandsfähiger Zähne, da sie einen Schutzfilm um die Zähne bilden.

16 Nenne die vier Faktoren, die bei der Entstehung von Karies eine Rolle spielen. Beschrifte die Abbildung.

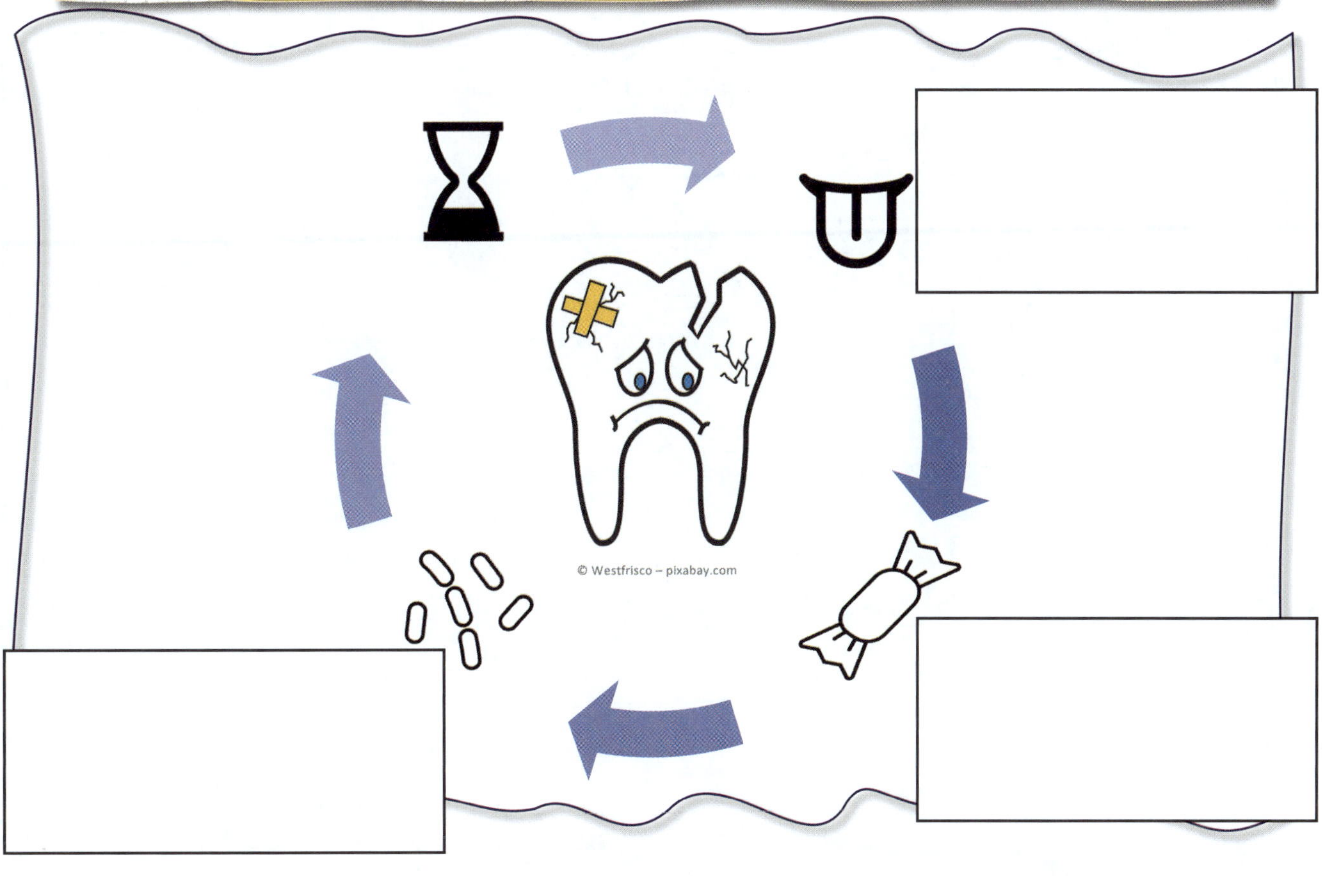

© Westfrisco – pixabay.com

Anna hat im Internet ein einfaches Experiment gesehen, das verdeutlicht, wie wichtig regelmäßiges Zähneputzen ist. Sie führt es den Kindern vor.

17 Nimm ein Ei und bestreiche eine Hälfte des Eis mit einer Zahnpasta, die Fluoride enthält. Wasche nach 10 Minuten die Zahnpasta ab und lege das Ei in ein Glas mit Essig. Notiere deine Beobachtung und erkläre diese.

Beobachtung:

Erklärung:

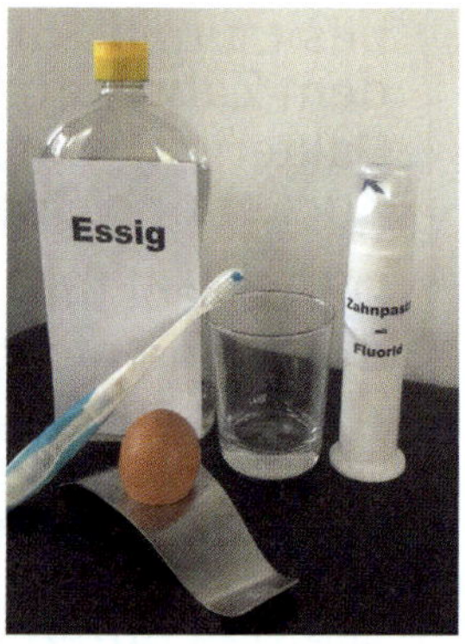

© Autorenfoto

Anna entdeckt während des Versuchs folgenden Hinweis auf der Kinderzahnpasta: „Kariesschutz mit Fluorid - für starke und gesunde Milchzähne."

18 Erkläre, wie Fluorid die Entstehung von Karies verhindern kann. Schau noch einmal in den Informationstext auf S. 253.

Linus fragt Anna: „Kannst du mit bitte noch einmal erklären, warum ich ständig meine Zähne putzen soll?“ Anna will Linus die Entstehung von Karies verdeutlichen.

Tipp: Suche im Internet nach Bildern zur Entstehung von Karies. Drucke sie aus und klebe sie ein – oder zeichne selbst!

19 Stelle nun die Entstehung von Karies in Form eines Flussdiagrammes dar.

Scann noch einmal den QR-Code auf S. 250 – da findest du viele Tipps und Infos.

20 Trage in dein fertiges Flussdiagramm ein, wie die Verwendung fluoridhaltiger Zahnpasta Zähne vor der Kariesentstehung schützen kann.

Anna möchte den Kindern nun noch die Angst vorm Zahnarztbesuch nehmen. Es kann immer wieder mal passieren, dass man ein Loch im Zahn hat. Mit vier einfachen Schritten kann jedoch jeder seine Zähne gesund halten.

21 Karies muss nicht sein! Trage in jeden Zahn einen Tipp zur Gesunderhaltung ein. Die Bilder helfen dir.

Gesunde Zähne durch…

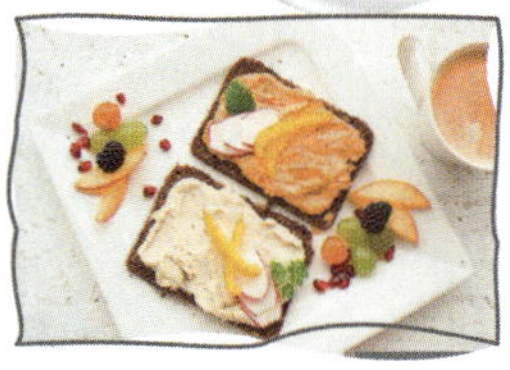
© Einladung_zum_Essen – pixabay.com

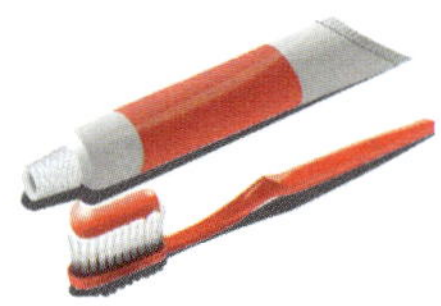
© gustavorezende – pixabay.com

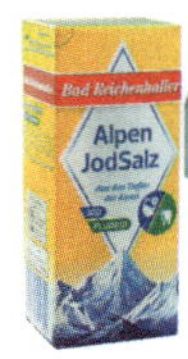

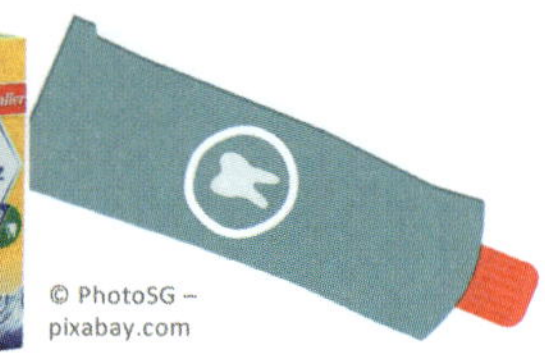
© PhotoSG – pixabay.com

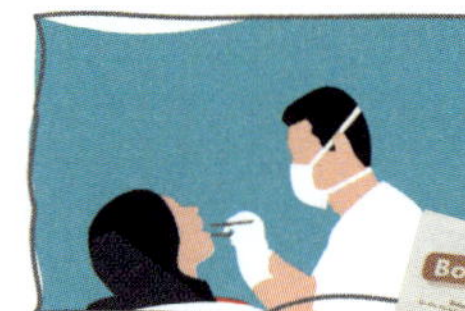
© Mohamed_hassan – pixabay.com

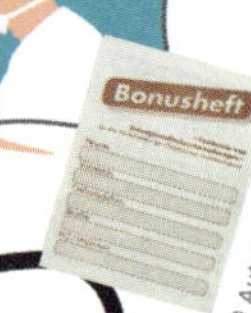

© Autorenfoto

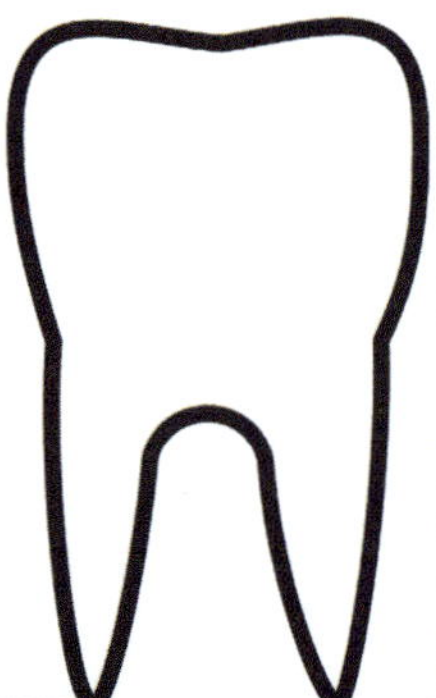
© Clker-Free-Vector-Images – pixabay.com

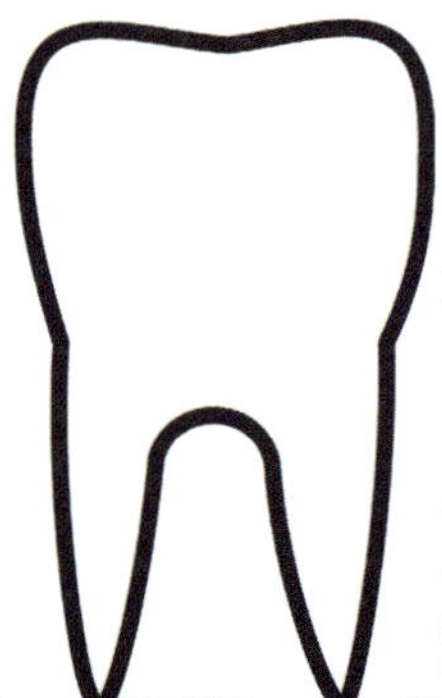
© Clker-Free-Vector-Images – pixabay.com

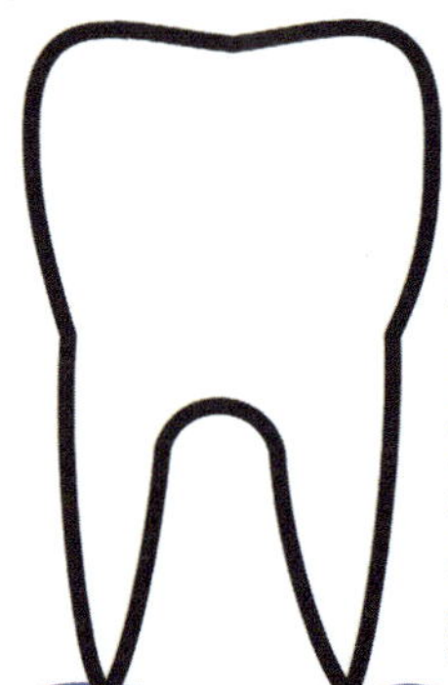
© Clker-Free-Vector-Images – pixabay.com

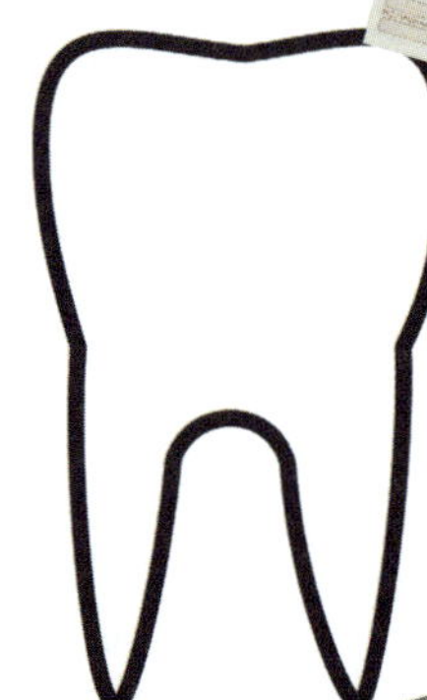
© Clker-Free-Vector-Images – pixabay.com

22 Ergänze den folgenden Lückentext zur Zahngesundheit mit nachfolgenden Begriffen: *Zahnbürste – zwischen – Karies - ernährungsbedingte – KAI – Speisesalz – abwechslungsreich – Zahnarzt – regelmäßig – Zucker – gründlich – fluorid.*

Karies ist im Grunde eine ______________________________________ Krankheit. Deshalb solltest du ______________________________________ essen und deinen ______________________________________konsum einschränken. Verzichte auch möglichst auf zuckerhaltige Speisen und Getränke ______________________________________ den Mahlzeiten. Putze dir ______________________________________ und ______________________________________ (mindestens zweimal täglich, am besten nach jeder Mahlzeit) deine Zähne nach der ______________________________________-Methode. Achte darauf, deine ______________________________________ regelmäßig zu wechseln. Durch Benutzung ______________________________________haltiger Zahnpasta kannst du deine Zähne vor ______________________________________ schützen. Die Verwendung von fluoridiertem ______________________________________ ist eine weitere einfache Vorbeugemaßnahme (= Prophylaxe). Versäume nicht regelmäßig zum ______________________________________ zu gehen. Beachtest du diese Tipps, kannst du langfristig deine Zähne schützen und Zahnbehandlungskosten sparen.

23 Reflektiere dein eigenes Verhalten zur Gesunderhaltung deiner Zähne. Tausche dich mit deinem Banknachbarn beziehungsweise deiner Banknachbarin aus.

Anna fühlt sich nun gut über Zähne und Zahngesundheit informiert. Nun überlegt sie, welche Informationen wichtig erscheinen, um einen Projekttag zum Thema „Muss Zähneputzen wirklich sein?“ in der KiTa durchzuführen.

24 Teilt euch innerhalb eurer Klasse in vier Gruppen auf:

1. Aufbau Zahn und Gebiss
2. Kariesentstehung und -vorbeugung
3. Zahngesundheit
4. Zähneputzen in der KiTa

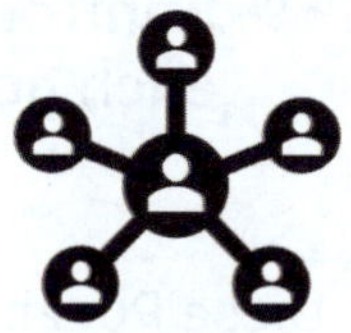

Entscheidet, welche **Inhalte** und **Gestaltungsmöglichkeiten** am besten für euer Gruppenthema geeignet sind. Unten habt ihr Platz für Notizen.

Orientiert euch an diesen Beispielen und gestaltet euren eigenen Projekttag.

Erklärung am Modell

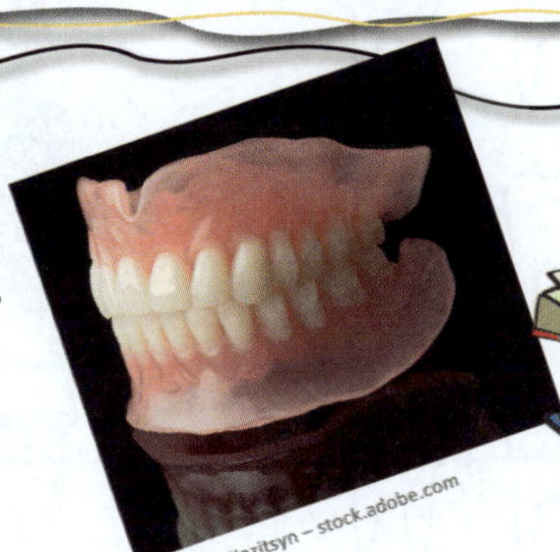

© Dmitriy Kazitsyn – stock.adobe.com

© OpenClipart-Vectors – pixabay.com

Bücherliste für die Leseecke

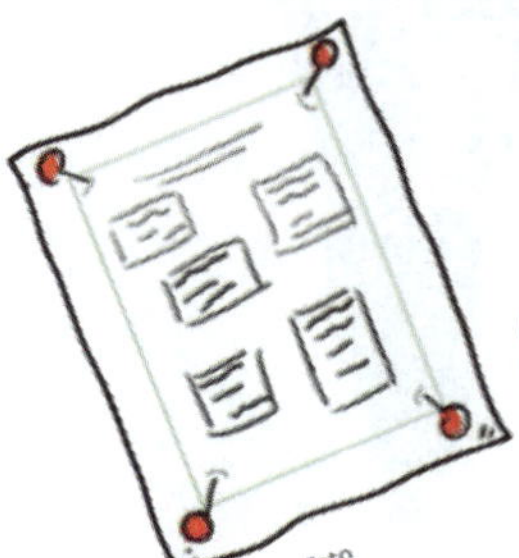

© Autorenfoto

Steckbriefe

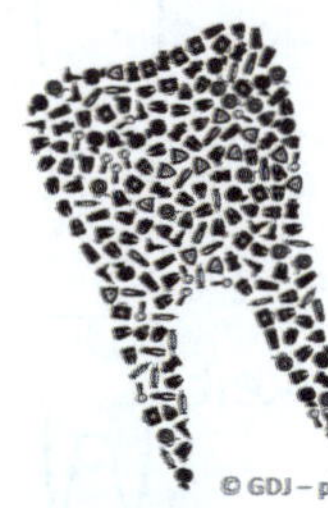

© GDJ – pixabay.com

Ausmalbilder

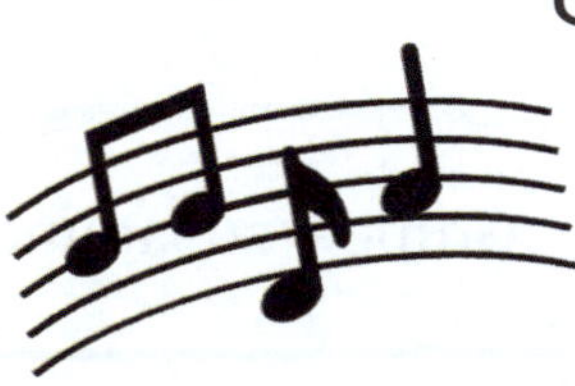

Unser Zahnputzlied

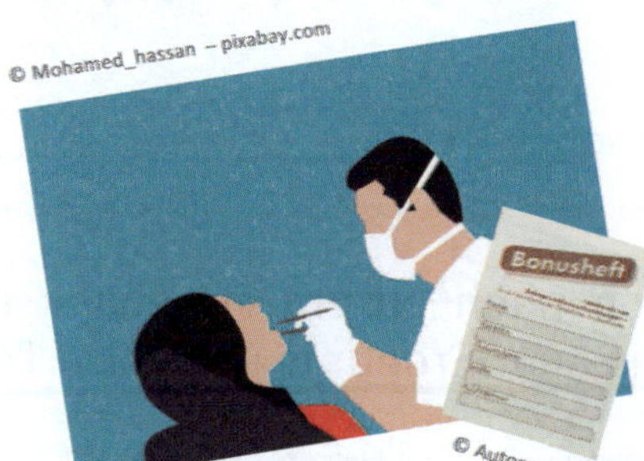

© Mohamed_hassan – pixabay.com

© Autorenfoto

Besuch beim Zahnarzt

Notizen

25 Stellt eine Mappe für den Projekttag mit euren Materialien zusammen.

Ihr habt eure Aufgabe erledigt und Anna bei der Gestaltung des Projekttages zum Thema „Muss Zähneputzen wirklich sein?" gut unterstützt.

26 Kontrolliert das Ergebnis der Gruppe, die euch eure Lehrkraft zugeteilt hat. Gebt euch gegenseitig Rückmeldung.

Diese Rückmeldungen haben wir erhalten:

Vollständigkeit

Richtigkeit

Gestaltung

Übersichtlichkeit

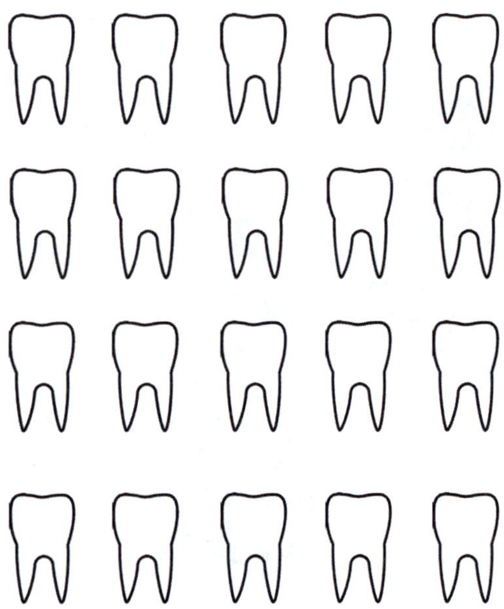

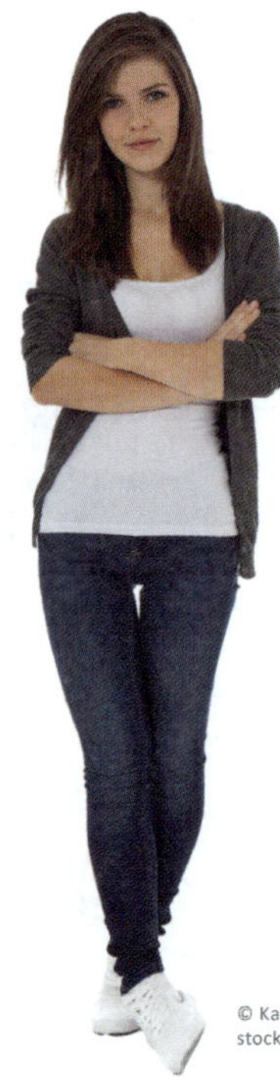

Rückmeldung von: ______________________________

27 Setzt euch nach eurem Feedback nochmal kurz in eurer Gruppe zusammen. Reflektiert euer Ergebnis und eure Teamarbeit.

Das hat in unserer Gruppe gut geklappt:

Das sollten wir in der nächsten Gruppenarbeit besser machen:

Den Kindern hat der Projekttag mit Anna viel Spaß gemacht. Leonie hat keine Angst mehr vorm Zahnarztbesuch und alle Kinder putzen sich nun ohne Widerworte regelmäßig ihre Zähne.

Bist du zufrieden mit deinem Lernerfolg?

28 Bewerte deinen Lernerfolg.
Was ist dir leicht gefallen? Wo hattest du Schwierigkeiten?

Mein Lernerfolg:

Ich bin mit meinem Lernerfolg zufrieden.

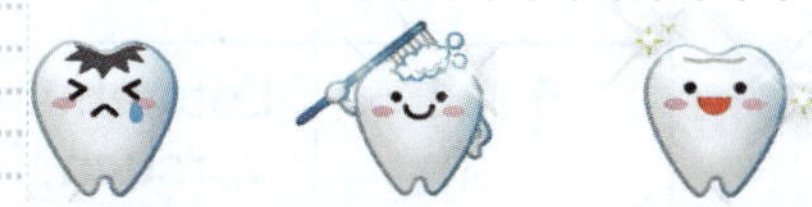

Ich konnte die Aufgaben gut lösen.

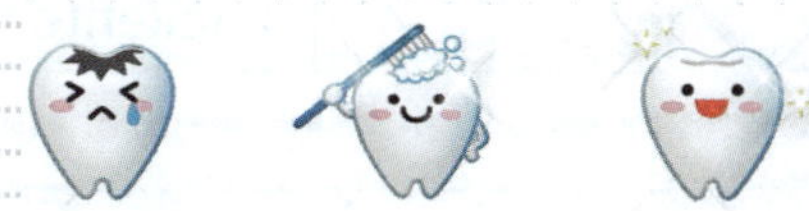

Ich konnte ohne Probleme einen Projekttag gestalten.

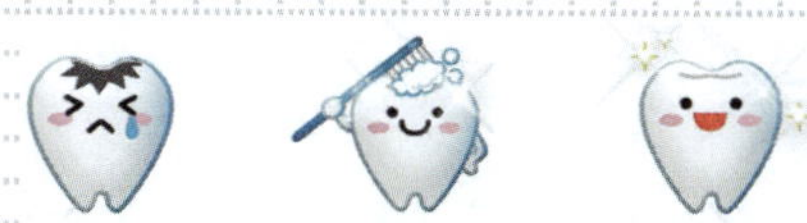

Wir haben in der Gruppe gut zusammengearbeitet.

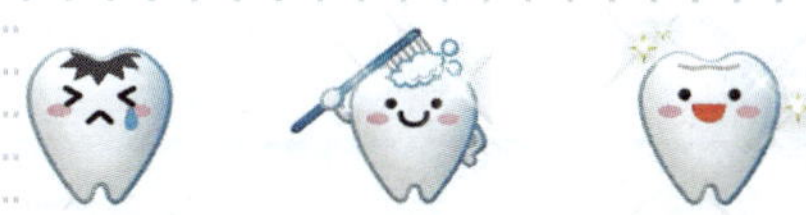

© pixabay.com

Meine wichtigsten Erkenntnisse aus der Lernaufgabe sind:

Führe die Tabelle parallel zu den Lernschritten der Lernaufgabe.

Seite	Handlungsprodukt	erledigt am:	Lehrreich?	
			Ja	Nein
2	Notizzettel, Vorwissen			
3	Abbildung „Zahnbestandteile“			
4,5	Tabellen „Milchgebiss“ und „Dauergebiss“			
6	Steckbrief „Kinderzahnbürste“ und Besonderheiten „Kinderzahnpasta“			
7, 8	KAI-Methode: Text, Abbildungen			
9 -11	Entstehung von Karies: Faktoren, Versuch, Fließdiagramm			
12	Zahngesundheit: Abbildung, Lückentext			

An diesem Thema interessierte mich besonders:

Und zum Schluss bitte noch ein Feedback an deine Lehrkräfte.
Schreib eine Rückmeldung und kreise den entsprechenden Zahn ein.

War die Lernaufgabe verständlich?

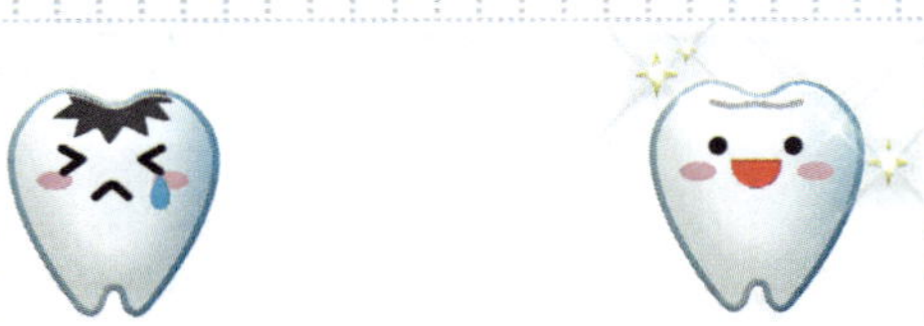

© pixabay.com

Hat dir die Lernaufgabe Freude gemacht?

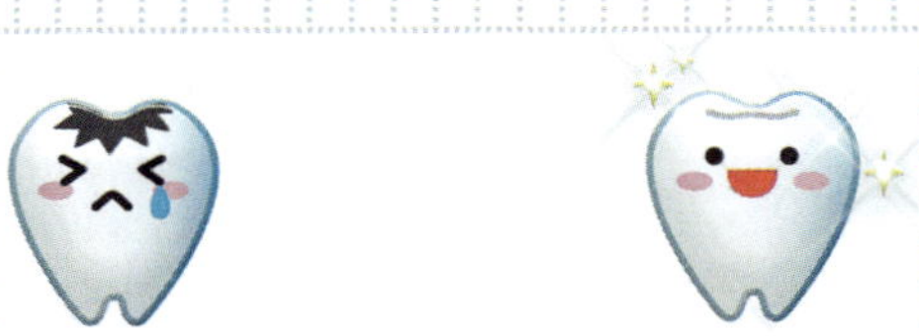

© pixabay.com

Vielen Dank für dein Feedback!

Anna und die KiTa-Kinder besprechen am nächsten Tag im Stuhlkreis noch einmal den Tag mit der Zahnärztin. Sie erstellen gemeinsam ein Zahn-ABC, das im Gruppenraum aufgehängt werden soll.

Findet innerhalb der Klasse zu jedem Buchstaben des Alphabets ein Wort, das in direktem Zusammenhang mit Zähnen und Zahnpflege steht.

Unser ABC zum Thema Zähne und Zahnpflege

A ________________ B ________________ C ________________

D ________________ E ________________ F ________________

G ________________ H ________________ I ________________

J ________________ K ________________ L ________________

M ________________ N ________________ O ________________

P ________________ Q ________________ R ________________

S ________________ T ________________ U ________________

V ________________ W ________________ X ________________

Y ________________ Z ________________

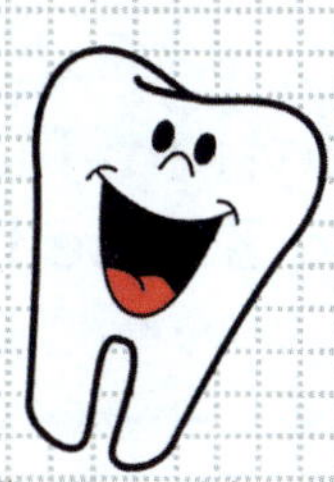
© OpenClipart-Vectors – pixabay.com

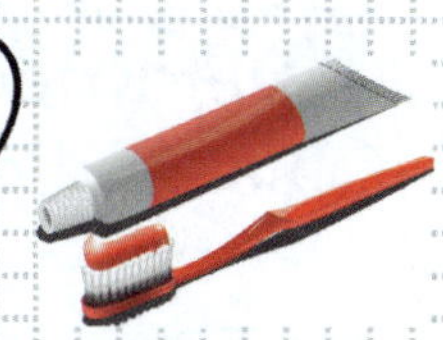
© gustavorezende – pixabay.com

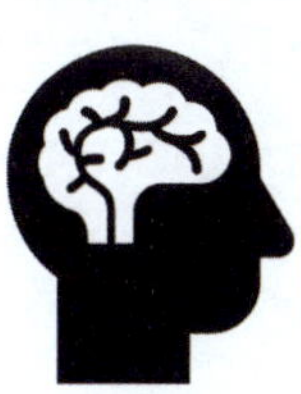

Jeder aus der Klasse bekommt von der Lehrkraft nun ein Wort eures ABC zum Thema Zähne und Zahnpflege. Berichtet der Klasse, was ihr darüber alles noch wisst.

Anna hat sich sehr mit Zähnen und Zahnpflege beschäftigt. Ihr ist dabei aufgefallen, dass dieses Thema oft auch in Sprichwörtern vorkommt.

Sprichwörter sind traditionelle oder volkstümliche Aussagen, die ein Verhalten, eine Verhaltensfolge oder einen Zustand betreffen, die zumeist eine Lebenserfahrung darstellen.

Erkläre die Bedeutung der folgenden Sprichwörter.

Sprichwort	Bedeutung
„Ihr muss man mal den Zahn ziehen!“	
„Dann musst du halt mal die Zähne zusammenbeißen …“	
„An der Mathearbeit habe ich mir mal echt die Zähne ausgebissen.“	
„Mach’ doch bitte mal die Zähne auseinander!“	
„Komm, leg’ jetzt mal einen Zahn zu!“	
„Na, das Mittagessen war ja mal was für den hohlen Zahn …“	
„Der Krieger im Film war echt bis an die Zähne bewaffnet …“	

Fallen euch weitere Sprichwörter ein, die mit Zähnen zu tun haben?

Sammelt eure Ergebnisse an der Tafel.

Erklärt hier anschließend auch die Bedeutung.

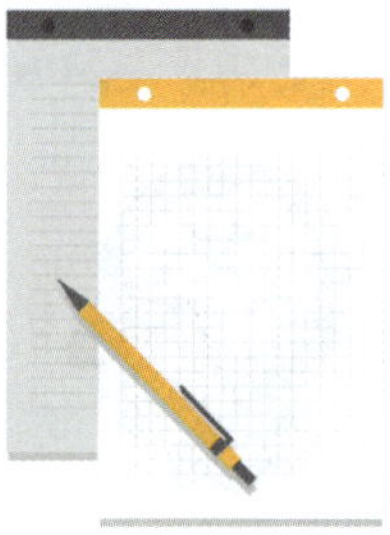

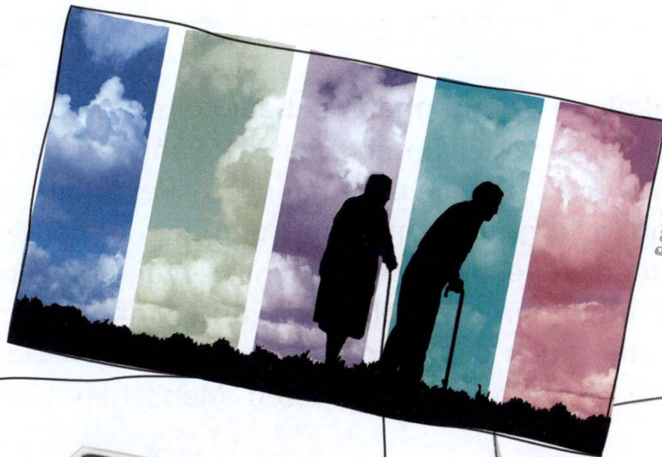

© geralt – pixabay.com

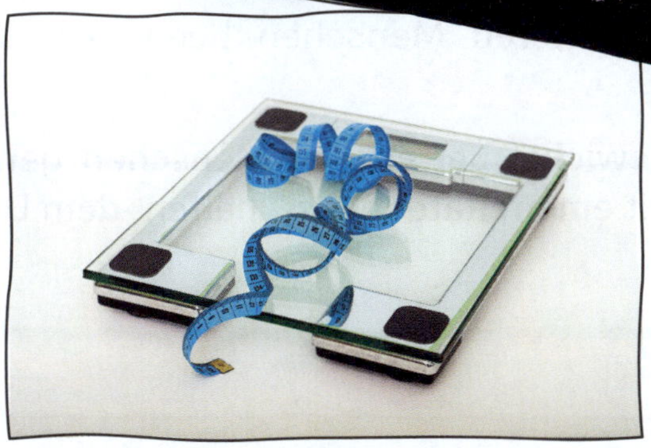

© mojzagrebinfo – pixabay.com

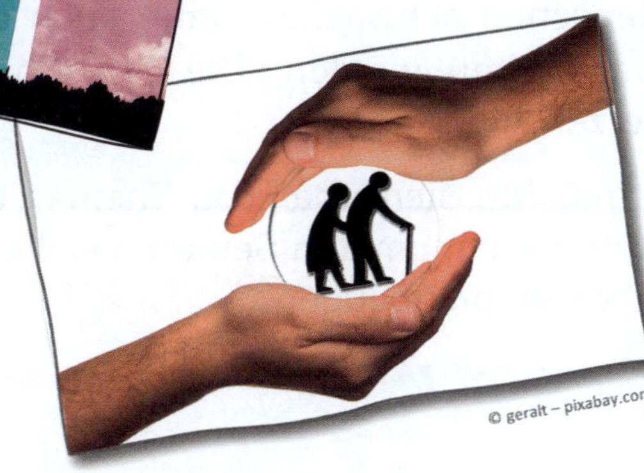

© geralt – pixabay.com

Lernfeld 8: Stärkung von Resilienz und Förderung der Gesundheit

Lernaufgabe 8.4: Der Gewichtsverlust des alten Menschen

Ich kann ...

- wichtige Informationen aus einem Text zusammenfassen.
- Symptome bei Untergewicht beschreiben.
- Infotexte aufmerksam lesen.
- im Team eine Mindmap zu den Ursachen sowie eine Mindmap zu den Folgen von Untergewicht erstellen.
- Vorbeugemaßnahmen auswählen.
- einen Präventionsratgeber für Senioren zum Thema Untergewicht gestalten.
- den eigenen Lernweg kontrollieren und reflektieren.
- Feedback geben und annehmen.
- geeignete Essensvorschläge beurteilen.

Zeitumfang:
7 Unterrichtsstunden

Barek hat in seinem Praktikum im Altenheim „Abendsonne“ täglichen Kontakt zu älteren Bewohnern. Er begleitet oder unterstützt die Senioren bei den regulären Mahlzeiten. Dabei beobachtet Barek bei manchen Personen einen rapiden Gewichtsverlust, scheinbar aufgrund einer auftretenden Appetitlosigkeit. Viele ältere Menschen erscheinen zu den Mahlzeiten sehr unregelmäßig oder essen nur sehr wenig. Sie wirken außerdem schnell dünn und kraftlos. Bei den älteren Menschen schwächelt dann auch das Immunsystem, wodurch sie anfälliger für Krankheiten werden. Die Situationen der älteren Menschen liegen Barek am Herzen.

Er möchte sich über das Thema „Untergewicht“ bei älteren Menschen genauer informieren, um den Senioren vielleicht mit einem Ratgeber zu helfen, dem Untergewicht vorzubeugen.

1 Fasse die wichtigsten Informationen der beschriebenen Situation zusammen.

-
-
-
-
-

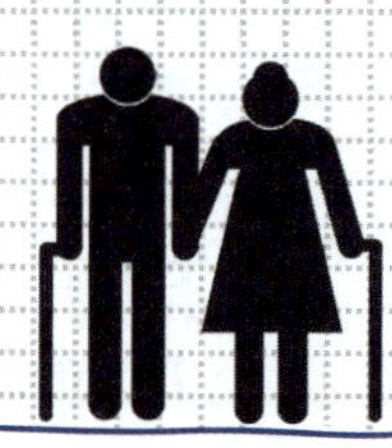

© Tumisu – pixabay.com

2 Beschreibe die einzelnen Symptome der Erkrankung „Untergewicht“, die Barek bei den Senioren beobachtet hat.

1.
2.
3.
4.
5.
6.

Barek hat bereits einige Symptome/Merkmale beobachten können, doch er möchte mehr über das Thema "Untergewicht" erfahren und informiert sich über die Ursachen und die möglichen Folgen.

Zeit für Teamarbeit...

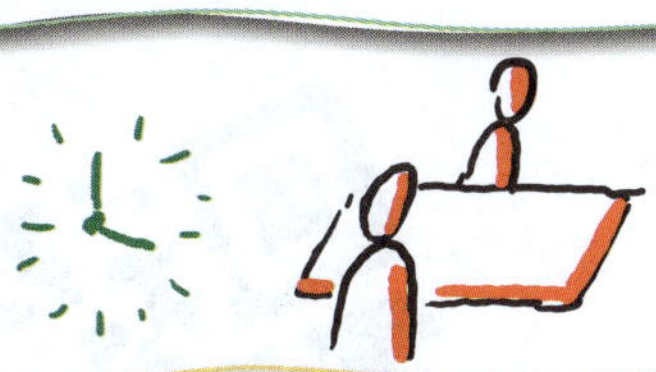

Bildet Zweierteams und setzt euch gegenüber an einen Tisch.

(1) Partner A und Partner B lesen die Infotexte, die sich hinter den QR-Codes auf der nächsten Seite verbergen, sehr aufmerksam durch. Es geht um die Ursachen und Folgen für Untergewicht.

(2) Jeder Partner beschreibt danach in Einzelarbeit je eine Ursache und eine Folge.

(3) Es erfolgt nun ein Partnerinterview, bei dem sich die Partner A und B gegenseitig mögliche Ursachen und Folgen darstellen und begründen.

(4) Ist alles besprochen, überlegt das Team zwei weitere mögliche Ursachen sowie Folgen für Untergewicht.

(5) Die Ergebnisse dokumentiert nun jeder für sich als Mindmap in den blauen Kästchen auf dieser Seite (Ursachen) sowie auf der nächsten Seite (Folgen).

3 Erstelle deine Mindmap zu den Ursachen von Untergewicht.

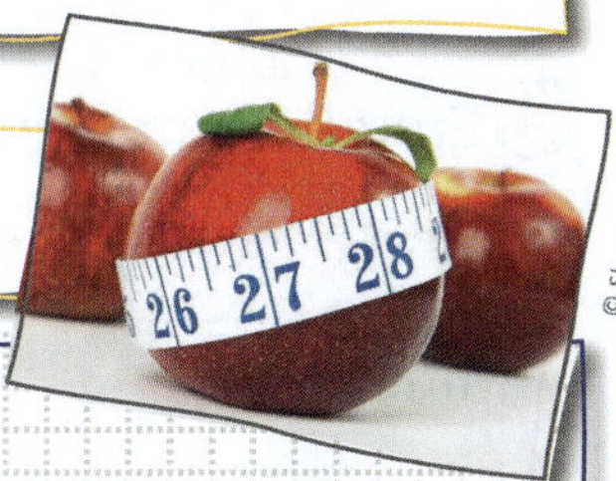

© Shutterbug75 – pixabay.com

Mindmap

Ursachen für Untergewicht

https://www.ernaehrung.de/tipps/untergewicht/unter10.php

https://www.pflege-durch-angehoerige.de/mangelernaehrung/

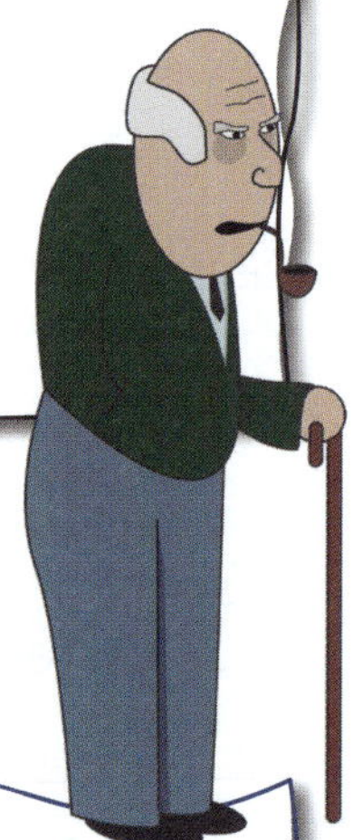

4 Erstelle nun deine Mindmap zu den Folgen von Untergewicht.

Mindmap

Folgen von Untergewicht

Barek hat sich über verschiedene Ursachen und Folgen von Untergewicht informiert. Jetzt muss er sich entscheiden, wie er seinen Ratgeber gestaltet, damit er die Senioren anspricht.

5 Entscheide nun, wie du in deinen Ratgeber gestalten möchtest, um ihn für Senioren attraktiv zu machen.

Das Essen  betreffend oder

das Trinken 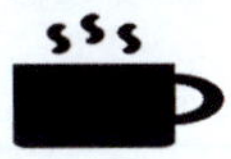 betreffend?

Mache dir Notizen.

Hier findest du einige Entscheidungshilfen:

Speisen und Getränke ansprechend anrichten

Lieblingsgericht bestellen

mehr und öfter trinken

angenehmer Essensgeruch

Lieblingsgetränk bestellen

feiner Kaffeeduft

weiche Kost

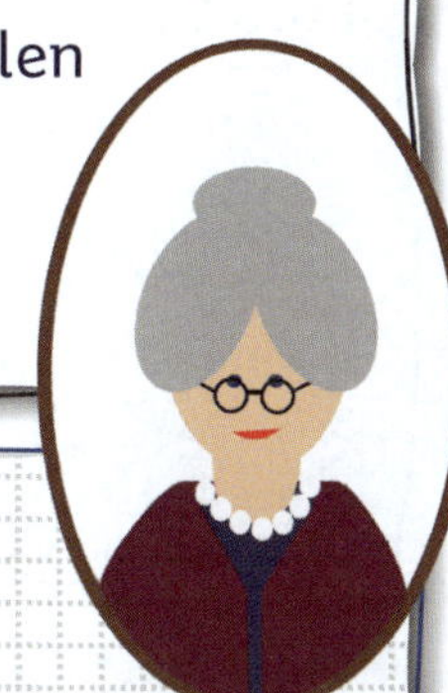

Notizen

Barek hat sich für den Schwerpunkt „Essen" entschieden.

Hilf ihm, den Präventionsratgeber für die Senioren anzufertigen.

6 Gestalte einen Präventionsratgeber für Senioren zum Thema Untergewicht in Form einer Klappbroschüre.

Achte auf die verschiedenen Sinne und beziehe sie in die Vorbeugemaßnahmen mit ein, ansonsten darfst du wieder sehr kreativ sein.

Gestaltungsrichtlinien:
→ Klappbroschüre
→ DIN A4 einseitig

Präventionsratgeber "Untergewicht" für Senioren:

Fürs Auge 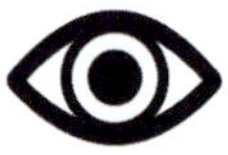

Fürs Ohr 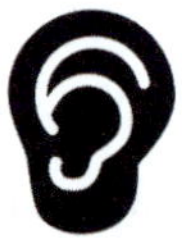

Für die Nase 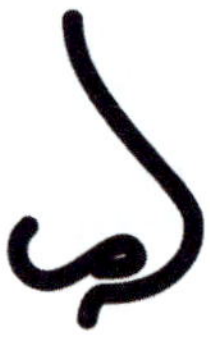

Für den Geschmack 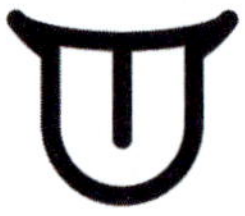

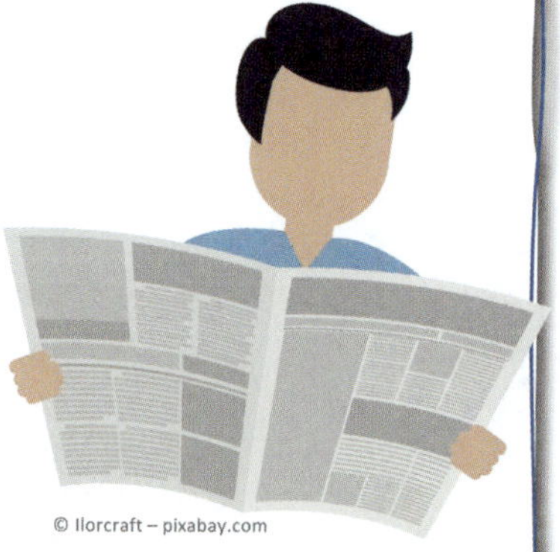

© llorcraft – pixabay.com

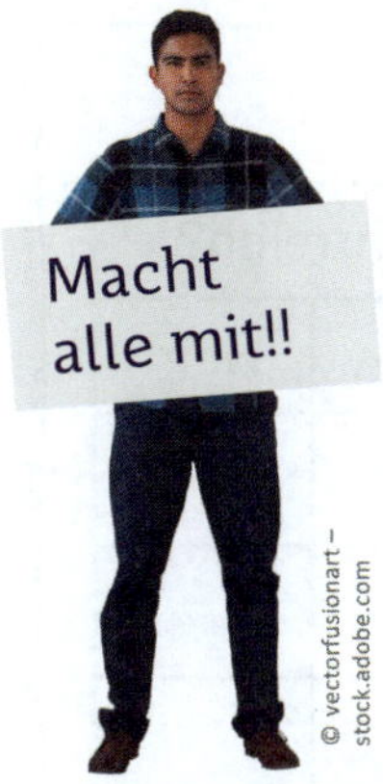

Barek hat einen Präventionsratgeber für Senioren entworfen.

7 Kontrolliere deinen Lernweg und gebe deinen Mitschülerinnen und Mitschülern Rückmeldung zu deren Präventionsratgeber.

Diese Rückmeldungen von meinen Mitschülerinnern und Mitschülern habe ich zu meinem Präventionsratgeber erhalten:

Kriterien	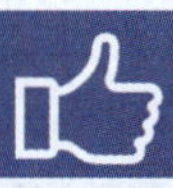	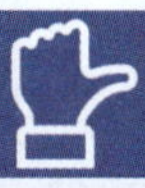	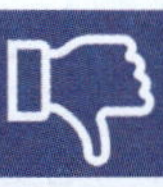
verständlich			
vollständig			
dekorativ gestaltet			
Das möchte ich dir noch rückmelden:			

Rückmeldung von:____________________

Reflexion der eigenen Ergebnisse:

A) Das ist mir noch aufgefallen:

B) Das fehlt im Ratgeber:

C) Das würde ich generell noch ergänzen bzw. verbessern:

Führe die Tabelle parallel zu den Lernschritten der Lernaufgabe.

Nr. Lern-aufgabe	Handlungsprodukt	erledigt am:	Lehrreich?	
			Ja	Nein
1, 2	Infos aus dem Text und Symptome			
3	Mindmap Ursachen			
4	Mindmap Folgen			
5	Vorbeugemaßnahmen			
6	Präventionsratgeber			
7	Rückmeldungsbogen			

An diesem Thema interessiert mich besonders:

Zu diesem Thema habe ich bereits folgende Erfahrungen gemacht:

Und zum Schluss bitte noch ein Feedback an deine Lehrkräfte. Schreib eine kurze Rückmeldung und kreuze die Daumen an.

War die Lernaufgabe verständlich?

Hat dir die Lernaufgabe Freude gemacht?

Vielen Dank für dein Feedback!

Zum Abschluss noch ein Feedback von der Lehrkraft an dich.

Barek ist mit seinem Präventionsratgeber sehr zufrieden.

Er möchte geeignete Essensvorschläge für Senioren an die Küche weitergeben.

Beurteile, ob die aufgeführten Essensvorschläge den Senioren weiterhelfen und sie vor Untergewicht schützen.

Essensvorschläge

Hamburger mit Pommes

Tomatensuppe mit Brot

Pudding mit heißen Kirschen

Würstchen mit Kartoffelsalat

Hähnchen mit Püree

Beurteilung:

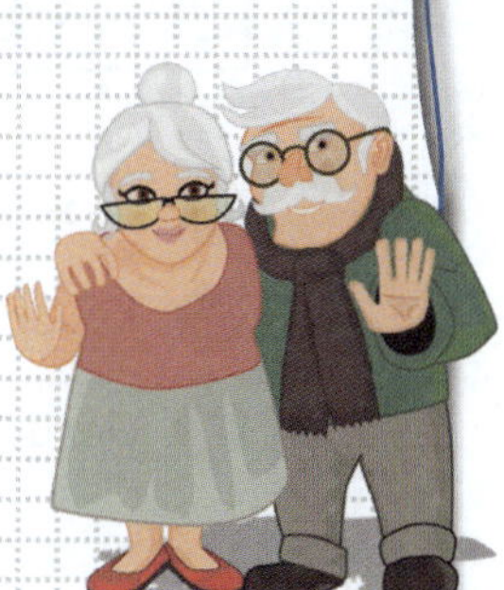

Finde im Suchsel „Untergewicht bei Senioren“ die entsprechenden Begriffe.

Untergewicht bei Senioren

Finde die versteckten Wörter!

F	V	W	D	Y	J	M	O	J	Z	B	J	F	G	Y	B	T	P
Q	V	P	R	Q	U	U	F	R	P	Y	F	L	I	I	V	U	E
L	X	Z	R	I	L	R	U	T	M	W	G	R	T	K	L	H	Q
Y	U	G	E	W	I	C	H	T	S	V	E	R	L	U	S	T	E
K	T	V	M	U	P	O	Z	K	Y	R	L	J	C	G	V	I	E
J	D	X	C	D	Ü	N	N	Y	N	B	R	K	X	N	H	V	X
N	T	R	K	C	I	K	W	Y	P	I	C	U	B	L	L	R	U
T	R	M	N	M	T	H	P	R	X	G	K	C	H	Y	B	O	B
X	K	G	N	Q	I	G	E	R	U	C	H	Q	M	L	N	M	D
W	C	E	T	G	U	N	T	E	R	G	E	W	I	C	H	T	Y
K	U	B	S	C	H	L	U	C	K	E	N	M	E	D	J	Q	C
R	U	I	I	W	Y	P	C	Y	L	T	O	G	L	P	R	G	E
A	D	S	W	G	N	V	E	H	R	R	M	D	H	U	Y	E	N
F	S	S	J	U	N	I	V	O	Z	G	W	Q	O	K	B	W	Z
T	F	S	T	A	A	K	A	U	P	R	O	B	L	E	M	E	L
L	X	P	Z	A	F	B	P	J	B	X	Q	G	U	F	G	D	V
O	T	A	P	P	E	T	I	T	L	O	S	F	M	T	L	K	M
S	S	X	R	I	Y	P	O	H	G	C	C	G	E	D	U	T	C

1. appetitlos
2. dünn
3. kraftlos
4. Kauprobleme
5. Untergewicht
6. Gebiss
7. Geruch
8. Gewichtsverlust
9. Schlucken

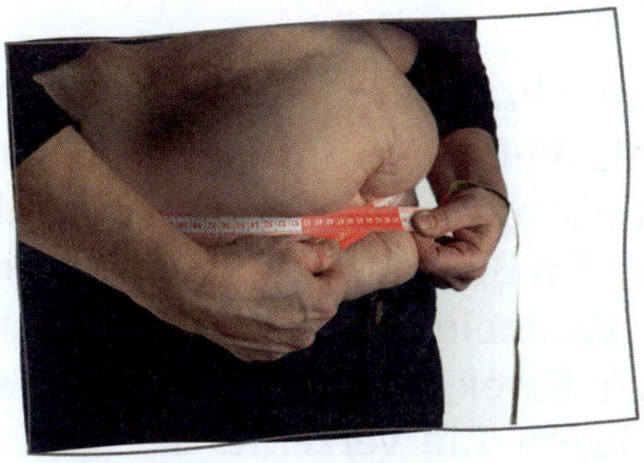

© Bru-nO – pixabay.com

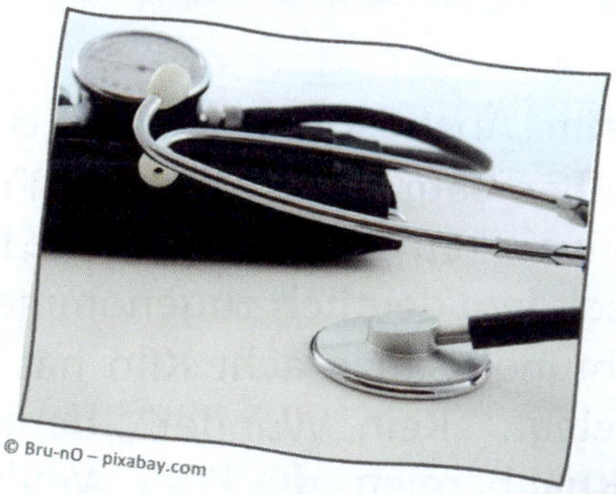

© Bru-nO – pixabay.com

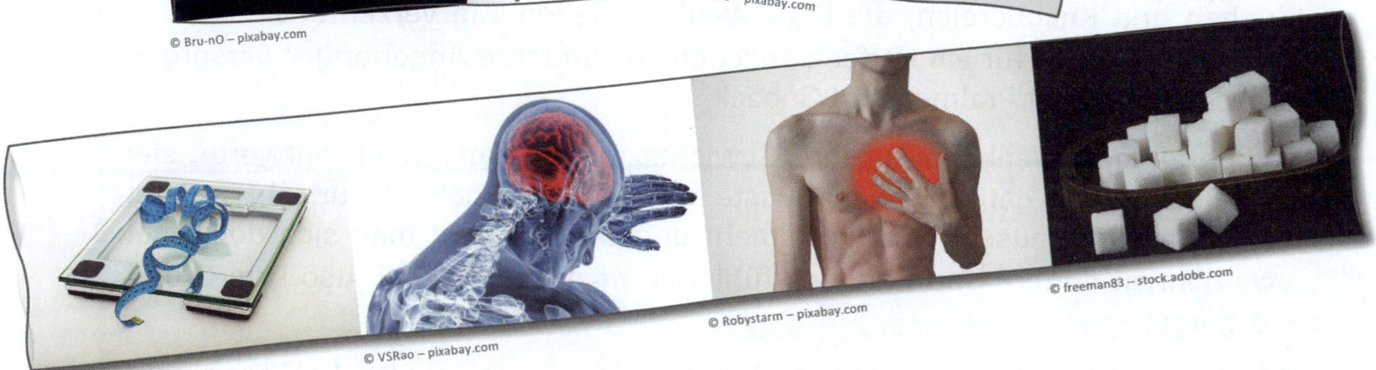

© mojzagrebinfo – pixabay.com © VSRao – pixabay.com © Robystarm – pixabay.com © freeman83 – stock.adobe.com

Lernfeld 8: Stärkung der Resilienz und Förderung der Gesundheit

Lernaufgabe 8.5: Das Metabolische Syndrom

Ich kann ...

... einen Text mithilfe von W-Fragen analysieren.

... aus den Informationen eines Textes eine Mindmap erstellen.

... das Krankheitsbild des Metabolischen Syndroms beschreiben.

... die vier Erkrankungen, die zum Metabolischen Syndrom gehören, mit eigenen Worten erklären.

... die Folgeschäden des Metabolischen Syndroms beschreiben.

... im Team eine Placemat zu den Erkrankungen des Metabolischen Syndroms und deren Folgen erstellen.

... eine Übersicht über Risikofaktoren und Präventionsmaßnahmen erstellen.

... ein Beratungsgespräch zum Metabolischen Syndrom planen und durchführen.

... das Beratungsgespräch kritisch reflektieren.

<u>Zeitumfang:</u>
10 Unterrichtsstunden

Im Seniorenheim „Abendsonne“, in dem Barek sein Praktikum absolviert, wohnt seit einem halben Jahr die 76-jährige Frau Weilheim. Bei ihrem Umzug ins Seniorenheim war Frau Weilheim bereits leicht übergewichtig, doch Barek fällt auf, dass sie seitdem deutlich zugenommen hat. Ein Blick in die Akten bestätigt seine Beobachtung: Ganze acht Kilo hat Frau Weilheim in den letzten sechs Monaten zugelegt. „Kein Wunder“, denkt sich Barek, „bei den Mengen an Kuchen und Knabbereien, die Frau Weilheim jeden Tag verzehrt! Sie lässt ja keine Gelegenheit für ein Kaffeekränzchen aus und ihre Angehörigen versorgen sie regelmäßig mit Pralinen und Gebäck“.

Als Barek Frau Weilheim auf ihre Gewichtszunahme anspricht, antwortet sie: „Ach Junge, mein ganzes Leben musste ich immer auf meine Figur achten. Jetzt bin ich alt und muss niemandem mehr gefallen. Da wird man sich doch mal was gönnen dürfen! Und übrigens fühle ich mich pudelwohl! Also kein Grund zur Sorge!“

Barek berichtet seiner Praktikumsbetreuerin von seiner Beobachtung und seinem Gespräch mit Frau Weilheim. Auch ihr ist die Situation von Frau Weilheim schon aufgefallen: „Sie sollte das nicht auf die leichte Schulter nehmen. Frau Weilheim hat nicht nur zugenommen, mir ist auch aufgefallen, dass sie in letzter Zeit einen erhöhten Blutdruck sowie erhöhte Blutzuckerwerte hat. Sie ist auf dem besten Weg, ein metabolisches Syndrom zu entwickeln, auch wenn sie jetzt davon noch nichts merkt. Wir sollten Frau Weilheim unbedingt über die Gefahren eines metabolischen Syndroms beraten, bevor es zu spät ist. Möchtest du das Gespräch übernehmen? Ich begleite dich natürlich dabei.“

? ① Erschließe dir die wichtigsten Informationen aus dem Text anhand von W-Fragen, z. B. welchen Auftrag hat Barek?

Was? Wo?
Wann? Warum?
...

? ② Welche Informationen könnten für Frau Weilheim im Beratungsgespräch wichtig sein?

Barek hat noch nie etwas von einem „Metabolischen Syndrom“ gehört und nimmt sich vor, sich erst einmal über diese Krankheit zu informieren.

3 Lies dir den Informationstext zum Metabolischen Syndrom aufmerksam durch. Markiere die Krankheiten, die zum Metabolischen Syndrom dazugehören. Erstelle anschließend eine Mindmap über die wichtigsten Merkmale des Metabolischen Syndroms.

Das Metabolische Syndrom gehört zu den Zivilisationskrankheiten und ist eine Kombination verschiedener ernährungsbedingter Erkrankungen. Dazu gehören Bluthochdruck, Insulinresistenz, hohe Blutfettwerte und starkes Übergewicht (Adipositas). Da das Syndrom aus vier verschiedenen Krankheiten besteht, die eine Reihe von gefährlichen Folgeerkrankungen nach sich ziehen können, wird das Metabolische Syndrom auch „tödliches Quartett“ genannt. Jede einzelne der vier Erkrankungen stellt bereits ein großes Risiko für Gefäßerkrankungen wie Arteriosklerose, Herzinfarkt und Schlaganfall dar. Treten sie wie im Metabolischen Syndrom in Kombination auf, verstärkt sich das Risiko enorm.

Mindmap

Zeit für Teamarbeit…

4 Bildet Viererteams und setzt euch gemeinsam an eine Tischgruppe.

(1) Ordnet euch die Buchstaben A, B, C und D zu.

(2) Lest den mit eurem Buchstaben gekennzeichneten Text zu einer der Erkrankungen des Metabolischen Syndroms aufmerksam durch und macht euch Notizen in dem für euer Thema vorgesehenen Feld der Placemat auf S. 279.

(3) Führt ein Gruppeninterview durch, bei dem jedes Teammitglied den anderen die Inhalte aus seinem Text in eigenen Worten vorstellt. Macht euch zu den Informationen von euren Teammitgliedern ebenfalls Notizen in die entsprechenden Felder der Placemat.

(4) Überlegt euch im Team, welche gemeinsamen Folgeschäden die einzelnen Erkrankungen haben können und schreibt euer Ergebnis in das zentrale Feld der Placemat (ggf. mit Zeichnung).

(5) Vergleicht eure Placemat mit den Placemats von Mitgliedern anderer Gruppen. Nehmt ggf. Ergänzungen in eurer Placemat vor.

Variante: Partnerarbeit

Wenn ihr lieber in Partnerarbeit als im Viererteam arbeiten möchtet, geht das, indem sich jeder von euch zwei Buchstaben aussucht und die entsprechenden Texte bearbeitet.

Wir sind ein Team:

A)

B)

C)

D)

So sieht eine Placemat aus.

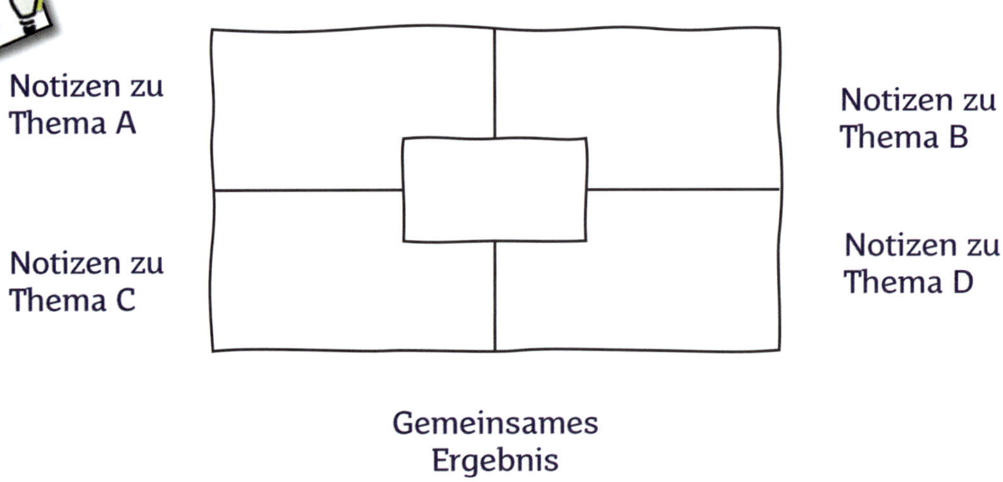

A) Starkes Übergewicht (Adipositas)

Etwa zwei Drittel aller Männer und über die Hälfte der Frauen in Deutschland sind übergewichtig. Auch die Anzahl an übergewichtigen Kindern steigt von Jahr zu Jahr an. Als „Übergewicht" wird ein erhöhtes Körpergewicht aufgrund eines hohen Körperfettanteils bezeichnet. Etwa ein Viertel aller Übergewichtigen in Deutschland sind sogar stark übergewichtig – dann spricht man auch von „Fettsucht" oder „Adipositas". Die Ursache ist in der Regel eine dauerhaft erhöhte Kalorienzufuhr in Form von kohlenhydrat- und fettreichen Speisen und zuckerhaltigen Getränken. Zudem kommt meist ein Mangel an Bewegung hinzu.

Durch Übergewicht wird der gesamte Körper belastet. Das hohe Körpergewicht lastet auf den Gelenken, was langfristig zu einer Abnutzung und zu Schmerzen führt. Außerdem muss die Lunge bei Übergewichtigen stärker arbeiten, da auch das überschüssige Fettgewebe mit Sauerstoff versorgt werden muss. Auch das Herz muss mehr leisten, um den übergewichtigen Körper ausreichend mit Blut zu versorgen. Ein erhöhter Blutdruck ist die Folge, der wiederum zu einer Verengung der Blutgefäße führen kann. Auf Dauer kann die ständige Mehrarbeit das Herz schädigen und zu einer chronischen Herzschwäche (Herzinsuffizienz) oder einem Herzinfarkt führen.

Des Weiteren leiden Übergewichtige oft an einer verringerten körperlichen Belastbarkeit, sind schnell müde und schwitzen stark.

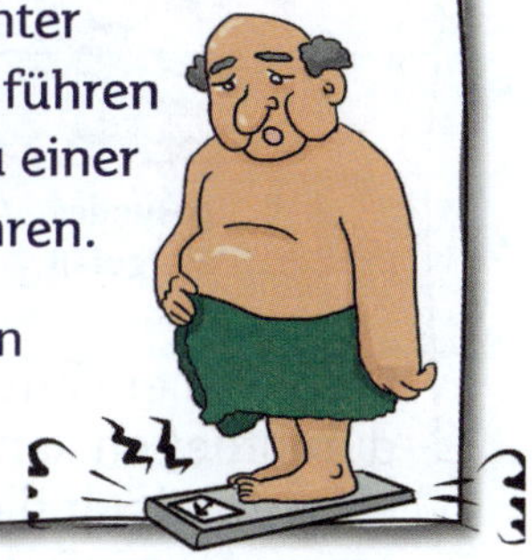

B) Bluthochdruck (= Hypertonie)

Übergewichtige besitzen eine größere Blutmenge als Normalgewichtige. Um das Blut im Körper in Bewegung zu halten, muss das Herz bei Übergewichtigen daher stärker schlagen. Es entsteht Bluthochdruck (Hypertonie), der die Blutgefäßwände stark belastet. Wenn der hohe Druck über einen längeren Zeitraum auf die Gefäße wirkt, kommt es nach und nach zu einer Veränderung der Gefäßwände. Das führt dazu, dass sich Fett- und Kalkpartikel an den Blutgefäßwänden ablagern.

Durch die Ablagerungen werden die Gefäßwände porös. Sie sind auch nicht mehr so elastisch wie zuvor. Da sie sich dadurch nicht mehr so gut ausdehnen können, steigt der Blutdruck noch weiter an. Zudem sind die Blutgefäße durch die Ablagerungen verengt. Man nennt ein solch verändertes und verengtes Blutgefäß auch „**arteriosklerotisch verändertes Blutgefäß**".

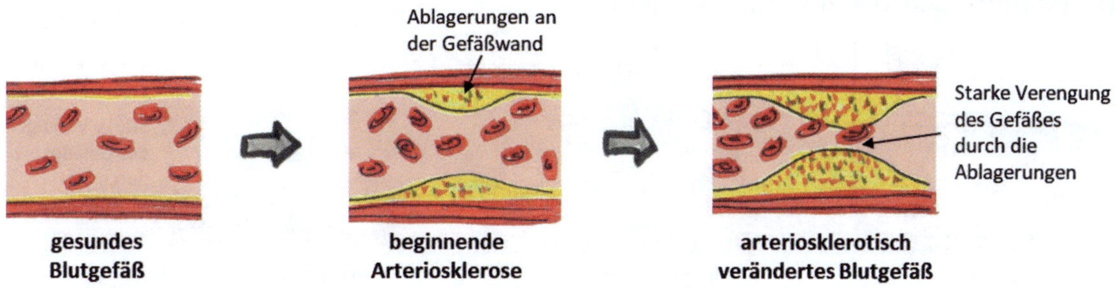

Da durch ein arteriosklerotisch verändertes Blutgefäß das Blut nicht mehr gut durchfließen kann, entstehen Durchblutungsstörungen. Es kann auch zu einem vollständigen Verschluss der Gefäße kommen. Dies führt dann zu einem Herzinfarkt oder Schlaganfall.

C) Erhöhte Blutfettwerte

Die Ursache für erhöhte Blutfettwerte ist in der Regel Übergewicht in Verbindung mit mangelnder Bewegung. Zu Beginn merkt man von den erhöhten Blutfettwerten nichts. Sie bleiben dadurch oft unentdeckt. Dauerhaft erhöhte Blutfettwerte können Schäden an den Blutgefäßen verursachen. An den Gefäßwänden lagern sich Fettpartikel, Cholesterin und andere Substanzen ab.

Durch die abgelagerten Partikel werden die Gefäßwände starr und porös. Sie sind dann nicht mehr so elastisch wie zuvor. Außerdem kommt es zu einer Verengung der Blutgefäße. Man nennt ein solch verändertes und verengtes Blutgefäß auch „**arteriosklerotisch verändertes Blutgefäß**".

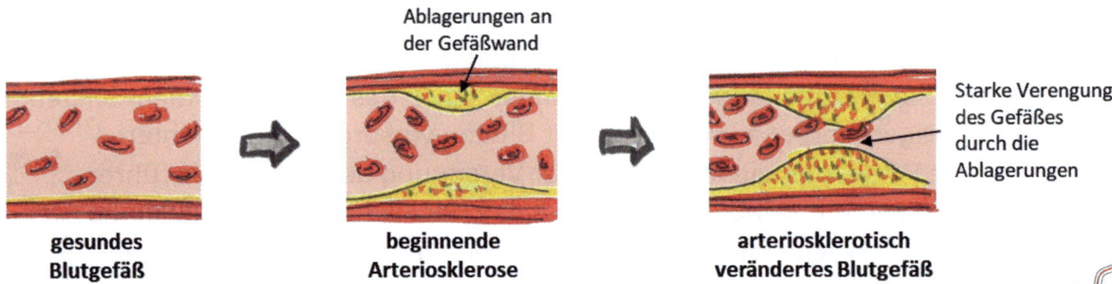

© Abbildungen selbst erstellt

Da durch ein arteriosklerotisch verändertes Blutgefäß das Blut nicht mehr gut durchfließen kann, entstehen Durchblutungsstörungen. Es kann auch zu einem vollständigen Verschluss der Gefäße kommen. Dies führt dann zu einem Herzinfarkt oder Schlaganfall.

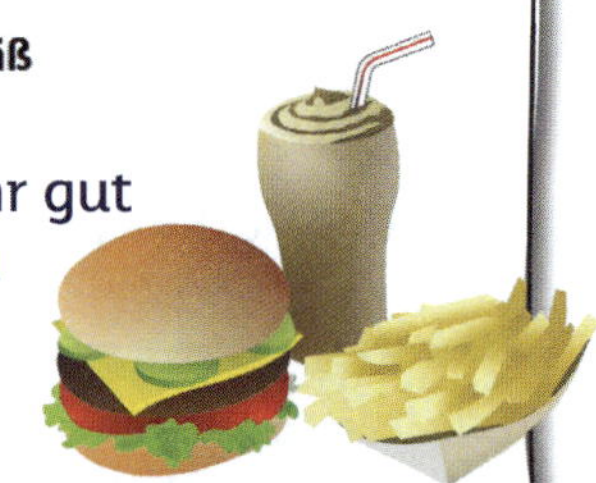
© Clker-Free-Vector-Images – pixabay.com

D) Insulinresistenz

Nach einer kohlenhydratreichen Mahlzeit gelangt Glukose (Traubenzucker) ins Blut. Die Glukose wird mit Hilfe des Hormons Insulin in die Muskelzellen geschleust und wird dort zu Energie umgewandelt, die der Körper zum Leben braucht. Wird dem Körper jedoch ständig kohlenhydratreiche Kost zugeführt, kommt es zu einem dauerhaften Glukoseüberschuss. Um diesen zu bewältigen, verändern die Muskelzellen ihren Stoffwechsel und werden unempfindlicher gegen Insulin: Es entsteht eine sogenannte „Insulinresistenz". Bei einer Insulinresistenz schafft es das Insulin nicht mehr, die ganze Glukose aus dem Blut in die Zellen zu befördern. Dadurch bleibt ein Großteil der Glukose im Blut: Es kommt zu einem hohen Blutglukosespiegel. Ein dauerhaft erhöhter Blutzuckerspiegel führt zu einer Verengung der Blutgefäße. Man nennt ein solch verengtes Blutgefäß auch „**arteriosklerotisch verändertes Blutgefäß**"

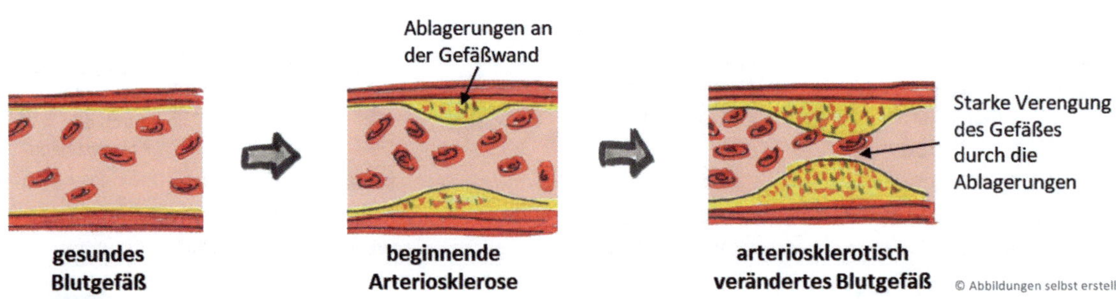

© Abbildungen selbst erstellt

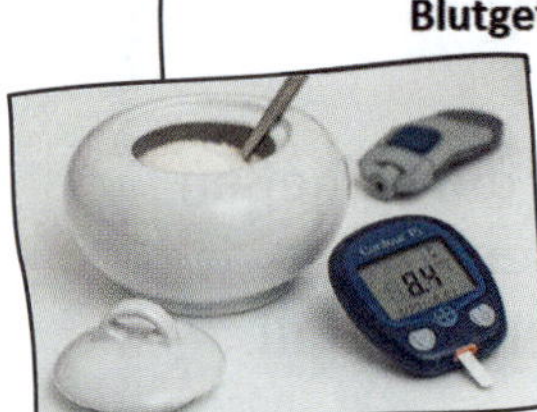
© stevepb – pixabay.com

Da durch ein arteriosklerotisch verändertes Blutgefäß das Blut nicht mehr gut durchfließen kann, entstehen Durchblutungsstörungen. Es kann auch zu einem vollständigen Verschluss der Gefäße kommen. Dies führt dann zu einem Herzinfarkt oder Schlaganfall.

Das Metabolische Syndrom (= tödliches Quartett)

Übergewicht (Adipositas)	Bluthochdruck
Insulinresistenz	Erhöhte Blutfettwerte

Folgeschäden

Barek kennt nun Merkmale und Folgen eines Metabolischen Syndroms. Bezüglich der Risikofaktoren und Prävention hat er zwar eine Ahnung, möchte aber lieber auf Nummer sicher gehen. Barek ruft Fr. Dr. Weber, die zuständige Hausärztin des Pflegeheims, an.

5 Lies das Telefongespräch mit deinem Banknachbarn oder deiner Banknachbarin im Dialog. Markiere beim zweiten Lesen die Risikofaktoren und die Präventionsmaßnahmen.

Guten Morgen Frau Dr. Weber, hier spricht Barek, der Praktikant vom Pflegeheim Abendsonne. Haben Sie einen Augenblick Zeit für mich?

Guten Morgen Barek. Ja, gerade passt es ganz gut. Was kann ich für dich tun?

Ich habe ein paar Fragen an Sie. Es geht um eine Bewohnerin des Heims, Frau Weilheim. Mir ist aufgefallen, dass sie in letzter Zeit stark an Gewicht zugelegt hat und meine Betreuerin meint, sie ist drauf und dran, ein metabolisches Syndrom zu entwickeln. Jetzt soll ich mit ihr ein Beratungsgespräch führen. Ich habe mich schon gut informiert, das Einzige, was mir jetzt noch fehlt, ist die Prävention. Können Sie mir hierzu bitte ein paar Informationen geben?

Gerne. Um die präventiven Maßnahmen zu verstehen, ist es wichtig, zunächst die Risikofaktoren für ein metabolisches Syndrom zu kennen. Wie bei fast allen Zivilisationskrankheiten ist das Hauptproblem eine ungesunde, zucker- und fettreiche Ernährung in Kombination mit mangelnder Bewegung.

Das habe ich mir schon gedacht. Und lassen Sie mich raten: Stress, Alkohol und Schlafmangel gehören ebenfalls zu den Risikofaktoren?

Ganz genau! Wenn auch indirekt. Die von dir genannten Faktoren begünstigen die Entstehung von Übergewicht und damit auch die Entwicklung eines metabolischen Syndroms.

D. h. um der Krankheit vorzubeugen, soll sich Frau Weilheim gesund ernähren, viel bewegen und ausreichend schlafen. Außerdem sollte sie auf den Genuss von Alkohol verzichten und Stress vermeiden.

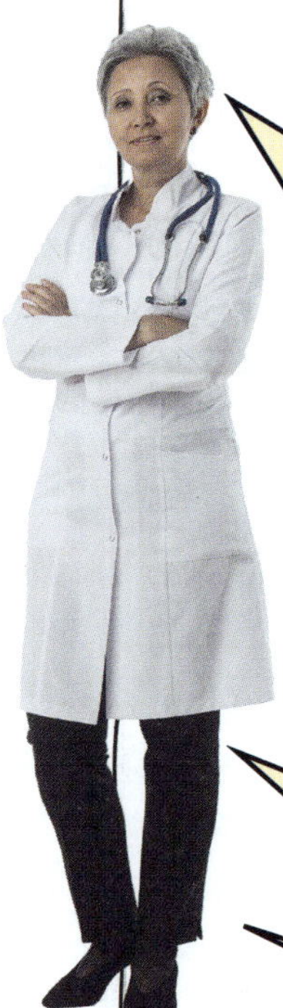

Richtig! Wobei du in deinem Beratungsgespräch darauf achten solltest, Frau Weilheim ganz konkrete Vorschläge zu machen. Einfach nur zu sagen „ernähren Sie sich gesund, bewegen Sie sich mehr und vermeiden Sie Stress" wird ihr nicht helfen. Sie wird genaue Informationen benötigen, was sie essen sollte und was nicht und wie sie es schaffen kann, sich mehr zu bewegen.

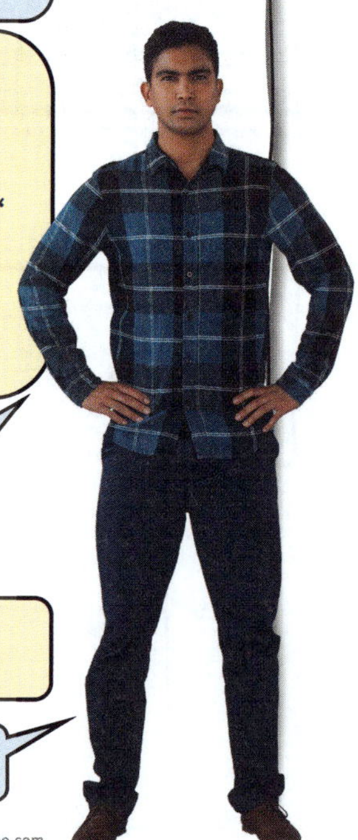

Das ist kein Problem für mich! In Sachen Ernährung kenne ich mich mittlerweile bestens aus! Vielen Dank für Ihre Hilfe!

Sehr gerne! Wenn du noch etwas wissen möchtest, melde dich einfach noch einmal!

Mach ich. Tschüss Frau Dr. Weber.

Tschüss, Barek.

6 Stelle nun die im Telefongespräch genannten Risikofaktoren und Präventionsmaßnahmen gegenüber.

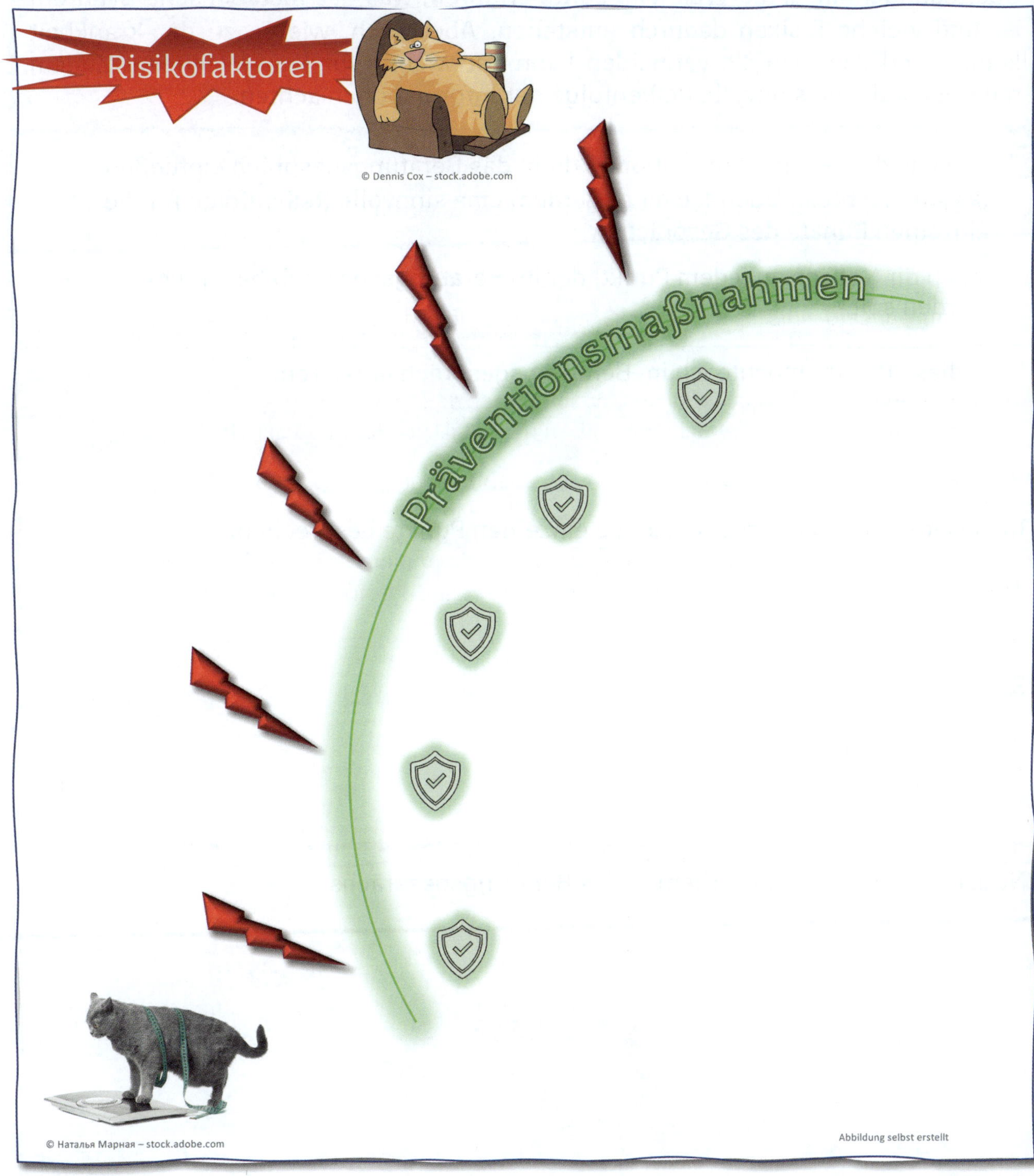

© Dennis Cox – stock.adobe.com

© Наталья Марная – stock.adobe.com

Abbildung selbst erstellt

Welchen Tipp gibt Dr. Weber Barek für das Beratungsgespräch mit Frau Weilheim?

Barek hat nun ausreichend viele Informationen zum metabolischen Syndrom gesammelt und möchte sich jetzt auf das Beratungsgespräch mit Frau Weilheim vorbereiten. Er fragt sich, wie er beim Gespräch vorgehen soll und stellt folgende Überlegungen an: „Frau Weilheim sollte erfahren, was das Metabolische Syndrom ist und welche Risiken dadurch entstehen. Aber auch, wie es zu der Krankheit kommt und wie man sie vermeiden kann, ist wichtig für Frau Weilheim. Zudem muss ich auf eine sinnvolle Reihenfolge der Informationen achten."

7 Entscheide, welche Informationen du in das Beratungsgespräch einfließen lassen möchtest. Überlege dir außerdem eine sinnvolle Reihenfolge für die einzelnen Punkte des Gesprächs.

Mach dir Notizen zu jedem Punkt, der im Beratungsgespräch besprochen werden soll.

Über diese Punkte möchte ich im Beratungsgespräch aufklären:

In dieser Reihenfolge möchte ich die einzelnen Punkte besprechen:

1.

2.

3.

4.

...

Notizen zu den einzelnen Themen des Beratungsgesprächs:

Barek ist nun bereit für das Beratungsgespräch mit Frau Weilheim. Er trifft sich am Nachmittag mit ihr in ihrem Zimmer. Seine Praktikumsbetreuerin begleitet ihn und beobachtet das Gespräch.

8 Verfasse das Beratungsgespräch in Form eines Dialoges zwischen Barek und Frau Weilheim. Übe das Beratungsgespräch mit deiner Banknachbarin oder deinem Banknachbarn ein. Präsentiert das Beratungsgespräch anschließend in der Klasse.
Aufgabe für das Publikum: Nehmt die Rolle der Praktikumsbetreuerin ein und beobachtet das Gespräch. Macht euch Notizen, um später ein Feedback geben zu können.

Falls der Platz nicht ausreicht, schreibe auf einem separaten Blockblatt weiter.

<u>Beratungsgespräch zwischen Barek und Frau Weilheim:</u>

Barek: Hallo Frau Weilheim. Wie geht es Ihnen heute?

Frau Weilheim: Guten Morgen Barek, mir geht es unverändert gut. Warum fragst du?

Barek: ...

Barek ist erleichtert, dass er seinen Auftrag erledigt hat und stolz da-rauf, dass sein erstes Beratungsgespräch gut gelaufen ist. Bevor seine Praktikumsbetreuerin ihm eine Rückmeldung zum Verlauf des Bera-tungsgesprächs und weitere Tipps gibt, soll Barek sich erst einmal selbst reflektieren und überlegen, was gut gelaufen ist und was er beim nächsten Mal anders oder besser machen würde.

9 Nimm dir fünf Minuten Zeit und lass dir dein Beratungsgespräch noch einmal durch den Kopf gehen. Überlege, was dir leicht gefallen und gut gelungen ist, was du noch verbessern könntest und was dir schwer gefallen ist.

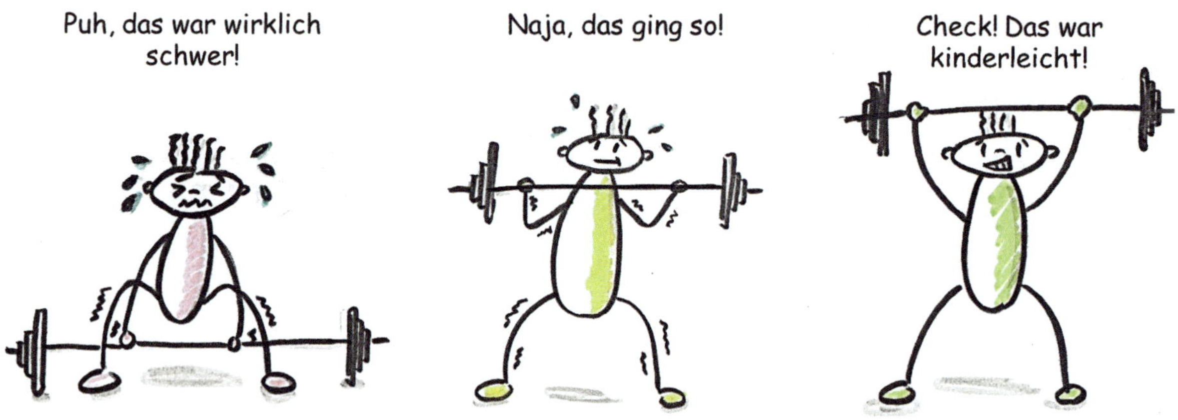
Puh, das war wirklich schwer!
Naja, das ging so!
Check! Das war kinderleicht!

Abbildungen selbst erstellt

10 Bitte einen Mitschüler, dir ein Feedback zum Beratungsgespräch zu geben. Pro Kriterium können bis zu 5 Sternen vergeben (ausgemalt) werden.

Feedback von: ________________________

Die Informationen waren korrekt.	☆☆☆☆☆
Du hast alle Punkte im Gespräch gut erklärt.	☆☆☆☆☆
Du bist auf alle wichtigen Punkte eingegangen.	☆☆☆☆☆
Du hast laut und deutlich geredet.	☆☆☆☆☆
Du hast das Gespräch fließend, ohne Stottern oder längere Denkpausen geführt.	☆☆☆☆☆

Diesen Tipp möchte ich dir noch geben:____________________________________

____

(11) Bewerte deinen Lernerfolg mithilfe der folgenden Bewertungsskala. „Schiebe“ den Regler jeder Skala an eine Punktzahl zwischen 0 und 5.

Bist du zufrieden mit deinem Lernerfolg? Kreise ein.

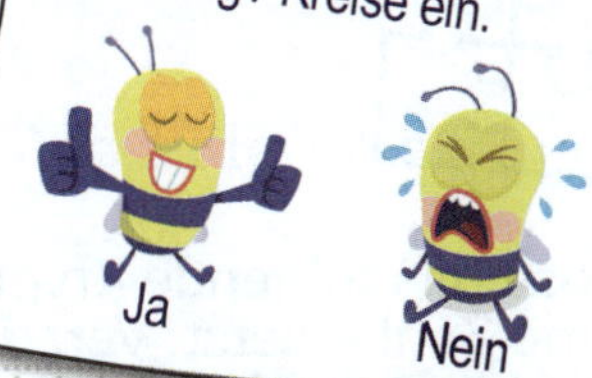

Regler für die eigene Einschätzung (hier bei ca. 3)

Beispiel: 0 (trifft gar nicht zu) — 5 (trifft voll und ganz zu)

Ich kann...

... die vier Erkrankungen benennen, die zum Metabolischen Syndrom gehören.	
... die vier Erkrankungen des Metabolischen Syndroms in eigenen Worten erklären.	
... die Folgeschäden des Metabolischen Syndroms beschreiben.	
... vier Risikofaktoren für die Entstehung eines Metabolischen Syndroms nennen.	
... vier entsprechende Präventionsmaßnahmen nennen.	
... eine andere Person zum Metabolischen Syndrom beraten.	

Führe die Tabelle parallel zu den Lernschritten der Lernaufgabe.

Nr.	Arbeitsergebnisse	erledigt am:	Lehrreich?	
			Ja	Nein
1,2	Analysieren des Einstiegsszenarios			
3	Mindmap			
4	Placemat			
5,6	Skala Risikofaktoren + Präventionsmaßnahmen			
7	Notizen zum Beratungsgespräch			
8	Dialog und Präsentation Beratungsgespräch			
9, 10	Reflexion des Beratungsgesprächs			
11	Reflexion der Lernaufgabe			

Rätselspaß

Löse das folgende Kryptogramm zum Metabolischen Syndrom. Jeder Buchstabe wurde durch eine Zahl ersetzt. Versuche, den Zahlencode zu entschlüsseln.
Die Lösungshinweise helfen dir dabei, den Zahlen die richtigen Buchstaben zuzuordnen.

A	B	C	D	E	F	G	H	I	J	K	L	M	N	O	P	Q	R	S	T	U	V	W	X	Y	Z

1) 10 13 1 4 21 8 26 21 16 25 1 26 2

2) 21 11 25 22 19 23 18 5 25 2 4

3) 11 25 21 Ö 21 4 11 — 10 13 1 4 18 11 4 4 14 11 25 4 11

4) 6 11 15 1 23 16 11 — 11 25 23 Ä 21 25 1 23 6

5) Ü 10 11 25 6 11 14 19 26 21 4

6) 5 16 19 17 8 15 19 4 5 15

7) 15 26 21 13 5 6 5 23 18 5 13 13

8) 19 23 15 1 13 19 23 25 11 15 19 15 4 11 23 22

9) 21 20 17 11 25 4 8 23 19 11

10) 24 5 23 6 11 13 23 16 11 — 10 11 14 11 6 1 23 6

Lösungshinweise:

1) Eine Erkrankung, die zum Metabolischen Syndrom gehört.
2) Ein möglicher Folgeschaden des Metabolischen Syndroms.
3) Eine weitere Erkrankung, die zum Metabolischen Syndrom gehört.
4) Eine Präventionsmaßnahme zur Vermeidung des Metabolischen Syndroms.
5) Eine weitere Erkrankung, die zum Metabolischen Syndrom gehört.
6) Der Fachausdruck für „Übergewicht".
7) Ein weiterer möglicher Folgeschaden des Metabolischen Syndroms.
8) Eine weitere Erkrankung, die zum Metabolischen Syndrom gehört.
9) Der Fachausdruck für „Bluthochdruck".
10) Ein Risikofaktor für die Entstehung eines Metabolischen Syndroms.

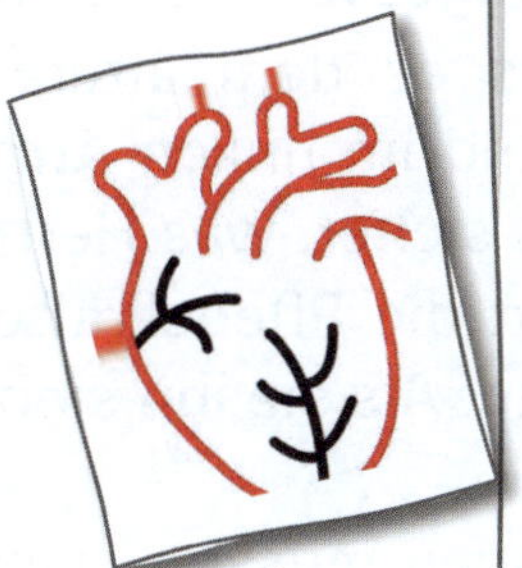

© pixabay.com

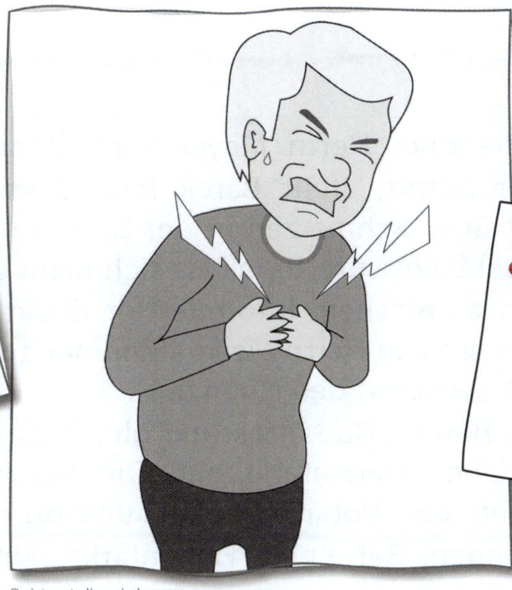

© pinterastudio – pixabay.com

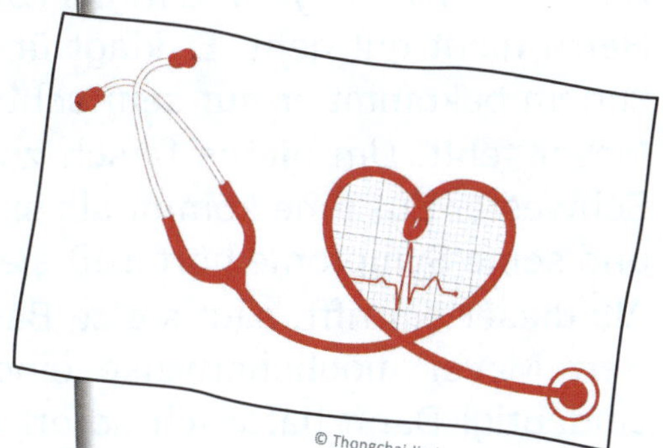

© Thongchai Jindaphant – pixabay.com

Lernfeld 8: Stärkung von Resilienz und Förderung der Gesundheit

Lernaufgabe 8.6: Herzinfarkt – wenn jede Minute zählt!

Ich kann ...

- die Entstehung eines Herzinfarktes erklären.
- Stadien einer Arteriosklerose beschreiben.
- Symptome eines Herzinfarktes nennen.
- ein Diagramm einordnen, beschreiben und erklären.
- ein Diagramm anhand von Daten selbst erstellen.
- Maßnahmen zur Ersten Hilfe bei einem Herzinfarkt nennen.
- die wichtigsten Therapiemöglichkeiten bei einem Herzinfarkt beschreiben.
- Risikofaktoren für einen Herzinfarkt nennen.
- zwischen beeinflussbaren und nicht-beeinflussbaren Risikofaktoren unterscheiden.
- Maßnahmen zur Prävention eines Herzinfarktes beschreiben.
- Informationen zum Herzinfarkt strukturiert in einem Lernfächer zusammenfassen.
- meinen Mitschülerinnen und Mitschülern eine konstruktive Rückmeldung zu ihrem Lernfächer geben.
- meine eigene Arbeit und mein Arbeitsverhalten kritisch reflektieren.
- ein Glossar mit Fachbegriffen zum Thema „Herzinfarkt“ anlegen.

Zeitumfang:
10 Unterrichtsstunden

Barek möchte heute den Bewohner Herrn Meyer zum Mittagessen abholen. Als er Herrn Meyers Zimmer betritt, stellt Barek fest, dass es dem älteren Herrn nicht gut geht. Er klagt über Schmerzen in der Brust und im linken Arm, zudem bekommt er nur sehr schlecht Luft. Barek ist sich nicht sicher, was Herrn Meyer fehlt. Um nichts falsch zu machen, informiert er direkt die Pflegekräfte. Schwester Susanne kommt als erste in Herrn Meyers Zimmer an. Als sie ihn sieht und seine Symptome hört, ruft sie sofort den Notarzt.

Als dieser eintrifft, sagt sie zu Barek: „Du hättest mir gleich sagen müssen, dass Herr Meyer möglicherweise einen Herzinfarkt hat. Die Symptome sind doch eindeutig! Dann hätte ich sofort den Notarzt gerufen und du hättest direkt mit der Ersten Hilfe beginnen können. Bei einem Herzinfarkt zählt immerhin jede Minute!"

Barek macht sich große Vorwürfe. Hätte er doch nur gewusst, dass Herrn Meyers Symptome auf einen Herzinfarkt hindeuten. Das darf ihm nicht nochmal passieren. Deshalb beschließt Barek, sich genauer über den Herzinfarkt zu informieren und einen Lernfächer zu erstellen, den er ab sofort immer bei sich hat.

Dokumentiere von Beginn an deinen Lernweg in der Tabelle, siehe Seite 300.

1 Fasse die wichtigsten Informationen aus der Situation zusammen, z. B. in einer Mindmap.

Was? Wo? Wann? Warum? ...

2 Barek kennt sich mit dem Herzinfarkt nicht gut aus. Wie ist es bei dir? Was weißt du schon darüber? Schreibe alles hier auf.

Barek beginnt noch am gleichen Tag, sich über den Herzinfarkt zu informieren. Als erstes möchte er herausfinden, was ein Herzinfarkt eigentlich ist und wie dieser entsteht.

> Ein Glossar ist eine Liste von Wörtern bzw. Fachbegriffen mit ihren Erklärungen.

3 Lies den Informationstext in Einzelarbeit aufmerksam durch.
Unterstreiche zuerst alle Fachbegriffe, die du noch nicht kennst.
Notiere dir eine Erklärung für diese Fachbegriffe im Glossar auf Seite 304.
Ergänze anschließend die Lücken im Ablaufschema zu den Vorgängen bei einem Herzinfarkt.

Der Herzinfarkt gehört in Deutschland zu den häufigsten Todesursachen. Ein Herzinfarkt ist ein lebensbedrohliches Ereignis, bei dem Teile des Herzmuskels nicht mehr ausreichend mit Sauerstoff versorgt werden. Er entsteht, wenn ein Herzkranzgefäß verstopft. Als Herzkranzgefäß oder Koronargefäß wird ein Blutgefäß bezeichnet, das den Herzmuskel mit Blut versorgt oder dieses aus ihm abführt. Über die Herzkranzgefäße wird der gesamte Herzmuskel durchblutet und mit Sauerstoff und Nährstoffen versorgt.

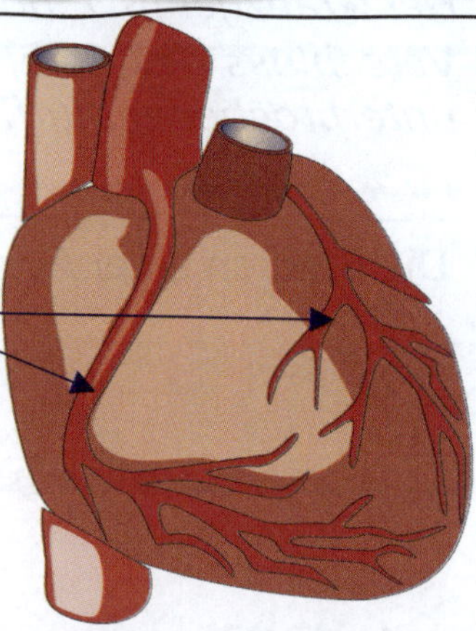

Eine solcher Verschluss kann entstehen, wenn ein Herzkranzgefäß durch Arteriosklerose verengt ist. Die Arteriosklerose, umgangssprachlich auch als Arterienverkalkung bezeichnet, ist eine Erkrankung der Schlagadern im Körper. Eine zentrale Rolle bei der Entstehung der Arteriosklerose spielt das Blutfett Cholesterin. Ist der Cholesteringehalt im Blut zu hoch, lagert sich häufig Cholesterin, das an Eiweißstoffe gebunden wird, als dünne Zellschicht an den Arterienwänden an. Man spricht bei diesen Ablagerungen von einem arteriosklerotischen Plaque. Nach und nach wird in den Plaque auch Kalk eingelagert. Die Ablagerungen werden mit der Zeit immer größer, sodass immer weniger Blut hindurchfließen kann. Irgendwann kann dieses Gefäß z. B. durch ein Blutgerinnsel vollständig verschlossen werden. Dann werden die dahinter liegenden Herzmuskelzellen nicht mehr mit Blut versorgt. Sie leiden unter akutem Sauerstoffmangel und sterben innerhalb weniger Stunden ab. Je nachdem, wo diese Verstopfung auftritt, können sogar lebenswichtige Teile des Herzmuskels absterben. Das Herz kann dann nicht mehr richtig schlagen und es entsteht eine lebensbedrohliche Situation.

Ablaufschema „Vorgänge bei einem Herzinfarkt"

______________________ eines Herzkranzgefäßes

→ vollständiger _________________________ eines Herzkranzgefäßes

→ ____________________________ in dahinterliegenden Bereich des ________

→ _________________________ von ___________________________________

Barek hat gelernt, dass bei einer Arteriosklerose das Risiko für einen Herzinfarkt stark ansteigt. So ganz hat er das mit der Arteriosklerose aber nicht verstanden, deshalb möchte er sich darüber genauer informieren.

4 Schau dir die Abbildungen zu den Stadien einer Arteriosklerose genau an.
Ordne nun die folgenden Satzteile der passenden Abbildung zu.

starke Plaquebildung / erste Fettablagerungen / eingeschränkter Blutfluss / weitere Einlagerung von Fetten, Kalk und Zellbestandteilen = Plaque / gesundes Herzkranzgefäß / normaler Blutfluss / Herzinfarkt / noch normaler Blutfluss / Verschluss des Gefäßes durch ein Blutgerinnsel / stark eingeschränkter bis völlig unterbrochener Blutfluss

Die Stadien einer Arteriosklerose

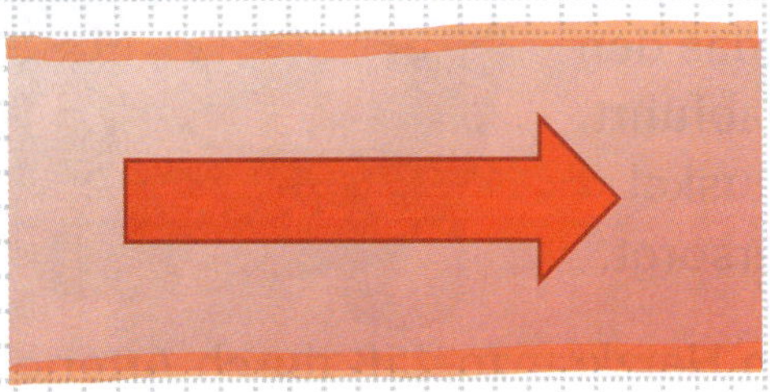

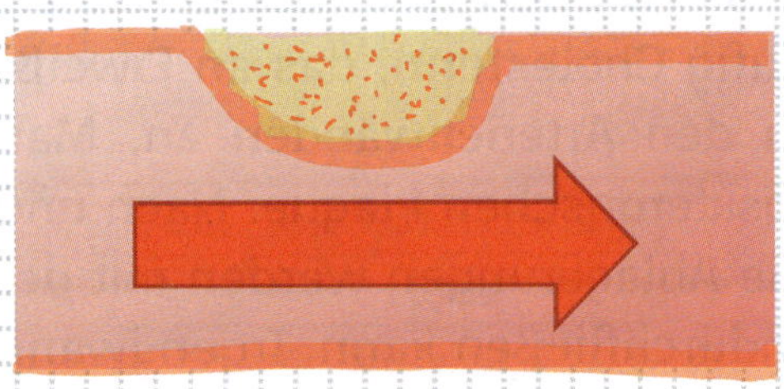

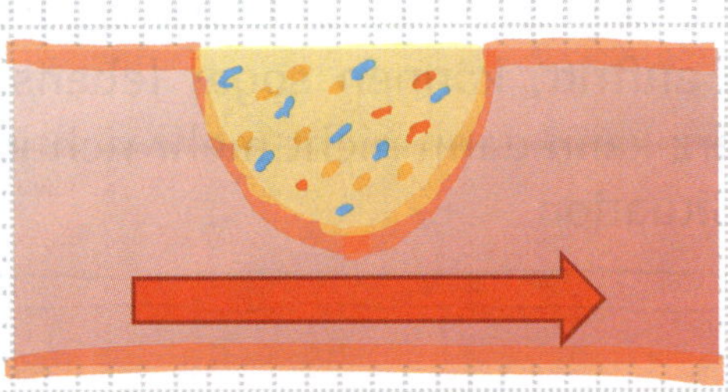

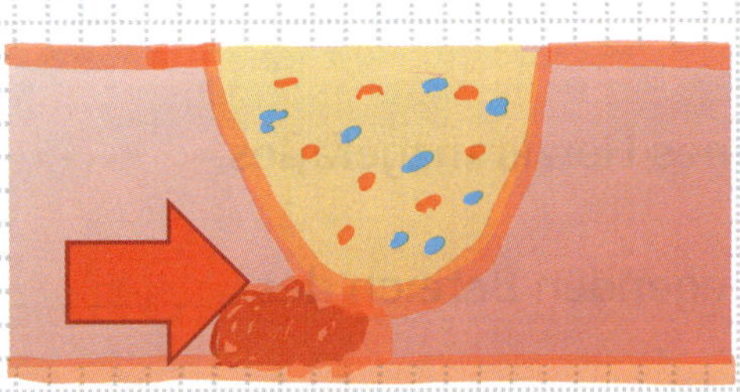

Abbildungen selbst erstellt

Nachdem Barek erfahren hat, dass der Herzinfarkt in Deutschland zu den häufigsten Todesursachen zählt, möchte er nun wissen: Wie viele Personen erleiden in Deutschland pro Jahr einen Herzinfarkt? Bei seinen Recherchen findet Barek das folgende Diagramm.

5 Beschreibe und erkläre das folgende Diagramm anhand der drei Schritte, die du aus Lernaufgabe 6.7 kennst.

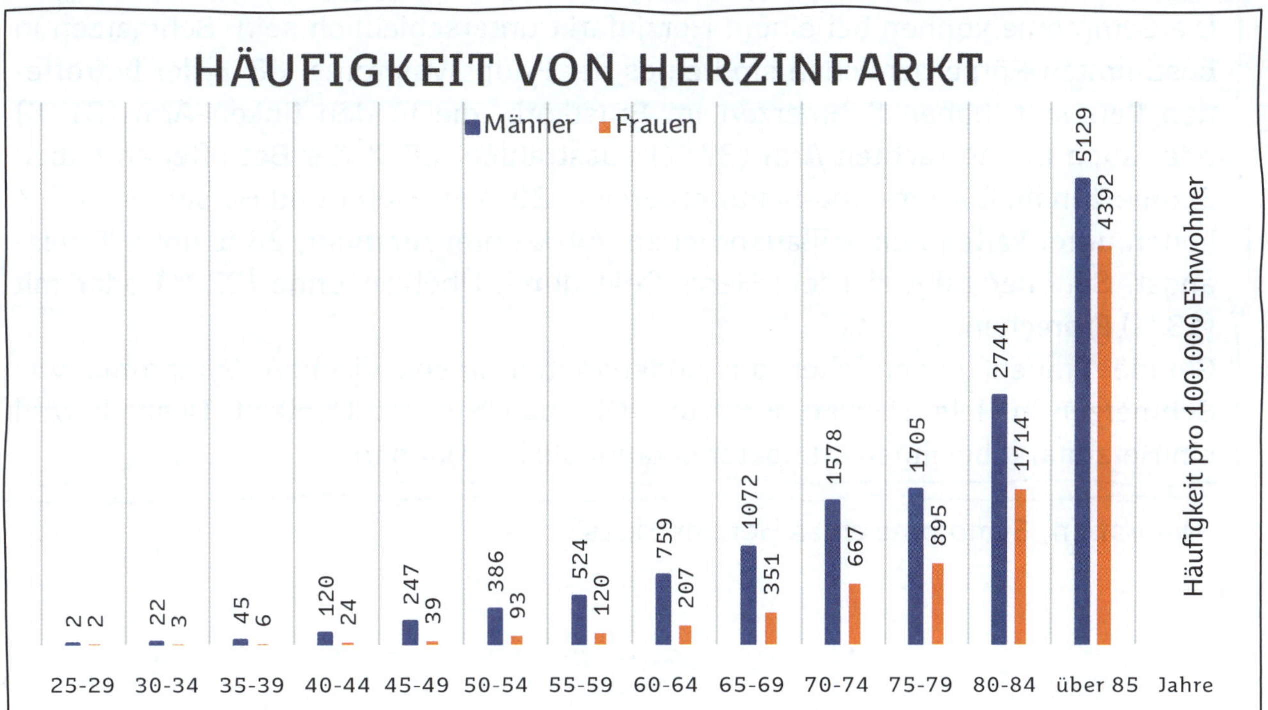

Quelle: Robert-Koch-Institut: Gesundheitsberichterstattung des Bundes, Daten zur koronaren Herzkrankheit und zum Herzinfarkt, 2002

1. Schritt: Das Diagramm einordnen

2. Schritt: Das Diagramm beschreiben

3. Schritt: Das Diagramm erklären

Barek weiß nun, was eine Arteriosklerose ist und wie sie zu einem Herzinfarkt führen kann. Nun möchte er wissen, an welchen Symptomen man einen Herzinfarkt erkennen kann.

6 Stelle die im Informationstext genannten Symptome für einen Herzinfarkt in einem geeigneten Diagramm dar.

Denk daran, dein Diagramm mit allen wichtigen Informationen zu beschriften!

Die Symptome können bei einem Herzinfarkt unterschiedlich sein. Schmerzen in bestimmten Körperbereichen sind eines der Hauptsymptome: 88 % der betroffenen Personen haben Schmerzen im Brustkorb, die in den linken Arm (51 %) oder auch in den rechten Arm (27 %) ausstrahlen. 28 % der Betroffenen haben Schmerzen im Rücken- und Schulterbereich, 20 % im Kiefer und Halswirbel. 47 % leiden unter kalten Schweißausbrüchen, 44 % unter Atemnot, 26 % unter Todesangst. Seltener zeigt sich ein Herzinfarkt durch Übelkeit ohne (22 %) oder mit (13 %) Erbrechen.
Gerade Frauen zeigen eher die sogenannten unspezifischen Symptome wie Schmerzen in Hals, Nacken, Kopf und Oberbauch sowie Übelkeit. Deshalb wird ein Herzinfarkt bei ihnen oft später erkannt als bei Männern.

Diagramm „Symptome eines Herzinfarktes“

Die Symptome eines Herzinfarktes sind Barek nun bekannt. Susanne hatte recht, Herr Meyer hatte wirklich die typischen Symptome eines Herzinfarktes. Susanne hat Barek gesagt, dass er direkt Erste Hilfe hätte leisten sollen, bis der Notarzt kommt. Doch wie leistet man bei einem Herzinfarkt Erste Hilfe? Und was machen die Ärzte im Krankenhaus bei einem Herzinfarkt? Barek möchte mehr erfahren.

7 Lies dir den Informationstext aufmerksam durch. Unterstreiche
a) die wichtigsten Schritte bei der Ersten Hilfe.
b) für die unterschiedlichen Therapieverfahren wann diese Therapie angewendet wird und was dabei passiert.

Verwende hierzu unterschiedliche Farben!

Personen, die Anzeichen eines Herzinfarktes bei sich feststellen, müssen sofort den Notarzt anrufen und auf dem schnellstem Wege ins Krankenhaus gebracht werden! Bis der Notarzt eintrifft, müssen anwesende Personen dem Patienten unbedingt Erste Hilfe leisten: Sie sollen den Patienten mit erhöhtem Oberkörper lagern, z. B. an eine Wand anlehnen, und enge Kleidung, z. B. Kragen und Krawatte öffnen. Der Patient muss beruhigt werden und sollte möglichst ruhig und tief atmen. Auf keinen Fall darf er alleine gelassen werden. Denn wenn der Patient bewusstlos wird, nicht atmet und kein Puls tastbar ist, muss er sofort mit einer Herz-Druck-Massage und einer Mund-zu-Mund-Beatmung wiederbelebt werden – und zwar so lange, bis der Rettungsdienst eintrifft oder der Patient wieder selbstständig atmet.

Im Krankenhaus stellen die Ärzte mit einem Elektrokardiogramm (EKG) fest, ob ein Herzinfarkt vorliegt und wenn ja, welcher Teil des Herzens betroffen ist. Je nach Schwere des Herzinfarktes und der Zeit, die seit dem Auftreten des Herzinfarktes vergangen ist, werden verschiedene chirurgische Verfahren zur Behandlung angewandt. Dazu gibt es zwei Ansätze:
Bei der Öffnung des Gefäßes durch eine Ballondilatation wird ein dünner Schlauch (ein Ballonkatheter) über ein Blutgefäß am Arm oder Bein bis an die verschlossene Stelle im Herzen geschoben. An der richtigen Stelle angekommen, wird der Schlauch wie ein Luftballon aufgeblasen und so das verschlossene Gefäß aufgeweitet. Oft wird anschließend eine Gefäßstütze, ein sogenannter Stent, eingesetzt. Ein Stent ist ein dünnes Netz aus Stahl, das mit Medikamenten beschichtetet ist. Durch den Stent wird das verengte Gefäß offen gehalten und das Blut kann ungehindert hindurchfließen. Diese Art der Therapie wird eingesetzt, wenn sie innerhalb von 90 bis 120 Minuten nach dem Eintreffen des Notarztes durchgeführt werden kann.
Wenn innerhalb von zwei Stunden keine Öffnung des Gefäßes durch einen Ballonkatheter möglich ist, wird die Lysetherapie angewendet. Hierbei werden dem Patienten Medikamente verabreicht, die das Blutgerinnsel auflösen, das das Gefäß verstopft. Diese Therapie kann schwere Nebenwirkungen haben und sollte nur angewendet werden, wenn eine Öffnung durch einen Ballonkatheter nicht mehr möglich ist.

Sind beide Therapien nicht möglich, wird eine sogenannte Bypass-OP durchgeführt (Bypass = „Umleitung"). Hier werden beim Patienten Blutgefäße, z. B. aus Beinen oder Armen, entnommen. Sie werden vor und nach der verschlossenen Stelle mit den Herzkranzgefäß vernäht und führen so das Blut an der Engstelle vorbei. Mithilfe des Bypasses wird also die Versorgung des Herzmuskels mit Blut wieder hergestellt. Welche Therapie die beste ist, hängt vom jeweiligen Patienten ab. Das Ziel jeder Therapie ist es aber, das verschlossene Herzkranzgefäß, das den Herzinfarkt verursacht hat, möglichst schnell wieder zu öffnen und so den Schaden am Herzmuskel so klein wie möglich zu halten.

8 Erstelle ein Ablaufschema für die Erste Hilfe bei einem Herzinfarkt.

Verdacht auf einen Herzinfarkt →

9 Ordne jedem Kästchen ein Therapieverfahren zu. Kennzeichne die Kästchen, die zur Ballondilatation gehören, mit einem „B", die zur Lysetherapie mit einem „L" und die zur Bypass-OP mit „OP".

- Aufdehnung des Gefäßes
- wenn Ballondilatation nicht möglich ist
- 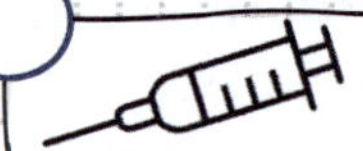
- Gefäß wird durch den eingesetzten Stent offen gehalten
- Entnahme von Blutgefäßen aus Armen oder Beinen
- Einsetzen eines Stahlnetzes
- Einnähen von Blutgefäßen als „Umleitung" um den Verschluss
- 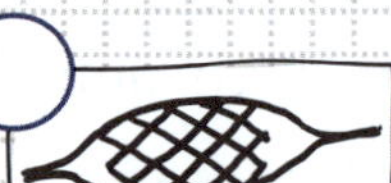
- in den ersten 90-120 min nach Eintreffen des Notarztes
- schwere Nebenwirkungen möglich
- 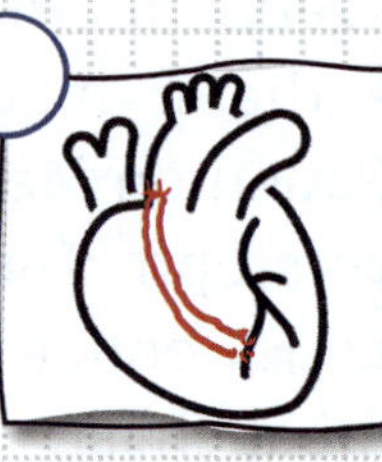
- Auflösen des Blutgerinnsels durch Medikamente
- wenn Ballondilatation und Lysetherapie nicht möglich sind

Abbildungen selbst erstellt

Barek ist nun sehr gut über den Herzinfarkt informiert. Doch so gut die Therapiemöglichkeiten im Krankenhaus auch sind, am besten ist es natürlich, wenn man gar keinen Herzinfarkt bekommt. Deshalb möchte Barek nun erfahren, welche Personen ein erhöhtes Risiko für einen Herzinfarkt haben und wie man dem vorbeugen kann.

10 Lies dir den Informationstext aufmerksam durch.
Fasse anschließend die Risikofaktoren und die Möglichkeiten zur Prävention eines Herzinfarktes zusammen, z. B. in einer Mindmap.

Bei den Risikofaktoren für einen Herzinfarkt unterscheidet man zwischen beeinflussbaren und nicht beeinflussbaren Risikofaktoren. Zu den beeinflussbaren Risikofaktoren (also solchen, die durch eine ungesunde Lebensweise verursacht werden) gehören Rauchen (schon mehr als eine Zigarette/Tag!), Übergewicht (BMI über 25), Bluthochdruck (über 140/90 mmHg), erhöhte Cholesterinwerte im Blut (über 190 mg/dl), Diabetes bzw. ein erhöhter Nüchternblutzucker (über 110 mg/dl), ein erhöhter Alkoholkonsum (über 30 g/Tag, das entspricht ca. einem Liter Bier), Stress und Bewegungsmangel. Zu den nicht beeinflussbaren Risikofaktoren zählen erbliche Faktoren (z. B. wenn Verwandte 1. Grades bereits einen Herzinfarkt hatten), ein bereits überstandener Herzinfarkt, ein zunehmendes Alter und ein männliches Geschlecht.
Das Risiko für einen (erneuten) Herzinfarkt kann man durch eine gesunde Lebensweise verringern. Dazu gehören der Verzicht auf Rauchen und übermäßigen Alkoholkonsum, eine ausgewogene, fett- und cholesterinarme Ernährung, regelmäßige Bewegung, die Vermeidung von Übergewicht, die Behandlung von Bluthochdruck und Diabetes und die Vermeidung von belastendem Stress.

Herzinfarkt – Risikofaktoren & Prävention

Barek ist sich sicher: Er hat genug Informationen gesammelt, um seinen Lernfächer erstellen zu können.

11 Arbeite mit deinem Banknachbarn zusammen.

Entscheidet nun,
(1) ... wie ihr euren Lernfächer gliedert.
(2) ... welche Informationen in eurem Lernfächer enthalten sein sollen.
(3) ... wie ihr euren Lernfächer gestalten möchtet.

Macht euch Notizen, bevor ihr loslegt.

Eine Vorlage für euren Lernfächer findet ihr auf der letzten Seite der Lernaufgabe.

Beispiel als Entscheidungshilfe....

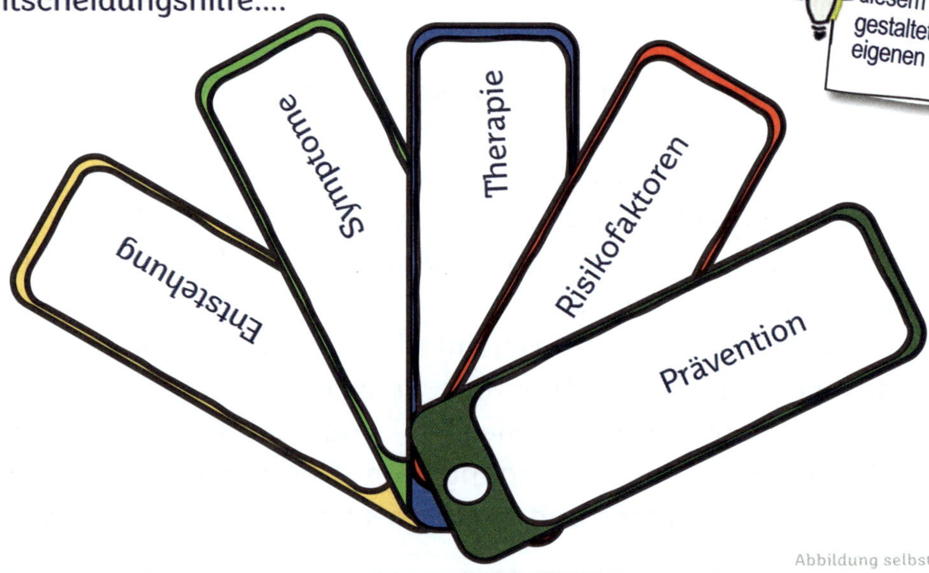

Abbildung selbst erstellt

Orientiert euch an diesem Beispiel oder gestaltet euren eigenen Lernfächer.

Notizen

12 Erstellt nun euren Lernfächer zum Thema „Herzinfarkt“.

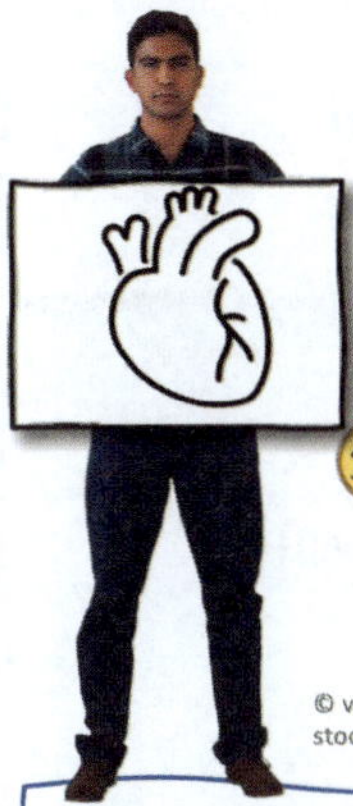

Ihr habt eure Aufgabe erledigt und Barek bei der Erstellung eines Lernfächers zum Thema „Herzinfarkt“ gut unterstützt.

13 Vergleicht euren Lernfächer mit dem einer anderen Gruppe und gebt euch gegenseitig Rückmeldung.

Diese Rückmeldungen haben wir zu unserem Lernfächer erhalten:

Vollständigkeit

Richtigkeit

Gestaltung

Übersichtlichkeit

Rückmeldung von:____________________

14 Ihr habt von euren Mitschülerinnen und Mitschülern eine Rückmeldung zu eurem Steckbrief bekommen. Kontrolliert nun euren eigenen Steckbrief: Was habt ihr gut gemacht? Was hättet ihr besser machen können?

Das haben wir gut gemacht:

Das hätten wir besser machen können:

Abbildungen Power Point

Barek versucht die Entstehung einer Arthrose in den einzelnen Schritten zu verstehen.

Schneide die sechs Schritte zur Arthrose aus.

Klebe die passenden Texte auf S. 316 zu den Abbildungen zur Entstehung einer Arthrose.

Du hast die Aufgabe schon mithilfe des Infofilms gelöst? Prima!

Dann kannst du die einzelnen Schritte nutzen und damit z. B. den Ablauf der Arthrose mit deinem Banknachbarn beziehungsweise deiner Banknachbarin üben.

Ein Gelenk besteht aus zwei Knochen. Die Gelenkflüssigkeit und der Knorpel sorgen dafür, dass die beiden Knochen nicht aneinander reiben.

Bei einer Arthrose wird der Knorpel dünner und fasert aus. Der Druck auf die Knochen kann nicht mehr gut verteilt werden.

Das Gelenk entzündet sich – es ist jetzt eine aktivierte Arthrose.

Die Schäden am Knorpel werden immer größer und der Spalt zwischen den beiden Knochen wird immer schmaler.
Es bilden sich Auswüchse am Knochen.

Zuletzt gibt es keinen Knorpel mehr, die Knochen reiben aufeinander.

Das Gelenk verursacht starke Schmerzen und wird steif und unbeweglich.

Barek hat von den Pflegekräften viel Lob bekommen, dass er einen Lernfächer zum Thema „Herzinfarkt“ erstellt hat. Er fühlt sich nun viel sicherer, wenn wieder einer der Bewohner einen Herzinfarkt bekommen sollte. Herrn Meyer geht es inzwischen auch wieder besser.

Bist du zufrieden mit deinem Lernerfolg?

15 Bewerte nun deinen eigenen Lernerfolg.
Was ist dir leicht gefallen, wo hattest du Schwierigkeiten?

Mein Lernerfolg:

Ich bin mit meine Lernerfolg zufrieden.

Ich konnte die Aufgaben gut lösen.

Ich konnte den Lernfächer ohne Probleme erstellen.

Wir haben als Team gut zusammengearbeitet.

Ich bin mit unserem Ergebnis (Lernfächer) zufrieden.

Abbildungen Power Point

Mein weiterer Lernweg:

Das habe ich gut gekonnt: ____

____

Hiermit hatte ich Probleme: ____

____

Das muss ich noch üben: ____

____

Führe die Tabelle parallel zu den Lernschritten der Lernaufgabe.

Nr.	Handlungsprodukt	erledigt am:	Lehrreich?	
			Ja	Nein
1+2	Mindmap + Vorwissen			
3	Ablaufschema „Vorgänge beim Herzinfarkt“			
4	Abbildung der Stadien einer Arteriosklerose			
5	Diagramm „Häufigkeit von Herzinfarkt“			
6	Diagramm „Symptome eines Herzinfarktes“			
8+9	Ablaufschema „1. Hilfe“ Zuordnung Therapieverfahren			
10	Mindmap Risikofaktoren und Prävention			
11+12	Lernfächer „Herzinfarkt“			
13+14	Rückmeldung + Kontrolle des Lernfächers			
15	Bewertung meiner Arbeit + meines Arbeitsverhaltens			

An diesem Thema interessiert mich besonders:

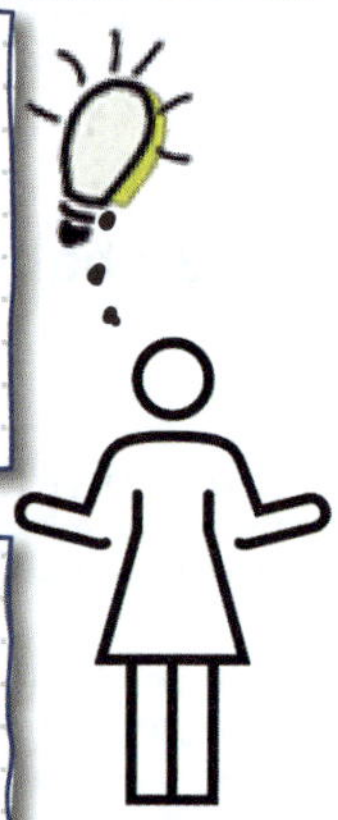

Zu diesem Thema habe ich bereits folgende Erfahrungen gemacht:

Und zum Schluss bitte noch ein Feedback an deine Lehrkräfte. Schreib eine kurze Rückmeldung und kreuze die Herzen an.

War die Lernaufgabe verständlich? 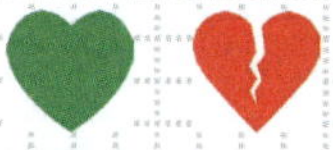

Hat dir die Lernaufgabe Freude gemacht? 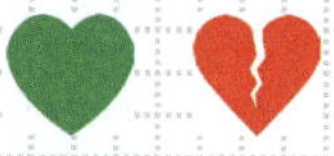

Vielen Dank für dein Feedback!

Zum Abschluss noch ein Feedback von der Lehrkraft an dich.

Der Text für das neue Gesundheits-Lehrbuch sollte eigentlich morgen in den Druck gehen, aber leider ist irgendetwas schief gelaufen und nun ist der Text voller Fehler, die berichtigt werden müssen.

Finde die Fehler im Text, markiere sie farbig.
Korrigiere die Fehler, indem du die Zeilennummer angibst und anschließend das falsche Wort oder den fehlerhaften Satzteil richtig aufschreibst.

Bei einem Herzinfarkt wird der Herzmuskel nicht mehr durchblutet, weil es zu einem Verschluss der Lungengefäße kommt. Der Herzinfarkt ist eine der seltensten Todesursachen in Deutschland. Risikofaktoren für einen Herzinfarkt sind hohes Alter, Rauchen, niedrige Blutfettwerte, Diabetes mellitus, niedriger Blutdruck und Übergewicht. Eine familiäre Belastung (z. B. wenn es schon einen Herzinfarkt in der Familie gab) spielt keine Rolle. Männer erkranken seltener als Frauen an einem Herzinfarkt.

Die Symptome eines Herzinfarkt sind eindeutig, sodass der Ersthelfer den Herzinfarkt immer direkt erkennen kann. Der Betroffene hat Schmerzen in der Brust, die in die Beine, den Rücken und den Kiefer ausstrahlen können, er hat Atemnot und Todesangst. Übelkeit und Erbrechen treten nicht auf.

Ein Patient mit einem Herzinfarkt muss schnellstmöglich ins Krankenhaus. Denn mit allen Therapien muss in den ersten 30 Minuten begonnen werden, damit dem Patienten geholfen werden kann. Die wichtigste Therapie ist das Auflösen des Blutgerinnsels mit Medikamenten. Nur wenn das nicht möglich ist, wird das verschlossene Gefäß mit einem Ballonkatheter aufgedehnt oder ein Blutgefäß aus den Armen oder Beinen als „Umleitung“ um das verschlossene Gefäß genäht.

Zur Prävention eines Herzinfarktes gibt es nur wenige Möglichkeiten. Denn man kann durch die eigene Lebensweise nicht beeinflussen, ob man einen Herzinfarkt bekommt oder nicht.

Korrektur der Fehler:

Barek ist der Meinung, dass er beim Thema „Herzinfarkt" viele neue Begriffe kennengelernt hat. Er ist sich aber sicher, dass er alle Begriffe kennt. Kennst auch du sie?

Im folgenden Suchsel sind <u>20 Wörter</u> versteckt, die etwas mit dem Thema „Herzinfarkt" zu tun haben. Wie viele kannst du finden?

Suchsel Herzinfarkt

H	E	R	Z	K	R	A	N	Z	G	E	F	Ä	S	S	X	B	I	Z	B
O	I	K	T	F	D	W	B	J	K	L	E	E	F	Z	N	A	C	H	E
T	A	R	T	E	R	I	O	S	K	L	E	R	O	S	E	L	I	U	W
J	P	A	W	D	R	F	H	B	J	M	K	L	U	Z	T	L	P	O	E
B	L	U	T	H	O	C	H	D	R	U	C	K	I	B	G	O	J	K	G
A	A	C	F	H	Z	H	I	U	N	J	M	K	L	Y	C	N	R	F	U
T	Q	H	P	G	H	O	V	F	R	E	D	C	E	P	N	D	I	O	N
G	U	E	R	Z	H	L	Y	S	E	T	H	E	R	A	P	I	E	W	G
I	E	N	Ä	H	J	E	K	N	B	T	R	D	N	S	E	L	E	F	B
S	C	F	V	S	R	S	T	R	E	S	S	I	Ä	S	J	A	K	L	B
T	N	J	E	M	L	T	D	F	T	H	E	I	H	I	S	T	E	N	T
U	Z	N	N	G	F	E	R	D	C	M	L	P	R	O	Y	A	T	B	H
B	L	U	T	G	E	R	I	N	N	S	E	L	U	U	M	T	R	B	E
E	S	V	I	B	T	I	R	E	U	Z	H	I	N	N	P	I	E	T	R
W	E	T	O	Z	H	N	O	T	A	R	Z	T	G	M	T	O	W	H	A
R	J	K	N	L	E	U	F	T	E	R	S	A	F	A	O	N	A	P	P
R	I	S	I	K	O	F	A	K	T	O	R	E	H	I	M	A	F	G	I
S	A	U	E	R	S	T	O	F	F	M	A	N	G	E	L	W	A	D	E

Bilde <u>Sätze</u> aus allen Wörtern, die du im Suchsel gefunden hast.
Dabei sollte jeder Satz mindestens zwei der gefundenen Wörter enthalten!

Bei seinen Recherchen hat Barek auch ein Diagramm gefunden, aus dem ersichtlich ist, wie viele Menschen pro Jahr in Deutschland an einem Herzinfarkt sterben.

Beschreibe und erkläre das folgende Diagramm anhand der drei Schritte, die du aus Lernaufgabe 6.7 kennst.

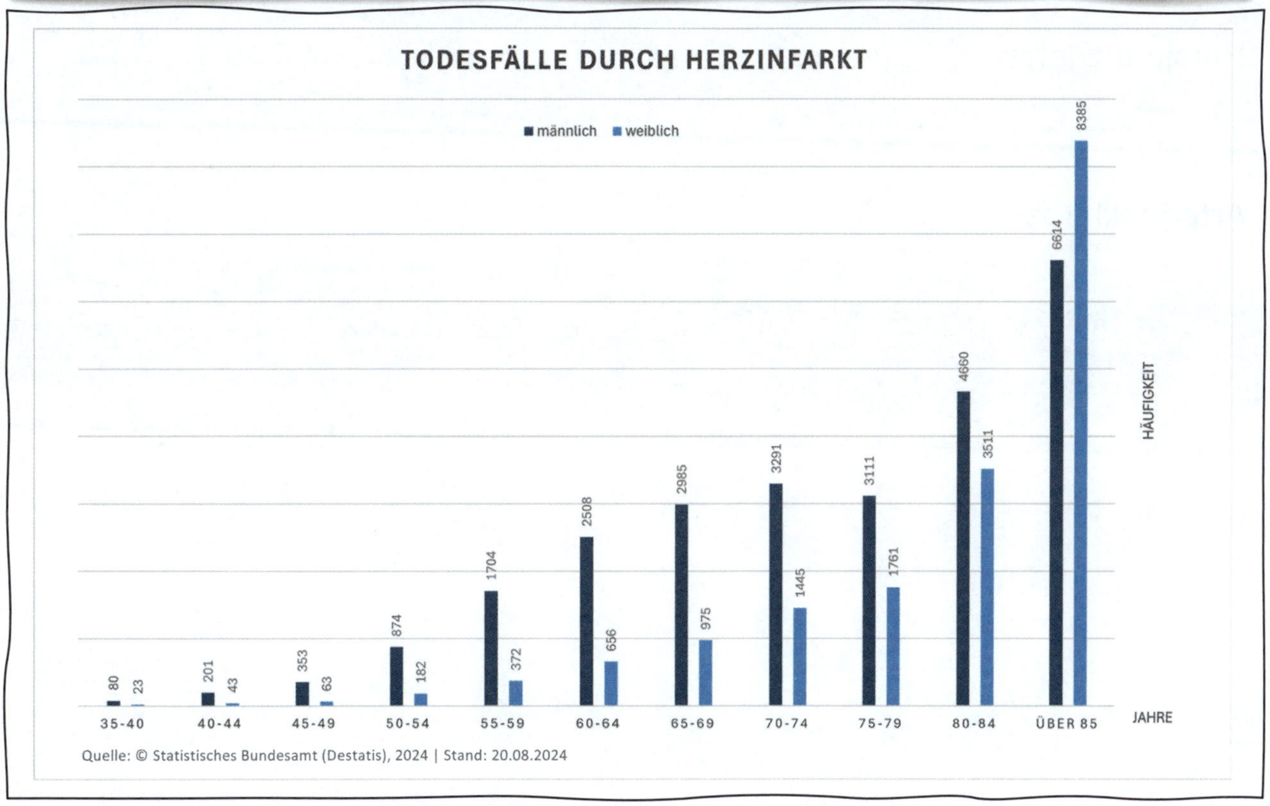

1. Schritt: Das Diagramm einordnen

2. Schritt: Das Diagramm beschreiben

3. Schritt: Das Diagramm erklären

Glossar für Fachbegriffe

Fachbegriff	Erklärung
Herzkranzgefäß	
Arteriosklerose	

Vorlage Lernfächer Vorderseite

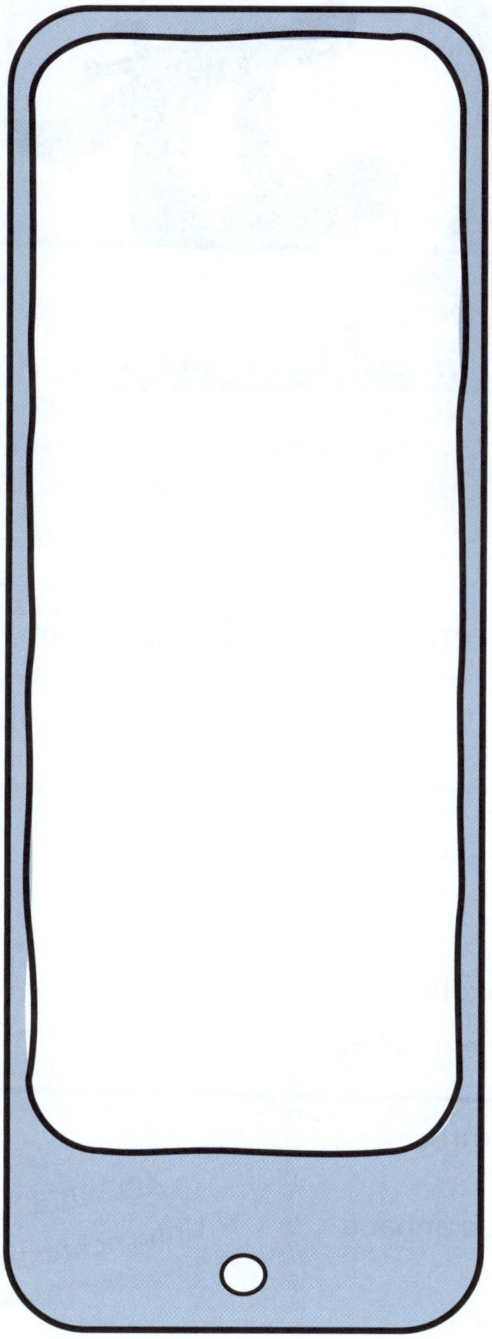

Vorlage Lernfächer Rückseite

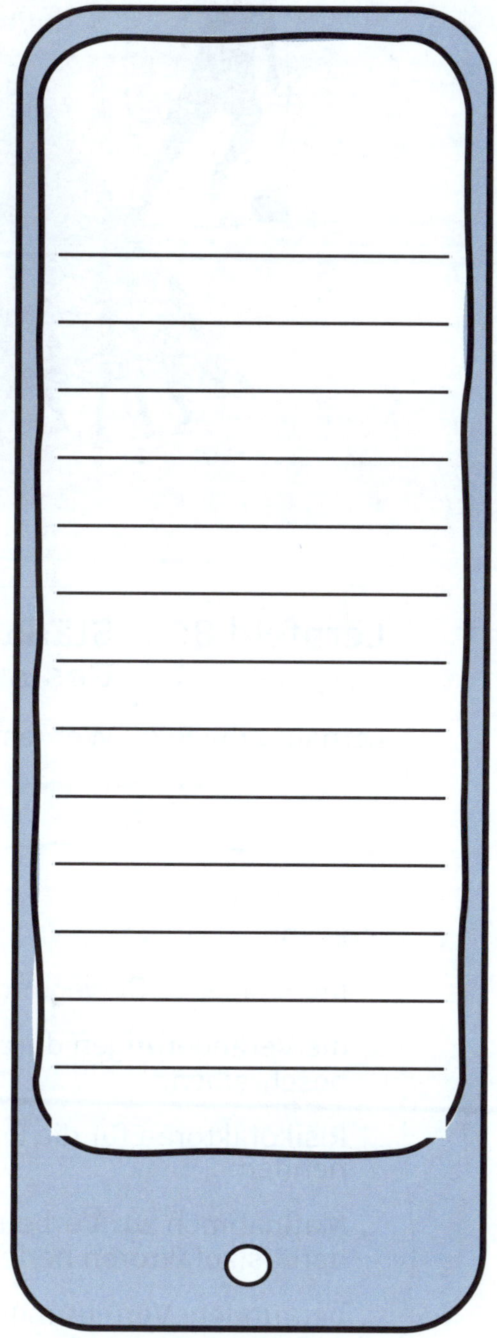

Abbildungen selbst erstellt

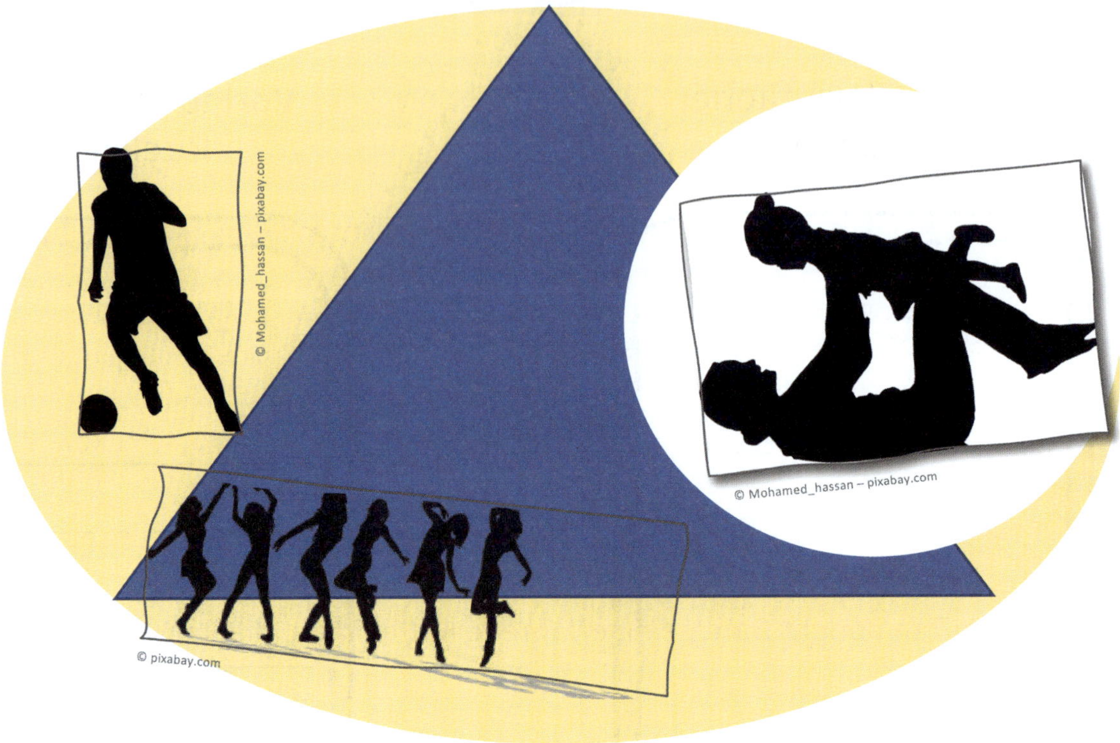

Lernfeld 8: Stärkung von Resilienz und Förderung der Gesundheit

Lernaufgabe 8.7: Wer rastet, der rostet!

Ich kann ...

... mein eigenes Bewegungsverhalten protokollieren.

... die Veränderungen durch Arthrose an einem Gelenk beschreiben.

... Risikofaktoren für die Entstehung von Arthrose nennen.

... Maßnahmen zur Vorbeugung von Arthrose anhand der Risikofaktoren herleiten.

... begründete Vermutungen über das Risiko an Arthrose zu erkranken anhand eines Fallbeispiels aufstellen.

... gemeinsam in der Gruppe gezielt Informationen zum Thema Arthrose auswählen und angemessen präsentieren.

... mein eigenes Bewegungsverhalten im Sinne meiner Gesundheit bewerten.

Zeitumfang:
7 Unterrichtsstunden

Bareks bester Freund Tobias hat sich beim Fußballtraining verletzt. Diagnose: Meniskusriss. Der Arzt hat ihm zu einer Operation geraten, da er sonst mit einer späteren Arthrose rechnen muss. Als Tobias dies Barek erzählt, muss Barek sofort an Frau Müller denken.

Sie ist eine von Bareks Lieblingsbewohnerinnen im Pflegeheim und leidet an Arthrose. Barek schätzt sie sehr wegen ihrer aufgeschlossenen und freundlichen Art. Sie hat immer einen lockeren Spruch auf den Lippen, aber gerade morgens bei der Visite klagt sie doch oft über Schmerzen und das Gefühl, unbeweglich zu sein.

Barek hat sich schon öfter über Frau Müllers Leiden und ihren Umgang damit gewundert. Denn von der Teilnahme an den regelmäßigen Bewegungsangeboten lässt sie sich nicht abhalten. Barek wundert sich, wie das sein kann und was das für Tobias bedeutet.

Am nächsten Tag spricht Barek eine erfahrene Kollegin an, die ihm erklärt, dass die Schmerzen und die Unbeweglichkeit von Frau Müller am Morgen ganz typisch für Arthrose sind: „Anlaufschmerz, so nennt man das. Sobald Frau Müller in Bewegung kommt, werden ihre Beschwerden besser."

Barek findet das Thema sehr interessant und beschließt, das Thema für seinen alternativen GLN in Biologie auszuwählen, um zugleich seinen Freund Tobias und auch Frau Müller über das Thema informieren zu können.

? 1 Stelle die wichtigsten Inhalte des Textes heraus.

Dokumentiere von Beginn an deinen Lernweg in der Tabelle, siehe Seite 315.

Wichtige Infos:

? 2 Notiere deine Fragen. Gibt es Begriffe, die dir unbekannt sind?

Barek überlegt. Sein Freund Tobias ist eine richtige Sportskanone und auch Frau Müller ist trotz ihres Leidens sehr aktiv und bewegt sich so viel wie es geht. Aber wieviel bewegt sich Barek eigentlich selbst?

(3) Überlege auch du, wieviel du dich am Tag bewegst. Erstelle dein Bewegungsprotokoll über eine Woche. Notiere zudem im unteren Kasten dein Wohlgefühl.

Tipp: Viele Handys haben einen integrierten Schrittzähler. Schau mal in deinem Handy nach und notiere deine Schritte.

„Wer rastet der rostet":

Bewegungsprotokoll vom ____________ bis zum ________________

Wochentag	Schritte	Bewegung in Minuten (Schulweg, Bewegung in den Pausen, Spaziergänge...)	Sport in Minuten (Schulsport, Vereinssport...)
Montag			
Dienstag			
Mittwoch			
Donnerstag			
Freitag			
Samstag			
Sonntag			
Durchschnitt pro Tag			

(4) Wie hast du dich die Woche gefühlt? An welchen Tagen hast du dich am wohlsten gefühlt? Gab es Tage, an denen du nicht zufrieden mit deinem Bewegungsverhalten warst?

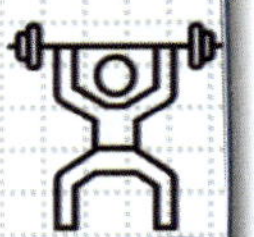

Barek macht sich auf die Suche nach Informationsmaterial über Arthrose und stößt auf das folgende Informationsvideo.

5 Öffne die Website über den QR-Code und schau dir das Video zur Entstehung von Arthrose an.

Notiere zu den folgenden Screenshots des Videos die Vorgänge im betroffenen Gelenk und bringe sie in die richtige Reihenfolge.

Brauchst du Unterstützung? Auf S. 316 findest du Textteile, die du hier passend zuordnen kannst.

Nr.
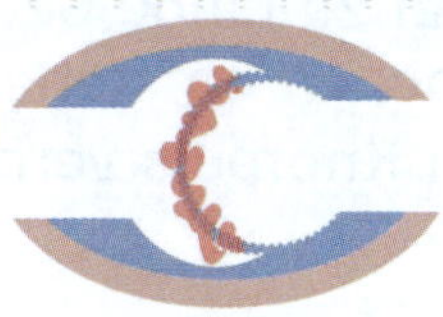

Nr.

Nr.
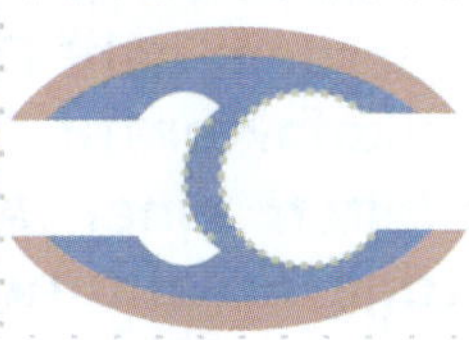

Nr.
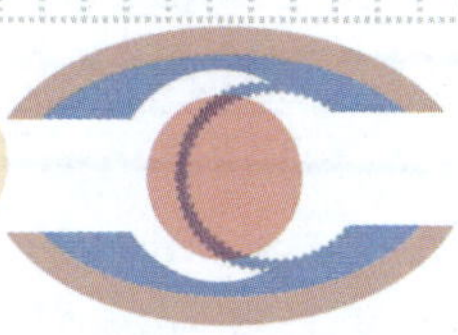

Nr.
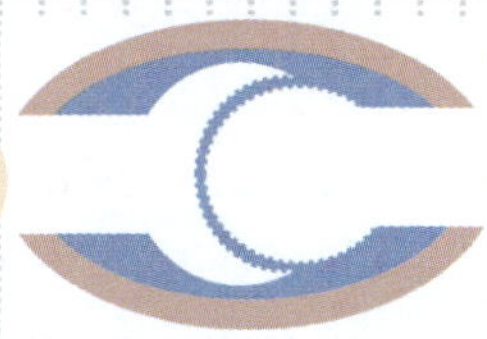

Nr.
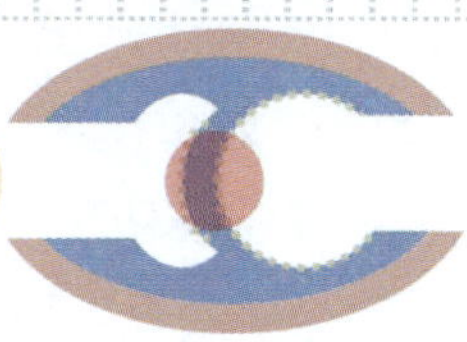

Abbildungen selbst erstellt

Link zum Video: https://www.apotheken-umschau.de/krankheiten-symptome/gelenks-und-knochenerkrankungen/video-was-passiert-bei-einer-arthrose-720417.html (22.09.2021)

Barek möchte noch mehr über Arthrose herausfinden, um auch seinen Freund Tobias über die Erkrankung informieren zu können. Er erkundigt sich bei seiner Kollegin über die Ursachen und Risikofaktoren einer Arthrose.

6 Lies den folgenden Text und stelle die Risikofaktoren einer Arthrose übersichtlich dar.

„Eine Arthrose ist meist auf einen früheren Knorpelschaden zurückzuführen. Tendenziell können alle Gelenke betroffen sein, meist tritt jedoch eine Arthrose in Knie-, Schulter-, Hüft-, Hand- oder Fingergelenken auf. Erste Beschwerden treten bei den Betroffenen meist erst im Alter zwischen 50 und 60 Jahren auf, da mit zunehmendem Alter weniger Knorpelmasse vom Körper nachgebildet wird.

Verschiedene Faktoren spielen bei der Entstehung eines möglichen Knorpelschadens und infolgedessen bei der Entstehung einer Arthrose eine Rolle. Besonders durch eine falsche Belastung, also eine zu hohe oder zu lange Belastung, eines Gelenks können Schäden am Knorpel oder sogar Knochen entstehen. Aber auch zu wenig Bewegung kann den Aufbau eines gesunden Knorpels verhindern, da der Knorpel so zu wenig durchblutet wird.

Leidet ein Mensch an einer Fehlstellung eines Gelenks, so führt dies oftmals ebenso zu einer Überbelastung und kann demnach langfristig zu einer Arthrose führen. Auch Unfälle oder extreme Überbeanspruchung, wie sie oft bei Profisportlern vorkommt, können einen dauerhaften Schaden am Knorpel oder Knochen hinterlassen und somit das Risiko für eine spätere Arthrose erhöhen. Darüber hinaus spielen auch Stoffwechselerkrankungen wie Diabetes mellitus eine Rolle, da hier durch die krankhaften Prozesse im Körper das Knorpelgewebe dauerhaft entzündet und somit geschädigt werden kann. Außerdem geht Diabetes mellitus oftmals mit Übergewicht einher, was ebenso ein Risikofaktor für Arthrose ist. Auch eine ungesunde Ernährung kann das Fortschreiten einer Arthrose beschleunigen. Vor allem eine sehr fleischreiche und fettige Ernährung sowie Alkoholkonsum haben einen ungünstigen Einfluss."

7 Zeit für Partnerarbeit! Überlege mit deinem Banknachbarn bzw. deiner Banknachbarin, welche Präventionsmaßnahmen es bei Arthrose gibt, also Maßnahmen, die helfen, einer Arthrose vorzubeugen.

Ein Blick auf die Risikofaktoren hilft euch, um die Präventionsmaßnahmen abzuleiten.

✓ ______________________________

✓ ______________________________

✓ ______________________________

✓ ______________________________

Barek kommt ins Grübeln. Er muss an seinen Opa denken, der gerade 66 geworden ist und öfter über Schmerzen im Knie klagt. Ob er an einer beginnenden Arthrose leidet?

8 Lies Bareks Gedanken über seinen Opa. Gibt es Anzeichen oder Risikofaktoren, die auf eine Arthrose hinweisen können? Begründe deine Entscheidung.

... Immer wenn Opa aus seinem Sessel aufsteht, dauert das ein wenig. Er drückt sich mit seinen Armen aus dem Sessel raus und bleibt dann kurz stehen, bevor er sich zögerlich Schritt für Schritt bewegt. Wenig später läuft er dann schon wieder ganz gut. Früher war Opa sehr aktiv. Er hat jahrzehntelang als Fliesenleger gearbeitet, da müssen seine Knie doch fit gewesen sein, schließlich hat er als Fliesenleger überwiegend im Knien gearbeitet. Aber nun, da er seit einem Jahr in Rente ist, ist er nicht mehr ganz so mobil. Er hat auch zugenommen und sein Arzt hat neulich erst Diabetes mellitus Typ 2 bei ihm diagnostiziert. Ob Opa nun auch an Arthrose leidet?...

Barek fühlt sich nun bestens informiert über das Thema Arthrose. Er möchte seinen Freund Tobias umfangreich über das Thema informieren. Um zugleich auch dieses Thema für seinen alternativen Leistungsnachweis in Biologie zu nutzen, entscheidet er sich, Informationsmaterial zu erstellen und dieses in Form eines Infotisches in der Klasse auszulegen.

9 Zeit für Gruppenarbeit. Bildet Viererteams und entscheidet gemeinsam.

1. Wie möchtet ihr die Informationen zum Thema Arthrose darstellen? (Infotisch, Plakat, PowerPoint-Präsentation, Erklärvideo ...)
2. Wer übernimmt welche Aufgaben in der Vorbereitung? Haltet diese auch gemeinsam fest.
3. Erstellt einen kurzen Zeitplan über euer weiteres Vorgehen.

Ihr seid eure eigenen Chefs ;) ... Aber vergesst nicht, dass ihr auch EIN TEAM seid!

Hier ist Platz für eure Notizen:

10 Los geht's!

Erstellt gemeinsam die von euch gewählte Präsentationsart zum Thema Arthrose.

Wenn ihr meint, fertig zu sein, überprüft nochmal, ob ihr alle wichtigen Inhalte anschaulich dargestellt habt.

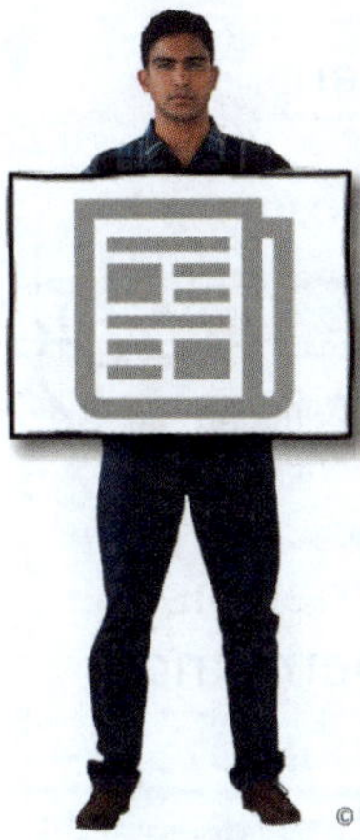

Barek zeigt die Infomaterialien seinem Freund Tobias und holt sich von diesem Feedback ein.

11 Stellt eure Informationen zum Thema Arthrose in der von euch gewählten Form der Klasse vor und lasst euch von euren Mitschülern und Mitschülerinnen Feedback geben.

Diese Rückmeldungen haben wir zu unserem Informationstisch erhalten:

Kriterien	🙂	😐	🙁
verständlich			
vollständig			
dekorativ gestaltet			
Das möchte ich noch rückmelden:			

Rückmeldung von:____________________

12 Setzt euch nach eurem Feedback nochmal kurz in eurer Gruppe zusammen und reflektiert euer Ergebnis und eure Teamarbeit.

Das hat in unserer Gruppe gut geklappt:

Das sollten wir in der nächsten Gruppenarbeit besser machen:

Barek ist stolz über seinen Lernweg und sehr zufrieden mit den Ergebnissen.

Bist du zufrieden mit deinem Lernerfolg?

(13) Bewerte deinen Lernerfolg mithilfe dieser Zielscheibe.

Je näher du deine Kreuze in der Mitte der Zielscheibe setzt, umso zufriedener bist du mit deinem Lernerfolg, mit der Zusammenarbeit mit deinen Teampartnern und mit deinem Ergebnis.

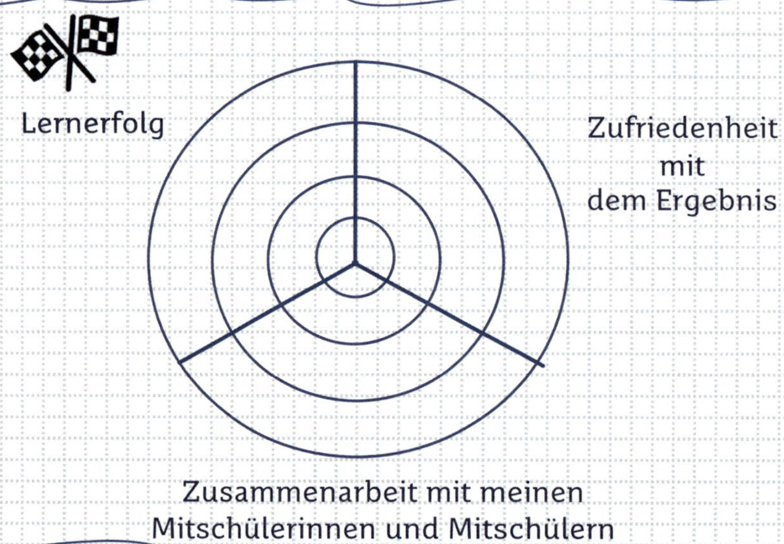

Barek nimmt sich auch noch kurz Zeit, um sein eigenes Bewegungsverhalten im Alltag zu reflektieren.

(14) Bewerte dein eigenes Bewegungsverhalten. Schau dir dazu nochmal dein Bewegungsprotokoll an.

Bewegst du dich ausreichend, zu viel oder sogar zu wenig? Könnte dein Bewegungsverhalten positive oder auch negative Auswirkungen auf deine Gesundheit haben?

Führe die Tabelle parallel zu den Lernschritten der Lernaufgabe.

Nr.	Handlungsprodukt	erledigt am:	Lehrreich?	
			Ja	Nein
1, 2	Einstieg in das Thema Arthrose			
3	Bewegungsprotokoll Start:________________			
4	Entstehung der Arthrose (Film & Arbeitsblatt)			
5	Auflistung Risikofaktoren für eine Arthrose			
6	Liste Präventionsmaßnahmen Arthrose			
7	Fallbeispiel: Einschätzung des Risikos einer Arthrose			
8/9	Informationsform auswählen, Informationen zusammenfassen und Infotisch gestalten			
10/11	Feedback zu unserem Infotisch und Gruppenreflexion			
12	Mein Lernerfolg			
13	Bewertung meines Bewegungsverhaltens			

Diese Erfahrungen haben ich mit dem Thema Arthrose und Meniskuserkrankungen schon gemacht:

Und zum Schluss bitte noch ein Feedback an deine Lehrkräfte. Schreib eine kurze Rückmeldung und kreuze die Daumen an.

War die Lernaufgabe verständlich?

Hat dir die Lernaufgabe Freude gemacht?

Vielen Dank für dein Feedback!

Zum Abschluss noch ein Feedback von der Lehrkraft an dich.

Barek versucht die Entstehung einer Arthrose in den einzelnen Schritten zu verstehen.

Schneide die sechs Schritte zur Arthrose aus.

Klebe die passenden Texte auf S. 316 zu den Abbildungen zur Entstehung einer Arthrose.

Du hast die Aufgabe schon mithilfe des Infofilms gelöst? Prima!

Dann kannst du die einzelnen Schritte nutzen und damit z. B. den Ablauf der Arthrose mit deinem Banknachbarn beziehungsweise deiner Banknachbarin üben.

Ein Gelenk besteht aus zwei Knochen. Die Gelenkflüssigkeit und der Knorpel sorgen dafür, dass die beiden Knochen nicht aneinander reiben.

Bei einer Arthrose wird der Knorpel dünner und fasert aus. Der Druck auf die Knochen kann nicht mehr gut verteilt werden.

Das Gelenk entzündet sich – es ist jetzt eine aktivierte Arthrose.

Die Schäden am Knorpel werden immer größer und der Spalt zwischen den beiden Knochen wird immer schmaler.
Es bilden sich Auswüchse am Knochen.

Zuletzt gibt es keinen Knorpel mehr, die Knochen reiben aufeinander.

Das Gelenk verursacht starke Schmerzen und wird steif und unbeweglich.

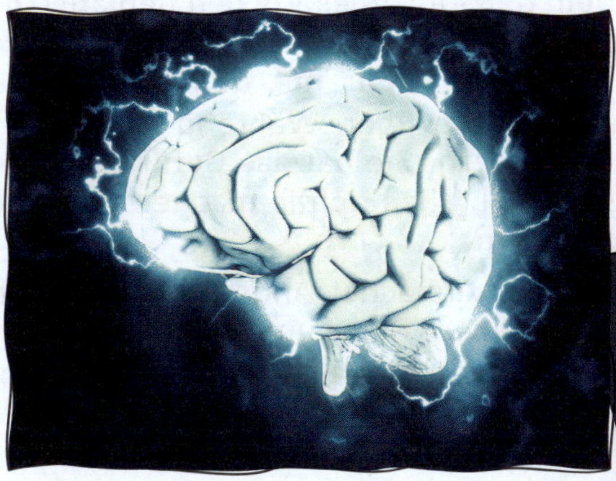

© TheDigitalArtist – pixabay.com

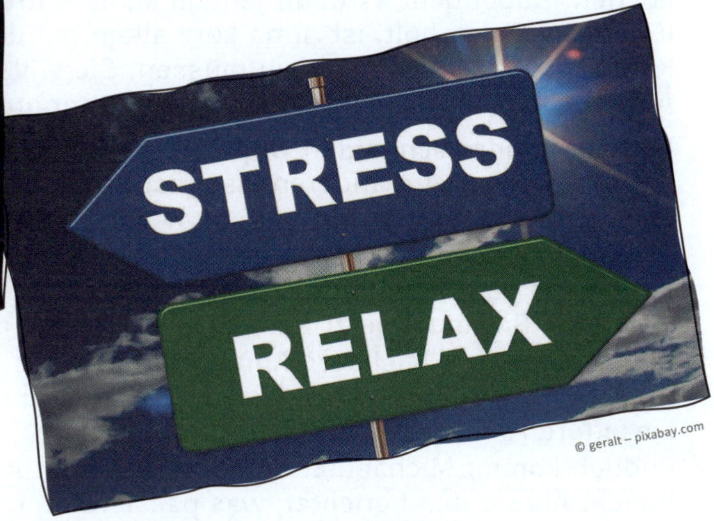

© geralt – pixabay.com

Lernfeld 8: Stärkung von Resilienz und Förderung der Gesundheit

Lernaufgabe 8.8: Stress in der KiTa!

Ich kann ...

- Stress als Belastung beschreiben.
- zwischen inneren und äußeren Stressoren unterscheiden.
- die Auswirkungen von akutem Stress beschreiben.
- die Auswirkungen von chronischem Stress beschreiben.
- Strategien zur Bewältigung von Stress beschreiben.
- eigene Stressoren benennen.
- eigene Copingstrategien reflektieren.

<u>Zeitumfang:</u>
10 Unterrichtsstunden

Chaos in der KiTa! Fatma ist heute krank. Das bedeutet, dass Anna und Michael allein in ihrer Gruppe sind. Heute war mit den Kindern ein gemeinsames Kochen geplant. Die Zutaten sind gekauft und die Kinder freuen sich auf das Kochen. Da heute einige Erzieherinnen fehlen, beschließen Anna und Michael, allein mit den Kindern zu kochen. Dabei geht es dann jedoch schnell drunter und drüber. Während Michael im Keller Getränke holt, ist Anna kurz allein mit den Kindern. Sie hat das Gefühl, für alle Kinder gleichzeitig da sein zu müssen. Sie will dennoch alles richtig machen und ihre Aufgabe meistern. Sie setzt sich selbst unter großen Druck.

Manche Kinder schneiden Obst für einen Fruchtsalat. Anna hat Angst, dass sie sich dabei verletzen. Am anderen Tisch ist Streit ausgebrochen. Peter und Christian ziehen sich an den Haaren und beginnen zu weinen. Während Anna sich um die beiden Streithähne kümmert, schneidet sich die kleine Claudia in den Finger. Schnell eilt Anna zu ihr, um den Schnitt zu versorgen. Dieser ist zum Glück nur klein, aber der Schreck sitzt tief. Sie muss jetzt schnell ein Pflaster aus der Schublade besorgen. Und wo bleibt eigentlich Michael? Anna spürt wie ihr Herz schlägt. Schweiß bildet sich auf ihrer Stirn. Ihr Mund ist trocken und als sie ihre Hände betrachtet, bemerkt sie, dass sie zittert. Am liebsten würde sie weglaufen.
Endlich kommt Michael. Er bemerkt, dass mit Anna etwas nicht stimmt. Sie ist kreidebleich. Als sie ihm berichtet, was passiert ist, reagiert er mit Unverständnis: „So etwas darf dich nicht umhauen, da müssen Erzieher durch!" Anna geht an diesem Tag traurig nach Hause. In den nächsten Tagen kann sie sich kaum für ihr Praktikum motivieren. Wenn sie so drüber nachdenkt, fühlt sie sich in letzter Zeit häufiger überfordert. Sie möchte alles richtig machen und für alle Kinder gleichzeitig da sein. Das ist alles ganz schön viel!

Als Fatma wieder gesund ist, berichtet ihr Anna von dem Vorfall in der Küche und von Michaels Reaktion. Sie erzählt auch von einem Streit mit ihrer Freundin, die sich beschwert hat, dass Anna seit dem Praktikum kaum noch Zeit für sie hat. Fatma sagt: „Anna, mir scheint, du bist häufig sehr gestresst. Stress kann sehr ungesund sein. Du kannst und musst etwas dagegen tun! Wie wäre es, wenn du ein Buddybook bastelst, in dem man nachschauen kann, was Stress ist und was dagegen hilft?"

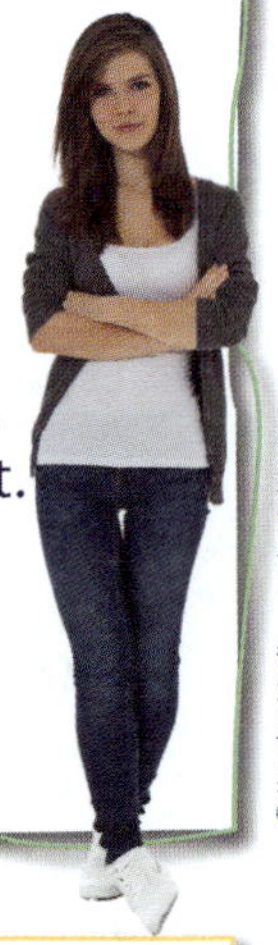

? 1 Welche Informationen sind wichtig: W-Fragen können dir dabei helfen, Informationen zu erhalten.

? 2 Welche Situationen stressen dich? Notiere dir zwei Situationen. Beschreibe deinem Banknachbaren eine für dich stressige Situation.

Anna hat sich mit dem Thema Stress noch nie so richtig befasst. Bei ihrer Recherche findet sie zu dem Thema einiges im Internet. Einen Artikel findet sie besonders gut! Hier geht es darum, was Stress ist und um die Ursachen von Stress.

„Stress hat immer einen Grund!“

Wenn Menschen gestresst sind, empfinden sie häufig eine Belastung. Diese Belastung bedeutet eine Art „Alarmzustand“ für den Körper, der meist sehr unangenehm ist.

Oft verursachen Situationen wie Streit, familiäre Probleme oder Sterbefälle Stress. Aber auch der eigene Arbeitsplatz kann Stress verursachen, wenn die Arbeit zu viel wird, man unter Zeitdruck ist oder man sich Sorgen über den Jobverlust macht. Auch unangenehme Sozialsituationen, wie Mobbing oder Ausgrenzung von einer Gruppe, können Stress verursachen. Man spricht hierbei von äußeren Stressoren, also von Stressauslösern, der von außen auf den Menschen einwirken.

Es gibt aber auch Stressauslöser, die von innen, d. h. aus einer Person selbst heraus wirken. Man spricht hierbei von inneren Stressoren. Stress entsteht dabei z. B., wenn eine Person zu viel von sich selbst erwartet und sich damit unter großen Druck setzt. Bei Schülerinnen und Schülern kann man dies manchmal beobachten, wenn sie sich selbst großen Druck machen, einen guten GLN zu schreiben.

3

1. Lies dir den Text, den Anna im Internet gefunden hat, aufmerksam durch.
2. Lies dir noch einmal die Situation von Anna auf Seite 318 genau durch.
3. Nenne die verschiedenen Stressoren, die auf Anna einwirken. Trage diese in die unteren Felder ein.
4. Unterstreiche anschließend die äußeren Stressoren von Anna blau und die inneren Stressoren orange!

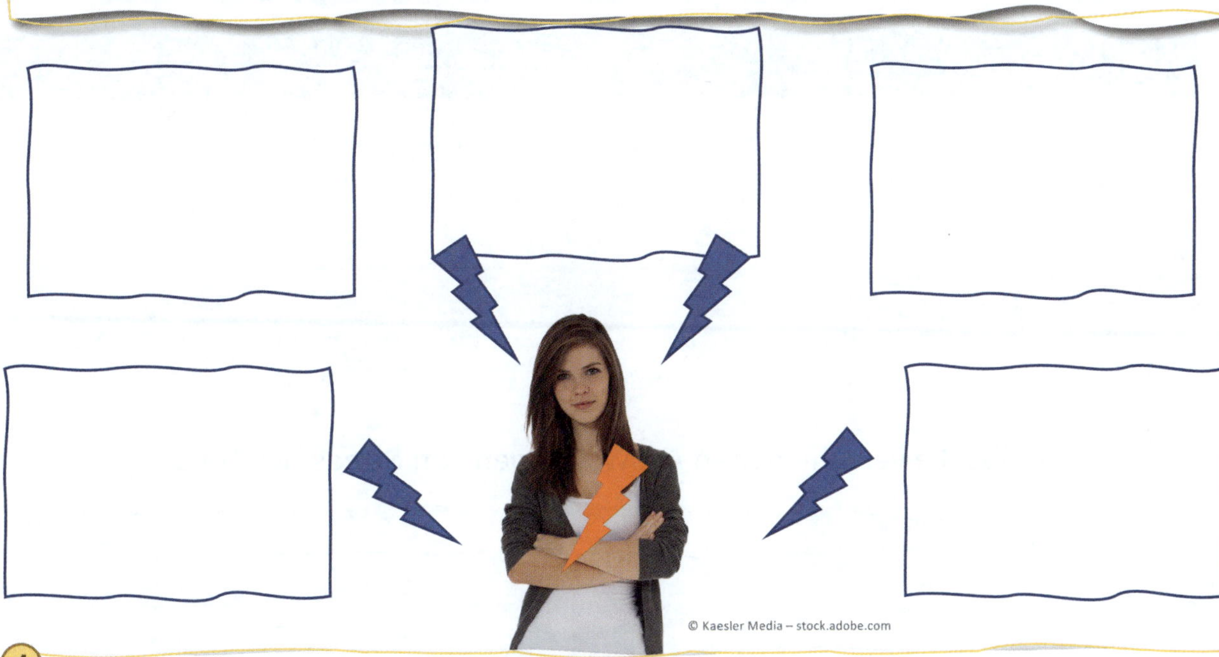

4

1. Nenne nun **deine persönlichen** äußeren und inneren Stressoren.
2. Tausche dich mit deinem Banknachbarn darüber aus.

Meine persönlichen äußeren und inneren Stressoren sind:

Anna fragt sich, welche Auswirkungen beziehungsweise Folgen Stress hat. Sie sucht im Internet nach weiteren Informationen.

Was passiert bei Stress? – die Auswirkungen von Stress

Im Allgemeinen unterscheidet man eine kurzfristige Reaktion des Körpers bei akutem Stress und eine langfristige Reaktion des Körpers auf dauerhaften oder chronischem Stress.

Akuter Stress führt zu einer „kurzfristigen“ körperlichen Reaktion, die vor allem im Nervensystem und im Hormonsystem stattfindet. Hierbei werden die Hormone Adrenalin und Cortisol in den Nebennieren gebildet. Sie sorgen dafür, dass man besonders aufmerksam ist und weniger Schmerz empfindet. Gleichzeitig werden über das zentrale Nervensystem verschiedene Organe wie Herz und Lunge angesprochen. Der Puls wird schneller, Muskeln und Haut werden besser durchblutet. Der Körper ist nun enorm leistungsfähig. Der Grund hierfür liegt bei unseren Vorfahren: Hier wurde Stress oft durch Gefahr verursacht. Der Körper wurde deshalb in die Lage versetzt, zu kämpfen oder zu flüchten. Man spricht deshalb auch vom "Fight-and-Flight-Syndrom". Bei akutem Stress werden einige Menschen auch nervös oder haben manchmal sogar Denkblockaden.

Es gibt aber auch chronischen Stress, den Menschen teilweise jeden Tag erleben. Hier passt sich der Körper dauerhaft den Stressoren an. Diese Anpassungsprozesse führen aber dazu, dass das Immunsystem empfindlicher wird. Auch die Verdauung wird von zu viel Stress beeinflusst. Es können sich Magen- oder Darmgeschwüre bilden. Außerdem kann Dauerstress psychische Erkrankungen wie Depressionen oder Drogenkonsum verursachen, weiterhin können Entzündungen im Körper und schmerzhafte Muskelverspannungen entstehen. Die Menschen sind nicht mehr so leistungsfähig.

5 Notiere in der Tabelle die Auswirkungen von akutem und chronischem Stress.

Akuter Stress	Chronischer Stress

6 Beschreibe die verschiedenen Auswirkungen von Stress bei Anna.

Jetzt hat Anna viel über Stressauslöser und Stressreaktionen erfahren. Nun fragt sie sich, ob es etwas gibt, das man gegen Stress tun kann.

Stress – und ganz besonders dauerhafter Stress – sollte man ernst nehmen, da er viele negative Folgen für die körperliche und psychische Gesundheit haben kann. Wichtig ist, dass man seinen Stress bewältigt, reduziert oder sogar vermeidet. Strategien, die helfen, Stress zu bewältigen, werden auch Copingstrategien genannt. Es werden dabei zwei Arten von Copingstrategien unterschieden. Einmal das problembasierte Coping, bei dem die stressige Situation verändert wird und einmal das emotionsorientierte Coping, bei dem das Wohlbefinden der Person verbessert wird.

Coping ist jeder Versuch, belastende Situationen zu bewältigen.

Ein guter Weg, um Stress abzubauen und das Wohlbefinden zu verbessern, ist Sport. Beim Ausdauersport, wie Laufen oder Radfahren, wird Stress sehr effektiv abgebaut. Wichtig ist auch, genügend Schlaf zu bekommen, am besten zwischen sieben und acht Stunden. Auch sollte man sich Zeit für sich nehmen, um zu entspannen. Hier hilft z. B. die progressive Muskelentspannung. Dabei werden abwechselnd verschiedene Muskelpartien des Körpers angespannt und entspannt. Wichtig ist, über den Stress zu reden und so vielleicht Wege zu finden, sich zu entlasten. Es ist falsch, den Stress zu ignorieren. Aufputsch- oder Beruhigungsmittel führen zwar kurz zu einer Linderung, verstärken die Probleme aber, weil man abhängig werden kann. Alkohol oder Drogen zur Entspannung sind deshalb sehr problematisch (LA 8.9). Auch sollte man versuchen, Stress nicht auf andere Lebensbereiche zu übertragen, indem man z. B. Konflikte in der Familie beginnt. Stattdessen sollte man auf die oben genannten emotionsorientierten Strategien zum Abbau von Stress zurückgreifen.

Oft entstehen stressige Situationen auch durch mangelnde Organisation. Hier hilft es, sich selbst einen Plan zu machen mit Dingen, die dringend erledigt werden müssen und solchen, die noch Zeit haben. Bei diesem problemorientierten Coping wird die Situation, die einer Person Stress bereitet, besser geplant/ organisiert.

7 Lies dir den Text aufmerksam durch. Gib Anna Tipps, wie sie ihren Stress bewältigen kann. Recherchiere auch im Internet, z. B. nach Methoden oder Techniken, die dir helfen deine Zeit besser einzuteilen und anderen Strategien.

Ein gutes Zeitmanagement ist wichtig, damit du stressige Situationen vermeiden kannst...

Schaut euch das Video hinter dem QR-Code an und probiert es am besten gleich aus!

https://www.landsiedel-seminare.de/zeitmanagement.html

Die progessive Muskelentspannung

Schaut euch das Video hinter dem QR-Code an und probiert es am besten gleich aus!

https://youtu.be/1EWMEPq82[illegible]k

8 Sicherlich hast du auch manchmal Stress. Beschreibe in einer Tabelle in deinem Heft, was dir persönlich gegen Stress hilft.

Was mich stresst...	Was mir dagegen hilft...
...	

Anna hat jetzt genug über Stress erfahren, um ein Buddybook zu erstellen.

Dein Buddybook ist das Handlungsprodukt dieser Lernaufgabe. Es geht darum, die Informationen über Stress anschaulich so aufzubereiten, dass man sich leicht über das Thema informieren kann. Gute Tipps zum Umgang mit Stress sollten auch enthalten sein.

Wie erstelle ich ein Buddybook?

Schau dir das Video an oder folge diesem Link:

https://youtu.be/DqLRhnOA_z0

9 Überlege dir nun noch einmal, was du alles über Stress weißt.

Notiere dir im blauen Kasten stichpunktartig, welche Informationen zum Thema Stress in deinem Buddybook zu finden sein sollen.

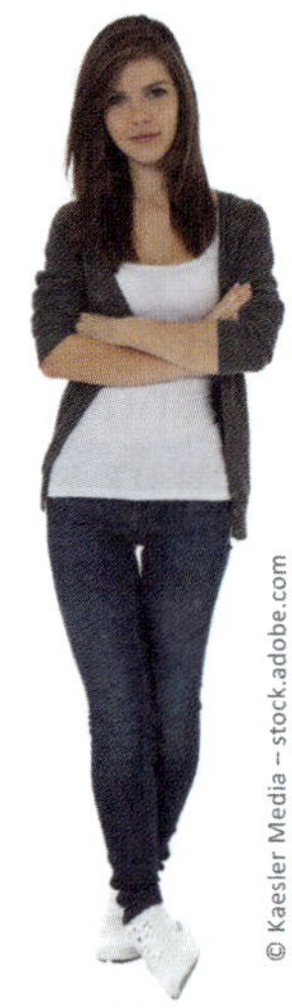

Notizzettel

10 Bevor du mit deinem Buddybook richtig startest, solltest du auf diesem Blatt skizzieren, wie deine ausgewählten Informationen auf den jeweiligen Seiten dargestellt werden sollen. Erst wenn klar ist, was auf jede Seite kommt, solltest du beginnen, dein Buddybook zu gestalten!

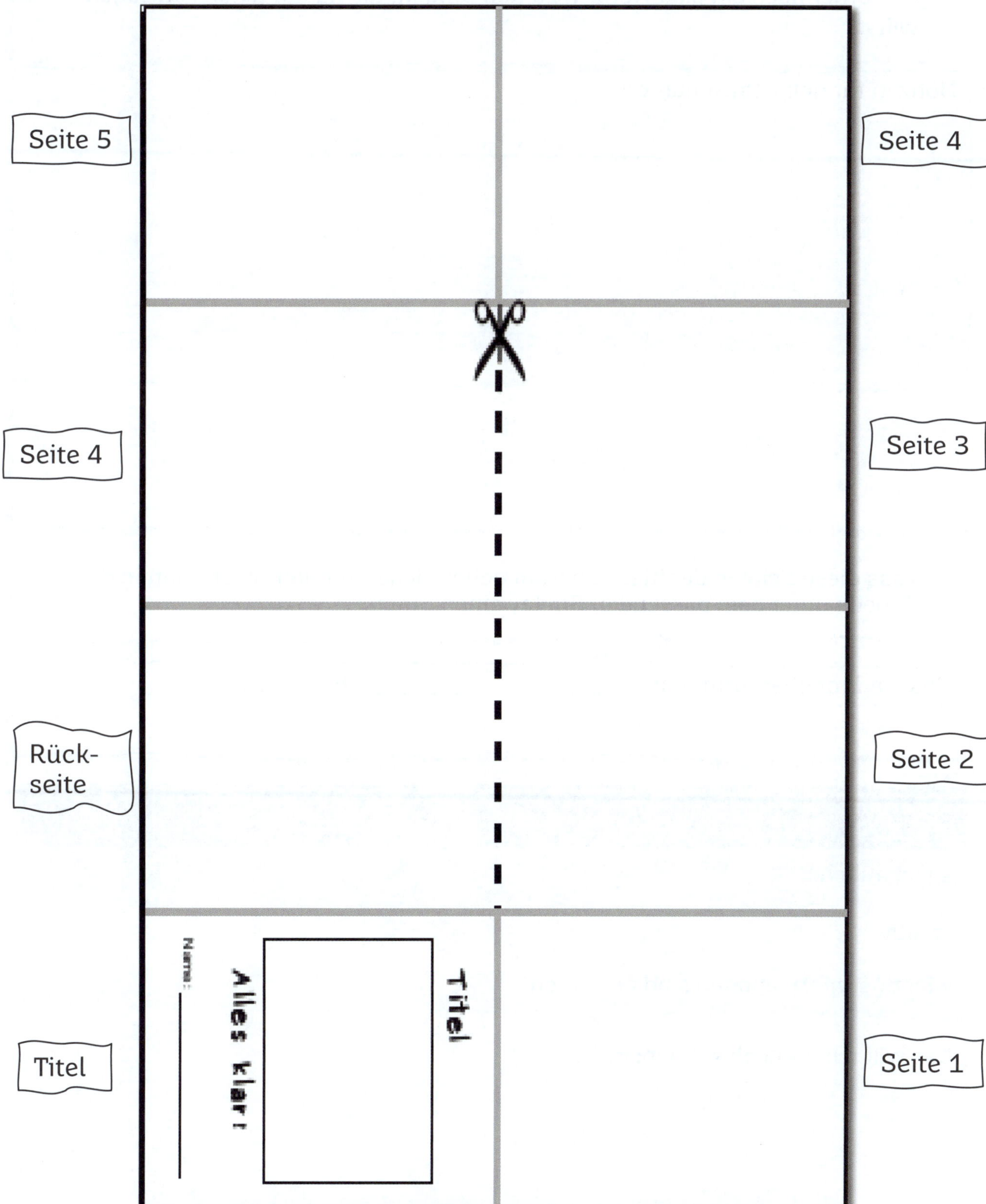

https://unterrichten.zum.de/wiki/Buddy_Book

Es ist fast geschafft. Dein Buddybook ist fertig. Du kannst stolz auf dich sein!

11 Präsentiere der Klasse mithilfe der Dokumentenkamera dein Buddybook. Erkläre dabei, warum du bestimmte Schwerpunkte gesetzt hast. Am besten machst du dir vorher noch ein paar Notizen zu den Dingen, die du auf jeden Fall sagen willst.

Notizen für deine Präsentation

12 Lass diese Seite in der Klasse herum gehen. Jeder Schüler macht nun in der Tabelle unter dem passenden Smiley einen Strich.

Unsere Einschätzung von ____________________ Buddybook:

Kriterium	☺	😑	😕
anschaulich			
kreativ			
wichtige Informationen sind enthalten			
Das will ich dir noch schreiben:			

Anna ist stolz auf ihr Buddybook.

Bist du zufrieden mit deinem Lernerfolg?

(13) Bewerte deinen Lernerfolg mithilfe dieser Zielscheibe.

Je näher du deine Kreuze in der Mitte der Zielscheibe setzt, umso zufriedener bist du mit deinem Lernerfolg, mit der Zusammenarbeit mit deinen Teampartnern und mit deinem Ergebnis, heißt, mit deiner Übersichtslandkarte.

Z. B. Zielscheibe

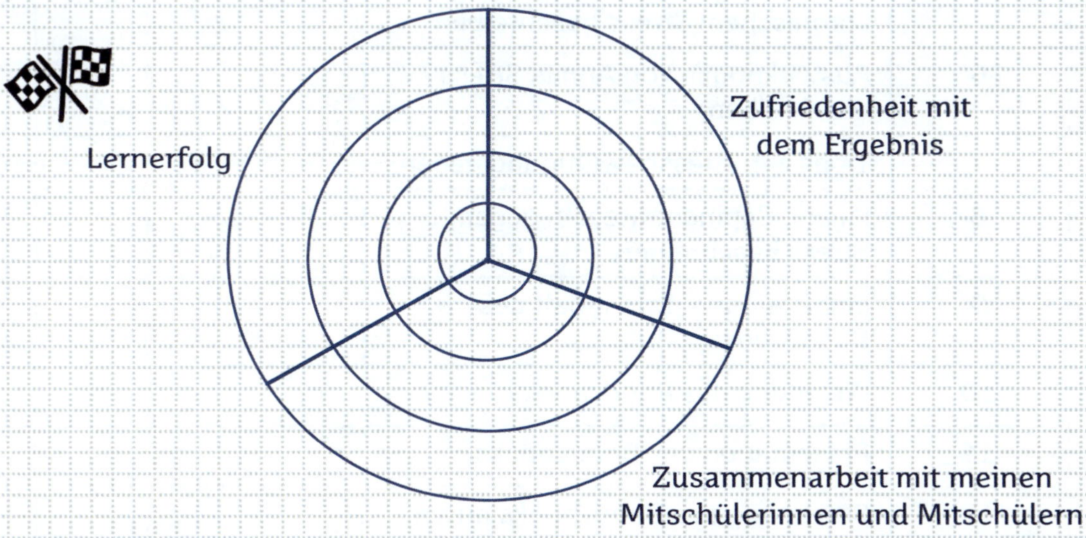

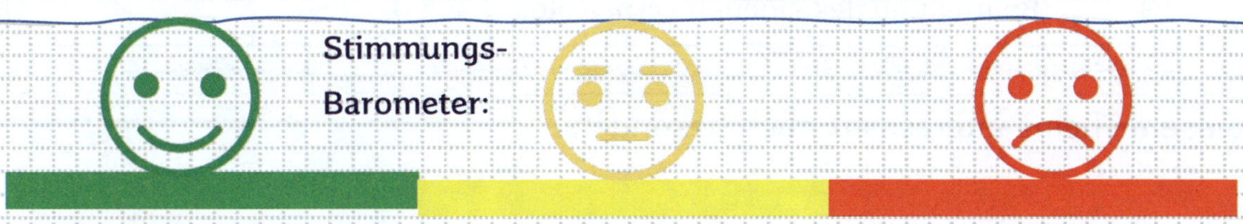

Das konnte ich prima:	Damit bin ich klar gekommen:	Das konnte ich nicht:
______________________	______________________	______________________
______________________	______________________	______________________
______________________	______________________	______________________

Das will ich sonst noch sagen:

____

____

____

Führe die Tabelle parallel zu den Lernschritten der Lernaufgabe.

Nr. Lern-aufgabe	Handlungsprodukt	erledigt am:	Lehrreich?	
			Ja	Nein
1	Einstieg in das Thema Stress			
2	Eigene stressige Situation beschreiben			
3	Annas Stressoren nennen und nach Typ unterstreichen			
4	Eigene Stressoren nennen und mit dem Banknachbarn besprechen			
5	Auswirkungen von akutem und chronischem Stress beschreiben			
6	Auswirkungen von Annas Stress beschreiben			
7	Tipps zur Stressbewältigung geben			
8	Eigene Copingstrategien gegen Stress beschreiben			
9	Entscheidung über Inhalt des Buddybooks			
10	Erstellung des Buddybooks			
11	Präsentation des Buddybooks			
12	Bewertung des Buddybooks durch deine Mitschüler			
13	Beurteilung des eigenen Lernerfolgs			

An diesem Thema interessiert mich besonders:

Und zum Schluss bitte noch ein Feedback an deine Lehrkräfte. Schreib eine kurze Rückmeldung und kreuze die Daumen an.

War die Lernaufgabe verständlich? 👍 👎

Hat dir die Lernaufgabe Freude gemacht? 👍 👎

Vielen Dank für dein Feedback!

Zum Abschluss noch ein Feedback von der Lehrkraft an dich.

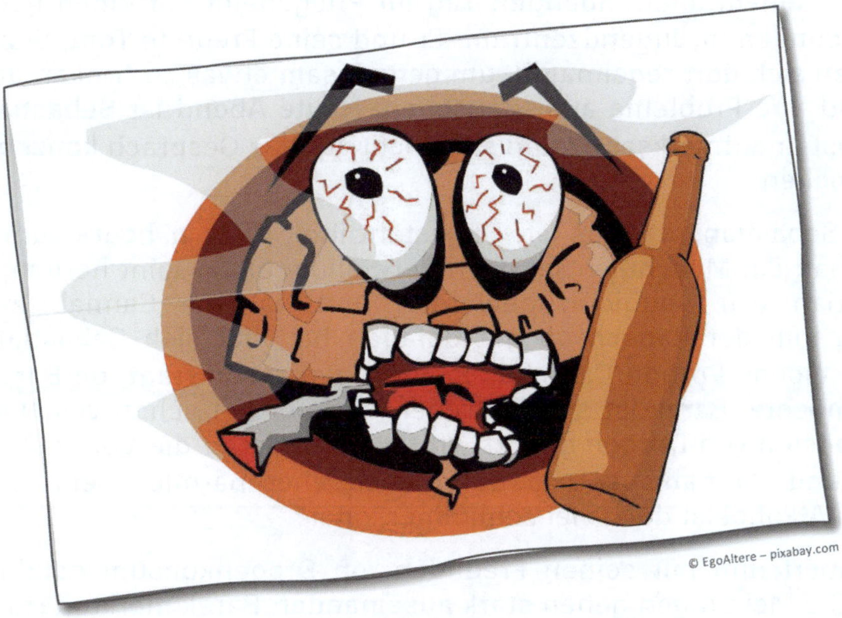

© EgoAltere – pixabay.com

Lernfeld 8: Stärkung von Resilienz und Förderung der Gesundheit

Lernaufgabe 8.9: Bei mir läuft es auch ohne Stoff!

Ich kann ...

- legale und illegale Suchtstoffe unterscheiden.
- den Begriff Sucht erklären.
- die Suchtkriterien benennen.
- einen Suchtverlauf beschreiben.
- einen Steckbrief zu einem ausgewählten Suchtstoff erstellen.
- beschreiben, welcher Suchtstoff welches Gefahrenpotential mit sich bringt.
- aktuelle Zahlen zu Konsum, Abhängigkeit und Todesfällen angeben.
- ein Balkendiagramm zu den verschiedenen Suchtstoffen erstellen.
- eine fachliche Diskussion über die Risiken und Gefahren von Suchtstoffen führen.

<u>Zeitumfang:</u>
12 Unterrichtsstunden

Barek freut sich nach einem anstrengenden Tag im Pflegeheim auf einen gechillten Abend mit seinen Freunden im Jugendzentrum. Er und seine Freunde Tom, Sebastian, Jens und Omar treffen sich dort regelmäßig, um gemeinsam etwas zu trinken und sich über ihren Alltag und ihre Probleme auszutauschen. Heute Abend ist Sebastian aber anders als sonst: Er ist unaufmerksam, kann sich nicht auf das Gespräch konzentrieren und lacht ununterbrochen.

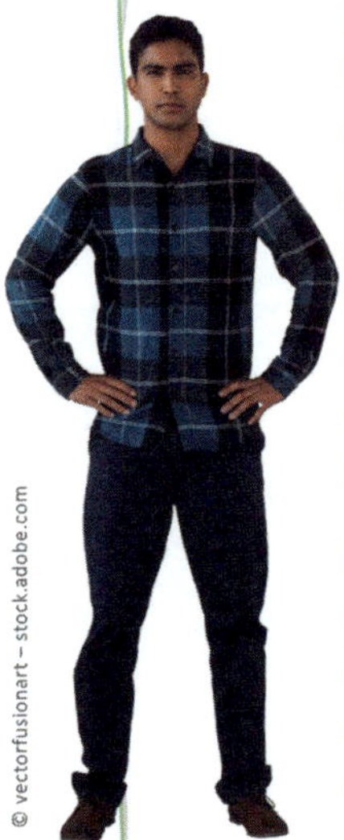

Barek fragt Sebastian, was los ist. Er gesteht ihm, dass er heute zum ersten Mal gekifft hat: Ein Mitschüler hat nach der Schule einen Joint herumgereicht und Sebastian war neugierig geworden und hat die Cannabiszigarette probiert. Da ihm der Rausch so gut gefallen hat, hat sich Sebastian auch gleich seine eigene Portion Cannabis besorgt. Sebastian fragt, ob Barek auch mal kiffen möchte. Barek ist sich unsicher, denn er hat schon viel Negatives über den Konsum von Drogen gehört. Trotzdem findet er die Vorstellung sehr spannend, und Cannabis soll ja dann doch eher harmlos sein. Und der Konsum von Alkohol ist doch viel schlimmer, oder?

Barek diskutiert nun mit seinen Freunden, ob Drogenkonsum gefahrlos ist oder nicht. Die Meinungen gehen stark auseinander. Barek merkt, dass er sich im Bereich Sucht und Suchtstoffe nicht auskennt. Er beschließt, sich zu diesem Thema genauer zu informieren. Danach möchte er mit seinen Freunden nochmal über mögliche Vor- und Nachteile eines Suchtmittelkonsums diskutieren.

1 Überlege: Welche Suchtstoffe kennst du? Ab wann ist man wirklich süchtig? Notiere deine Stichpunkte auf dem nachfolgenden Notizzettel.

Notizzettel:

2 Ordne die genannten Suchtstoffe in der nachfolgenden Tabelle den Kategorien legale und illegale Suchtmittel zu.

legal (gesetzlich erlaubt)	illegal (gesetzlich nicht erlaubt)

Barek findet das Thema Sucht sehr interessant und recherchiert im Internet. Dabei stößt er auf eine Definition des Begriffs **Sucht**. Diese lautet wie folgt: „Die Weltgesundheitsorganisation (WHO) definiert Sucht als einen Zustand periodischer oder chronischer Vergiftung, hervorgerufen durch den wiederholten Gebrauch einer natürlichen oder synthetischen Droge."

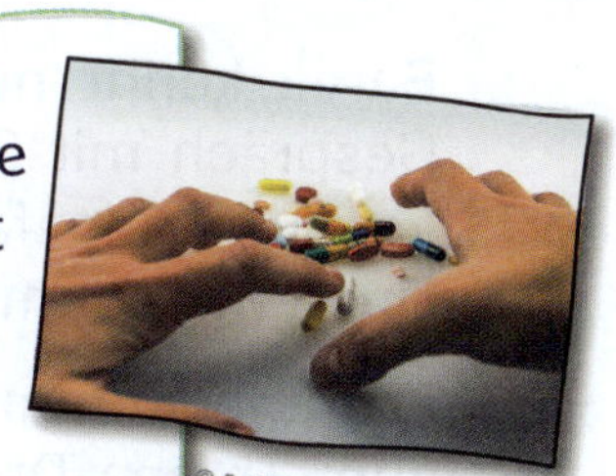
© EmilianDanaila – pixabay.com

Barek weiß jetzt zwar, was man unter dem Begriff Sucht versteht. Er fragt sich aber auch, ob es genaue Vorgaben gibt, um zu erkennen, ob ein Mensch wirklich süchtig ist oder nicht.

3 Beschreibe zunächst mithilfe des Textes den Begriff Sucht in eigenen Worten.

Meine Beschreibung des Begriffes Sucht:

4 Scanne nun den abgebildeten QR-Code und lies dir den Informationstext aufmerksam durch.
Fasse fünf Kriterien (Suchtkriterien) zusammen, anhand derer eine Suchterkrankung ermittelt wird.
Ordne danach die neun Aussagen, wie sich Süchte bemerkbar machen, den fünf Suchtkriterien zu.

https://www.uni-regensburg.de/universitaet/arbeitskreis-sucht/was-ist-sucht-/index.html

Suchtkriterien	So macht sich die Sucht bemerkbar …
1.	
2.	
3.	
4.	
5.	

Barek kennt nun die Kriterien einer Suchterkrankung. Er erinnert sich an das Gespräch mit Sebastian, der erzählt hat, wie er in der Schule mit dem Drogenkonsum angefangen hat. Barek stellt sich die Frage, ob der Einstieg in den Drogenkonsum bei allen Menschen gleich ist oder ob es hier Unterschiede gibt.

Er fragt Dominik Forster, den Ex-Junkie, der an Annas Berufsschule einen Vortrag zum Thema Drogen gehalten hat. Dominik erzählt Barek, dass sich seine Sucht ganz langsam entwickelt hat und es irgendwann für ihn keinen Weg mehr zurück gab.

Barek will sich den Weg einer Suchtentwicklung genauer ansehen.

5 Nachfolgend findest du die Phasen einer Suchtentwicklung sowie die dazugehörigen Beschreibungen. Die Zuordnungen sind durcheinander geraten. Bringe zunächst die Phasen in die richtige Reihenfolge. Ordne danach die Beschreibungen den passenden Phasen zu.

Orientiere dich beim Lösen der Aufgabe an aufsteigender Konsummenge.

Phasen von Sucht
Gewohnheit
kein Konsum
Sucht
Konsum
Missbrauch

Beschreibung
gar nichts
Es hilft mir bei ...
ab und zu
regelmäßig
Niemand weiß, wie es weitergeht!

Phasen von Sucht	Beschreibung

Barek sind die Phasen einer Suchtentwicklung noch nicht ganz klar. Dominik Forster erzählt ihm in einem weiteren Gespräch, was er in seiner Suchttherapie über die Entwicklung von Süchten gelernt hat.

6 Lies den Text zur Suchtentwicklung und formuliere zu jeder Suchtphase ein eigenes Beispiel.

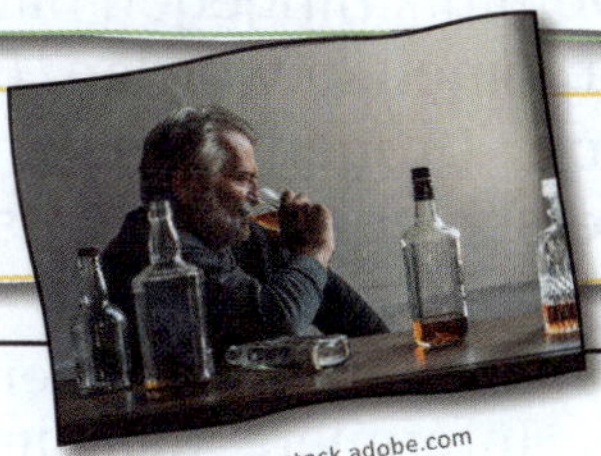
© Rawpixel.com – stock.adobe.com

Sucht entsteht nicht einfach über Nacht, sondern ist ein Prozess, der schleichend beginnt.

Suchtstoffe kann man ab und zu konsumieren, das heißt in unregelmäßigen Abständen. Dazu gehört, dass es auch Zeiten gibt, in denen nichts konsumiert wird.

Die nächste Phase der Suchtentwicklung wird als Gewohnheit bezeichnet und bedeutet, dass man etwas regelmäßig zu sich nimmt und es einem fehlt, wenn man es nicht hat. Dass es fehlt merkt man z. B. daran, dass man schlecht gelaunt oder nervös ist. Der gewohnheitsmäßige Konsum kann beispielsweise auch bei Kaffee oder Energydrinks entstehen.

Die nächste Stufe bezeichnet man als Missbrauch. Es bedeutet, dass man den Suchtstoff braucht, weil er bei etwas hilft. Er hilft z. B. beim Vergessen von Problemen, als Gute-Laune-Macher oder als Entspannungsmittel.

Die letzte Phase der Suchtentwicklung ist die Sucht. Ab jetzt geht nichts mehr ohne das Suchtmittel. Es ist ständiger Begleiter und muss regelmäßig, d. h. täglich konsumiert werden. Hierbei muss man zwischen seelischer und körperlicher Sucht bzw. Abhängigkeit unterscheiden. Körperliche Abhängigkeit erkennt man daran, dass der Körper mit Entzugserscheinungen wie Zittern, Schwitzen oder Krämpfen reagiert, wenn das Suchtmittel nicht eingenommen wird. Seelische Abhängigkeit erkennt man nicht so einfach, denn sie äußert sich nicht so deutlich wie die körperliche Abhängigkeit. Erkennbare Zeichen sind Nervosität oder gereiztes Verhalten, wenn der Suchtstoff nicht konsumiert wird. Ist diese Stufe der Sucht erst einmal erreicht, dann kann man nicht einfach zu einer vorherigen Stufe zurückkehren. Man hat dann die Kontrolle über die Einnahme des Suchtmittels komplett verloren. Diese Kontrolle kann nur sehr schwer wiedererlangt werden. Viele Menschen brauchen Hilfe, um ihre Suchterkrankung zu bewältigen.

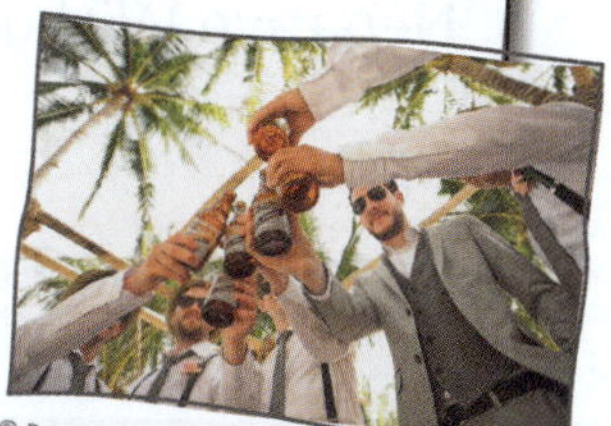
© Pexels – pixabay.com

Hier ist Platz für deine Beispiele zu den verschiedenen Phasen von Sucht:

Barek hat überhaupt keine Ahnung, wie gefährlich welche Droge ist. Er weiß, dass Sebastian Cannabis raucht und bisher dadurch keine Folgeerscheinungen hat. Dominik hingegen hat Heroin gespritzt und ist wegen seiner Suchtmittelabhängigkeit kriminell geworden. Barek selbst hat bisher nur Alkohol getrunken. Um die Gefahren von Drogen besser abschätzen zu können, will sich Barek selbst über die verschiedenen Suchtstoffe und deren Auswirkungen informieren.

7 Suche dir selbst einen Suchtstoff aus, zu dem du dich näher informieren möchtest. Informiere dich im Internet über diesen Suchtstoff. Erstelle einen Steckbrief zu deinem Suchtstoff nach den folgenden Vorgaben.

Infos findest du z. B. auf der Seite „Keine Macht den Drogen“ (www.kmdd.de). Unter der Rubrik „Infopool und Hilfe“ sind verschiedene Suchtmittel beschrieben.

Steckbrief Suchtstoff

Bezeichnung/Name:

Aussehen/Form (Beschreibung und Bild):

Konsumformen (Wie wird es eingenommen?):

Positive Wirkung:

Negative Wirkung:

Unmittelbare Folgen:

Langzeitfolgen:

8 Tauscht euch nun in der Klasse zu den verschiedenen Suchtstoffen aus. Erstellt danach eine Rangliste, welcher Suchtstoff am harmlosesten bzw. am gefährlichsten ist. Begründet eure Zuordnung.

Unsere Rangliste:

zunahme Gefahr

1. Begründung:
2. Begründung:
3. Begründung:

Barek hat sich jetzt über die verschiedenen Suchtstoffe informiert, hat aber immer noch keine Vorstellung davon, wie viele Menschen tatsächlich abhängig sind. Und wie viele Menschen sterben eigentlich aufgrund ihres Drogenkonsums? Barek beschließt, hierzu im Internet zu recherchieren.

Aktuelle Zahlen, Daten und Fakten zum Suchtmittelkonsum in Deutschland findest du auf der Internetseite der Deutschen Hauptstelle für Suchtfragen e.V. (www.dhs.de).
Gib bei deiner Recherche in die Suchfunktion z. B. „Zahlen, Daten, Fakten, Nikotin" ein.

Weitere Infos findest du wieder auf der Seite „Keine Macht den Drogen" (www.kmdd.de) unter der Rubrik „Infopool und Hilfe".

9 Lies dir die Informationstexte im Internet zu den in der Tabelle genannten Suchtstoffen aufmerksam durch und notiere dir in der Tabelle die wichtigsten Daten hinsichtlich Abhängigkeit und Todesfällen. Stelle anschließend deine Daten auf der nächsten Seite zusammengefasst in einem Balkendiagramm dar. Bilde dabei für jeden einzelnen Suchtstoff die Zahlen für Abhängigkeit und Todesfälle ab.

Suchtstoff	Zahlen und Fakten
Nikotin	
Alkohol	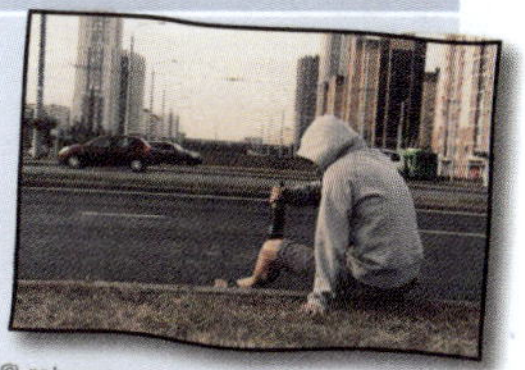 © rebcenter-moscow – pixabay.com
Cannabis 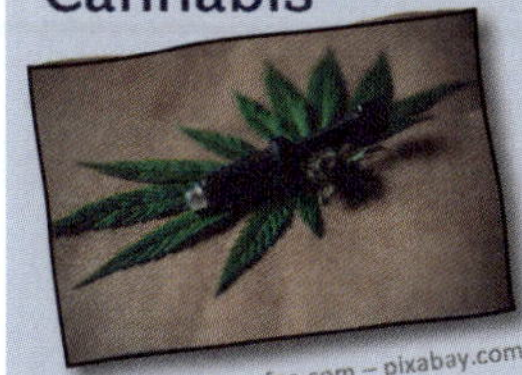 © CBD-Infos-com – pixabay.com	
Medikamente 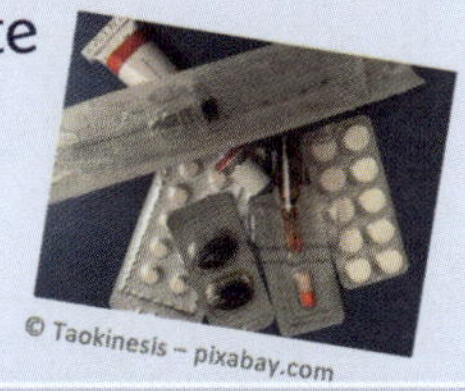 © Taokinesis – pixabay.com	
Kokain, Heroin und andere illegale Drogen	

10 Erstelle nun dein Balkendiagramm zu den verschiedenen Suchtstoffen.

Tipp: Bearbeite dein Arbeitsblatt im Querformat, um die verschiedenen Suchtstoffe für eine bessere Übersicht nebeneinander darstellen zu können. Wenn es dir hilft, kannst du dir auch zuerst mit Bleistift Hilfslinien einzeichnen. An denen kannst du dich dann orientieren, wenn du deine Daten einträgst.

Balkendiagramm

Barek hat sich jetzt ausgiebig informiert und möchte mit seinen Freunden noch einmal über das Thema Drogen sprechen. Er weiß, dass manche von ihnen im Konsum von Drogen keine große Gefahr sehen und überzeugt davon sind, niemals selbst abhängig zu werden.
Barek selbst hat nach den vielen Informationen große Bedenken, ob er das mit dem Cannabis rauchen ausprobieren soll ...

11 Überlege dir, welche Position du in der Diskussion vertreten willst.

Teilt nun die Klasse in zwei große Gruppen ein: Eine Gruppe vertritt die Meinung, dass Suchtmittel ungefährlich sind, die andere Gruppe vertritt die Meinung, dass Suchtmittel eine Gefahr darstellen. Tragt alle Argumente, die ihr für eure Position vorbringen wollt, in der Notizenliste ein.

Notizen für die Diskussion

Suchtmittel sind ungefährlich, weil...	Suchtmittel stellen eine Gefahr dar, weil...

12 Diskutiert nun folgende Aussage:

Der Konsum von Suchtmitteln ist im Prinzip ungefährlich, man muss beim Konsum nur aufpassen.

Notiert abschließend euer Diskussionsergebnis.

Diskussionsergebnisse

Ihr habt nun in eurer Klasse über die Gefährlichkeit des Drogenkonsums diskutiert.

13 Gebt euch nun gegenseitig Rückmeldung über die Qualität eurer Argumentationen in der Diskussion.

Diese Rückmeldungen habe ich zu meiner Argumentation erhalten.

Meine Argumente waren:

Kriterien	☺	😐	☹
verständlich			
zutreffend			
fachlich richtig			
Das möchte ich noch rückmelden:			

Rückmeldung von:_____________________

Barek bedankt sich bei dir für deine Unterstützung: Er hat für sich die Entscheidung getroffen, kein Cannabis zu rauchen, weil der Konsum von Drogen sehr schnell sehr gefährlich werden kann. Auch hat er seine Freunde mithilfe der gesammelten Informationen davon überzeugen können, dass der Konsum von Drogen viele negative Folgen nach sich zieht.

14 Bewerte deinen Lernerfolg mithilfe dieser Karten.

Vervollständige dabei die Sätze.

Bist du zufrieden mit deinem Lernerfolg?

Für das nächste Mal nehme ich mir vor...

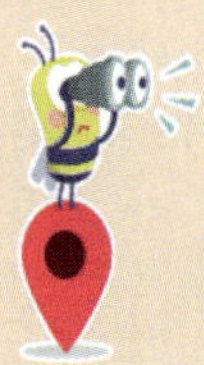

Damit bin ich dieses Mal besonders zufrieden...

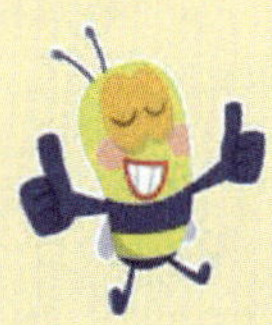

Diese Woche konnte ich jemandem dabei helfen...

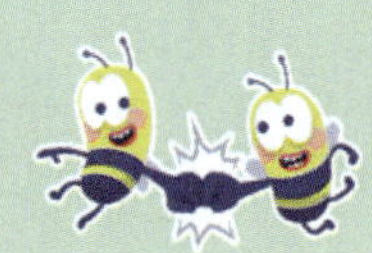

Diese Woche hatte ich Schwierigkeiten...

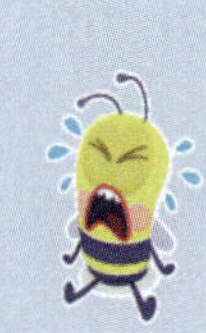

Schülerbewertungen

Nr. Lern-aufgabe	Handlungsprodukt	erledigt am:	Lehrreich?	
			Ja	Nein
2	Tabelle legale und illegale Suchtstoffe			
3, 4	Begriff Sucht und Kriterien einer Suchterkrankung			
5	Zuordnung Suchtphasen und Beschreibung			
6	eigene Beispiele zu den Suchtphasen			
7	Steckbrief Suchtstoff			
8	Rangliste der Gefährlichkeit			
9, 10	Balkendiagramm mit Daten zu Abhängigkeit und Todesfälle der jeweiligen Suchtstoffe			
11, 12	Diskussion mit Diskussionsergebnis			
13, 14	Rückmeldung Diskussion + Lernerfolg			

An diesem Thema interessiert mich besonders:

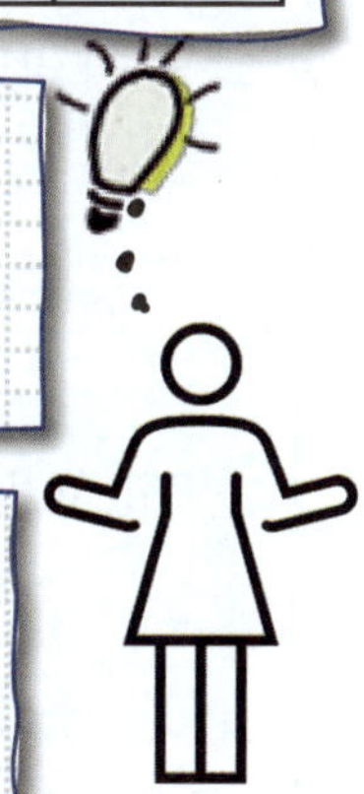

Zu diesem Thema habe ich bereits folgende Erfahrungen gemacht:

Und zum Schluss bitte noch ein Feedback an deine Lehrkräfte. Schreib eine kurze Rückmeldung und kreuze die Daumen an.

War die Lernaufgabe verständlich?

Hat dir die Lernaufgabe Freude gemacht?

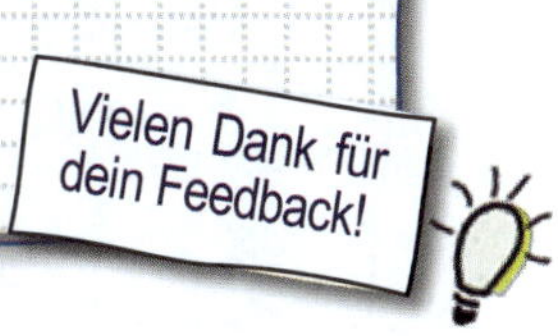

Zum Abschluss noch ein Feedback von der Lehrkraft an dich.

Teste dein Wissen über Suchtstoffe und kreuze die richtige Antwort an.

Es ist immer nur eine Antwort richtig.

Sucht-Quiz

Der psychoaktive Wirkstoff von Cannabis heißt:
- o THC
- o LSD
- o DHL

Die meisten Todesfälle entstehen durch:
- o Cannabis
- o Alkohol
- o Nikotin

Gewohnheitsmäßig Drogen nehmen:
- o ist ungefährlich
- o ist der Weg zur Abhängigkeit
- o gehört zum Jugendalter dazu

Die Wirkung von Kokain ist:
- o beruhigend
- o aufputschend
- o davon abhängig, wie man sich gerade fühlt

Von Cannabis kann man in dieser Form abhängig werden:
- o gar nicht
- o körperlich
- o psychisch

Der Konsum von Cannabis kann folgende Auswirkung haben:
- o das Entstehen einer Psychose
- o Übergewicht
- o Haarausfall

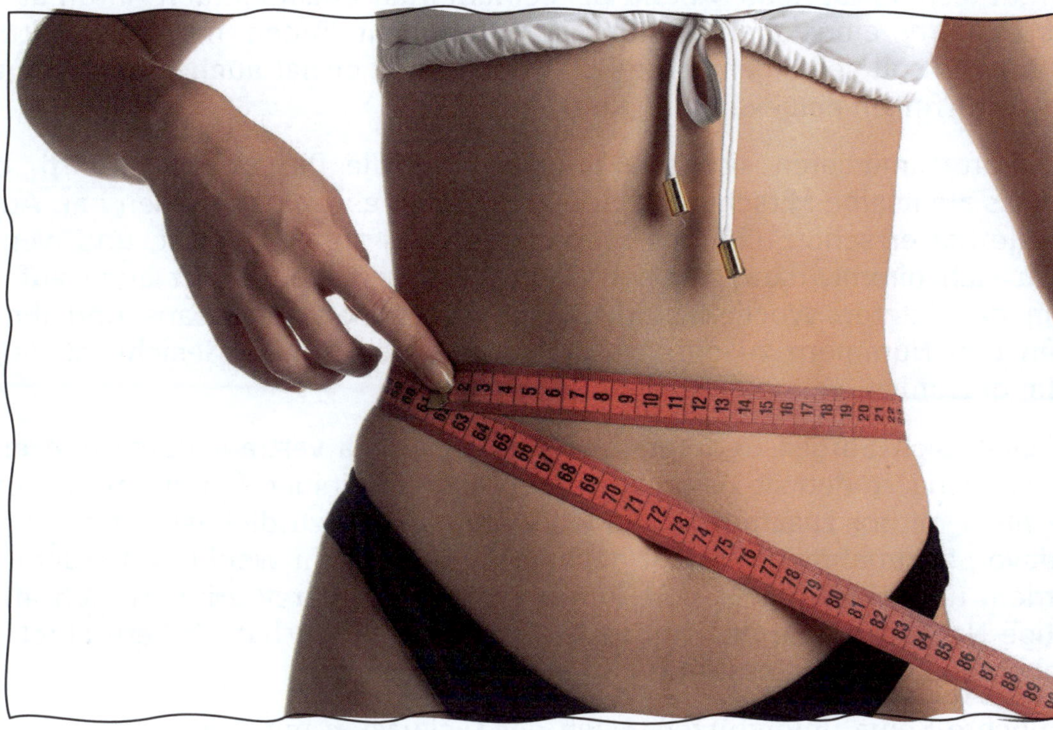

Lernfeld 8: Stärkung von Resilienz und Förderung der Gesundheit

Lernaufgabe 8.10: Warum ist Sonja so dünn? Irgendetwas stimmt hier nicht ...

Ich kann ...

- die drei Hauptformen von Essstörungen beschreiben.
- die drei Hauptformen von Essstörungen miteinander vergleichen.
- Ursachen für stoffgebundene und stoffungebundene Süchte nennen.
- Präventionsmaßnahmen für stoffgebundene und stoffungebundene Süchte angeben.
- eine Informationsbroschüre zum Thema Essstörungen erstellen.
- eine Internetrecherche zum Thema Beratungsstellen durchführen.

Zeitumfang:
10 Unterrichtsstunden

Barek freut sich: Er ist heute Abend bei seinem Klassenkameraden Anton auf eine Geburtstagsparty eingeladen. Anton ist schon seit Tagen mit Vorbereitungen beschäftigt. Es soll selbstgemachte Pizza geben und er hat auch schon einiges an Alkohol zum Trinken eingekauft.

Auf der Party amüsieren sich alle prächtig. Als die Pizza serviert wird, merkt Barek, dass sich seine Mitschülerin Sonja nichts zu essen genommen hat. Auch in der Schule hat er schon häufiger beobachtet, dass sie selten isst, und wenn sie etwas zu sich nimmt, dann nur sehr kleine Mengen. Barek fällt auch auf, dass Sonja in den letzten Wochen stark abgenommen hat: Ihre Jeans und ihr Pulli scheinen drei Nummern zu groß zu sein, und auch Sonjas Gesicht ist deutlich schmaler geworden.

Barek macht sich Sorgen und spricht Sonja an. Sonja vertraut Barek und erzählt ihm, dass Micha, in den sie heimlich verliebt ist, vor einiger Zeit zu ihr gesagt hat, dass er nicht mit ihr zusammen sein will, weil sie ihm zu dick ist. Jetzt hat Sonja Angst davor, zuzunehmen. Sie isst deshalb nur noch sehr wenig. Außerdem treibt sie seitdem übertrieben viel Sport, um abzunehmen. Barek erinnert sich an eine ehemalige Nachbarin, die unter einer Essstörung gelitten hat. Er befürchtet, dass Sonja ebenfalls an einer Essstörung erkrankt sein könnte.

Barek möchte Sonja unterstützen. Nach der Diskussion mit seinen Freunden zum Konsum und der Gefährlichkeit von Drogen vermutet er, dass eine Essstörung ebenfalls gefährlich sein kann. Barek beschließt, dazu im Internet zu recherchieren. Anschließend möchte er zum Thema Essstörung einen Informationsbroschüre für Betroffene und deren Angehörige erstellen. In dem Flyer möchte er auch auf die Ursachen von Essstörungen sowie die verschiedenen Präventionsmaßnahmen eingehen.

(1) Lies dir die Situation aufmerksam durch und beantworte folgende Fragen:

?

1. Welches Problem beschreibt Sonja?
2. Worüber möchte Barek sich informieren?
3. Was möchte Barek am Ende seiner Recherche erstellen?

Barek überlegt, was Essstörungen überhaupt sind. Bei seiner Recherche wird er auf die Internetseiten der Bundeszentrale für gesundheitliche Aufklärung (BZgA) aufmerksam. Hier findet er zahlreiche Informationen, welche Arten von Essstörungen es gibt und wie sich diese Arten voneinander unterscheiden.

2 Lies dir den nachfolgenden Einstiegstext durch. Recherchiere anschließend auf der Internetseite der BZgA (www.bzga-essstoerungen.de). Dort findest du auch eine Broschüre zum Thema Essstörungen. Beantworte mithilfe der Broschüre oder der Internetseite die Frage, was Essstörungen sind.

Weg zur Broschüre:
www.bzga-essstoerungen.de
→ weitere Informationen
→ Materialien
→ Broschüre: Essstörungen - ein Überblick

Im Vorwort der Broschüre der BZgA zum Thema Essstörungen heißt es, dass alle Menschen in ihrem Leben schon einmal Höhen und Tiefen erlebt haben. Besonders im Jugendalter gibt es viele Herausforderungen zu meistern, z. B. Beziehungen zu Altersgenossen aufbauen und die eigene körperliche Erscheinung akzeptieren (siehe LA 7.1). Diese Situationen können im Leben eines Jugendlichen mal mehr, mal weniger belastend sein. Solche Phasen können nämlich Stress (LA 8.8) auslösen, was sich zum Beispiel auf das Essverhalten auswirken kann. Manche Jugendliche entwickeln dabei eine Essstörung.

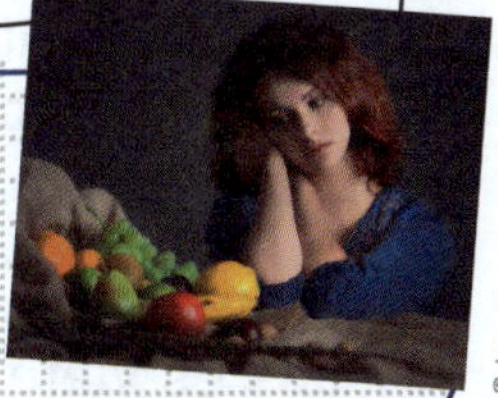
© JerzyGorecki – pixabay.com

Was sind Essstörungen:

-

-

-

-

-

-

3 Recherchiere nun mithilfe der Broschüre oder der Internetseite der BZgA die Ursachen von Essstörungen. Finde dabei heraus, welche Personen wie häufig von Essstörungen betroffen sind.

Notizen zu den Ursachen und betroffenen Personen von Essstörungen:

-

-

-

-

-

-

Barek hat sich umfassend zu den drei Hauptformen einer Essstörung informiert. Er weiß nun, dass Sonja unter einer Essstörung leiden könnte und daher dringend Hilfe braucht.

Barek muss auch nochmal an Sebastian denken, der weiterhin kifft. Barek glaubt, dass auch Sebastian ohne professionelle Unterstützung den Drogenkonsum nicht mehr einstellen kann.

Barek überlegt, welche Hilfe es für Menschen gibt, die bereits süchtig geworden sind. Außerdem stellt er sich die Frage, ob man Menschen helfen kann, sich davor zu schützen, süchtig zu werden. Er möchte dazu Werner, den Sozialarbeiter im Jugendzentrum, befragen. Dieser erzählt Barek etwas über Beratungsstellen und Präventionsmaßnahmen ...

4 Lies dir das Gespräch zwischen Barek und Werner auf dieser und der nächsten Seite aufmerksam durch.

Markiere zunächst die wichtigsten Aspekte zu den Themen: Ursachen von Süchten, Prävention und Präventionsmaßnahmen sowie Hilfsangebote für Suchtkranke. Verwende hierfür zur besseren Übersicht verschiedene Farben.

Beschreibe anschließend den Fachbegriff Prävention.

Barek: „Hallo Werner! Ich habe mich in den letzten Wochen intensiv mit dem Thema Sucht beschäftigt. Ich habe trotzdem noch einige Fragen, z. B. wie oder wo man bei Suchterkrankungen – etwa bei Alkoholsucht oder Essstörungen – Hilfe findet.“

Werner: „Hallo Barek! Kein Problem. Zunächst einmal ist es wichtig zu wissen, dass es viele verschiedene Ursachen gibt, die stoffgebundene Süchte wie Alkohol- oder Heroinsucht, aber auch stoffungebundene Süchte wie eine Essstörung oder eine Spielsucht auslösen können. Dazu zählen u. a. Stress, hervorgerufen z. B. durch Trennung oder Leistungsdruck, ein geringes Selbstwertgefühl, der Wunsch perfekt zu sein oder wenn man nicht gut mit Konflikten umgehen kann. Auch Depressionen, Ängste oder belastende Erfahrungen spielen hier eine Rolle. Ein schwieriges familiäres oder berufliches Umfeld sowie die Akzeptanz von Suchtmittelkonsum im Freundes- oder Bekanntenkreis können ebenfalls eine Suchtentwicklung begünstigen. Die Person setzt die Suchtstoffe dann ein, um unangenehme Gefühle und Gedanken zu verringern oder zu betäuben.“

Barek: „Kann ich denn die Entwicklung einer Sucht irgendwie vermeiden?“

Werner: „Ja, das kann man. Dafür gibt es sogar einen Fachbegriff, die **Prävention**. Darunter versteht man alle Aktivitäten und Maßnahmen, um gesundheitliche Schädigungen oder Erkrankungen zu vermeiden, zu verringern oder ihr Auftreten zu verzögern. Präventive Maßnahmen können dabei am individuellen Verhalten oder an den Lebensverhältnissen eines Menschen ansetzen.“

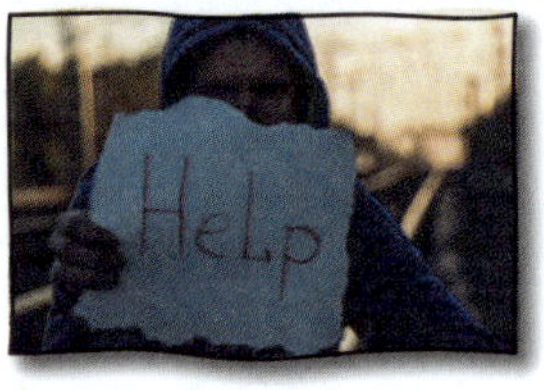

© rebcenter-moscow – pixabay.com

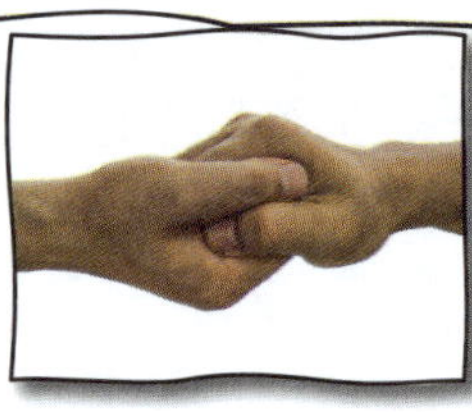
© truthseeker08 – pixabay.com

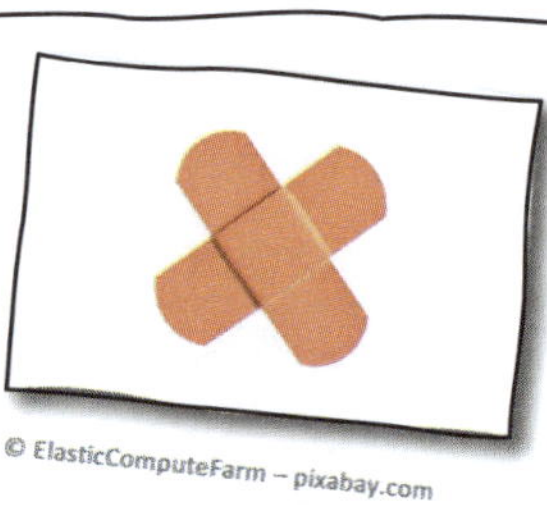
© ElasticComputeFarm – pixabay.com

Barek: „Das ist aber kompliziert. Das verstehe ich nicht!“

Werner: „Es ist ganz einfach, Barek. Die individuelle Verhaltensprävention bezieht sich auf die einzelne Person und ihr ganz persönliches Gesundheitsverhalten. Ziel ist es, Risiken durch Rauchen, Fehl- oder Mangelernährung, Bewegungsmangel oder übermäßigen Alkoholkonsum bei einem Menschen zu reduzieren. Hier ist es z. B. hilfreich, wenn man seinen Stress bewältigen kann, beispielsweise durch Entspannungsübungen oder Bewegung (LA 8.8). Eine gesunde Ernährung ist auch sehr gut. Auch Ernährungskurse oder Nichtraucherprogramme sind gut geeignet.

Die Verhältnisprävention hingegen betrachtet die sozialen und materiellen Faktoren, d. h. die Lebens- und Arbeitsverhältnisse einer Person. So können z. B. die Umgebung, in der wir wohnen, die Menschen, mit denen wir Kontakt haben oder das Einkommen einen Einfluss auf unsere Gesundheit haben. Ein gutes soziales Netzwerk mit vielen Freunden oder der Rückhalt in der Familie vermindern die Gefahr süchtig zu werden.“

Barek: „Wo kann ich denn Unterstützung finden, wenn ich merke, dass ich übermäßig viel Alkohol trinke, kiffe oder ein problematisches Essverhalten habe?“

Werner: „Die Betroffenen können sich zunächst einmal an eine vertraute Person wenden. Viele Menschen finden es sehr hilfreich und erleichternd, mit jemandem über ihr Problem zu sprechen. Das können zum Beispiel Freunde, Eltern oder auch ein Vertrauenslehrer an der Schule sein. Außerdem gibt es viele Fachleute, die sich hier gut auskennen. Sie beraten und unterstützen sowohl die Betroffenen als auch deren Angehörige bei ihren Problemen und Sorgen.“

Barek: „Wie kann ich diese Fachleute denn finden bzw. erreichen?“

Werner: „Du kannst die Beratungsstellen im Internet finden. Es gibt im Saarland sehr viele Anlaufstellen für suchtkranke Menschen und deren Angehörige. Teilweise haben sich diese sogar auf spezielle Suchterkrankungen spezialisiert. Man kann dort einfach anrufen und einen Termin vereinbaren. Die Beratungsgespräche sind für alle kostenlos.“

Barek: „Danke, Werner. Das hat mir sehr geholfen. Ich schaue noch einmal im Netz nach.“

Textquelle: https://www.bundesgesundheitsministerium.de/service/begriffe-von-a-z/p/praevention.html (aufgerufen am 30.11.2021)

5 Suche im Internet Beratungsstellen im Saarland oder in ganz Deutschland heraus, in denen Menschen mit stoffgebundenen sowie stoffungebundenen Süchten Hilfe erhalten können.

Notiere die Namen der Beratungsstellen und den Internet-Link auf einem separaten Blatt. Stellt euch diese gegenseitig in der Klasse vor.

Barek erfährt durch die Informationsbroschüre auch, dass **drei** Hauptformen von Essstörungen unterschieden werden: die Magersucht (Anorexie), die Bulimie (Ess-Brech-Sucht) und die Binge-Eating-Störung. Er fragt sich, wie sich diese drei Hauptformen voneinander unterscheidet.

6 Informiere dich mithilfe der Broschüre oder der Internetseite der BZgA über die drei Hauptformen von Essstörungen.

Fülle die Tabelle mit den wichtigsten Aspekten aus.

Form der Essstörung	Merkmale/ Hinweise auf die Essstörung	Folgen der Essstörung
Magersucht (Anorexie)		
Bulimie (Ess-Brech-Sucht)		
Binge-Eating-Störung		

7 Benenne die Essstörung unter der Sonja laut deiner Notizen leidet und begründe deine Vermutung.

Barek möchte nach dem Gespräch mit Werner noch einmal die wichtigsten Informationen zu den Ursachen einer Suchterkrankung und den Präventionsmaßnahmen zusammenfassen.

(8) Hilf Barek, die zahlreichen Informationen zu sortieren. Trage die verschiedenen Punkte in die passenden Felder ein.

Recherchiere selbst nochmal im Internet. Findest du weitere Ursachen zur Entstehung von Suchterkrankungen?

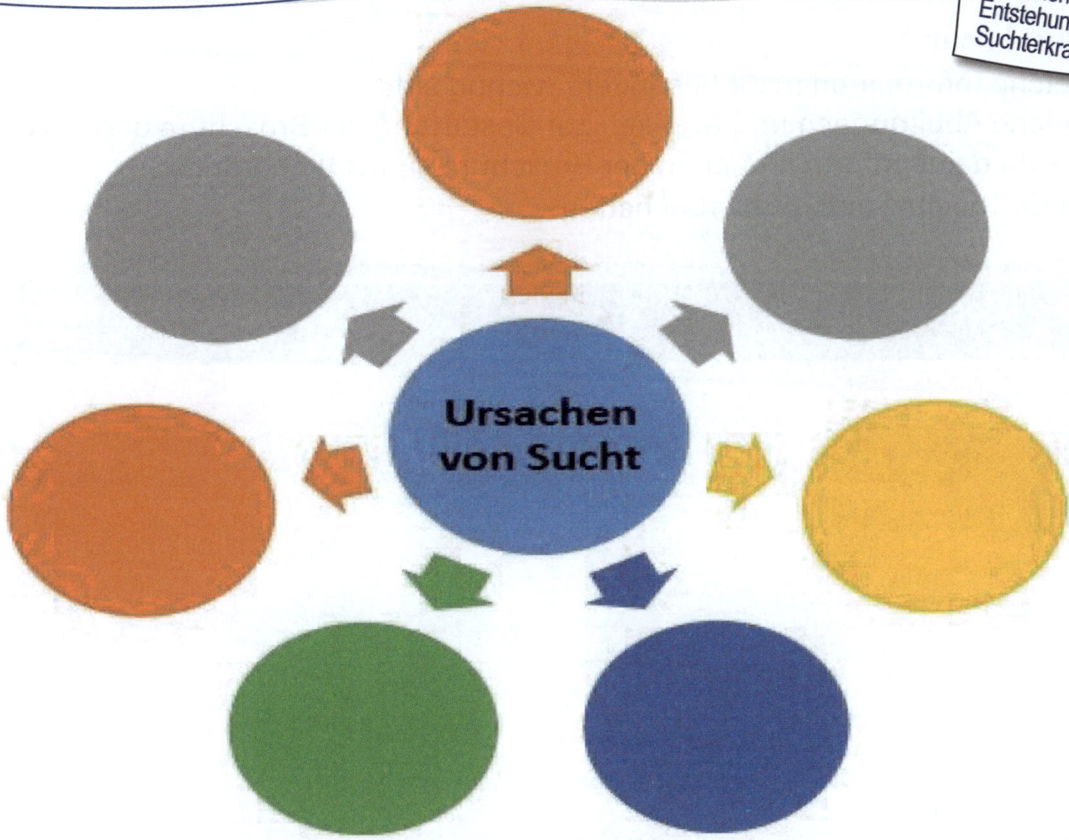

Recherchiere selbst nochmal im Internet. Findest du weitere Präventionsmaßnahmen zur Verhinderung von Suchterkrankungen?

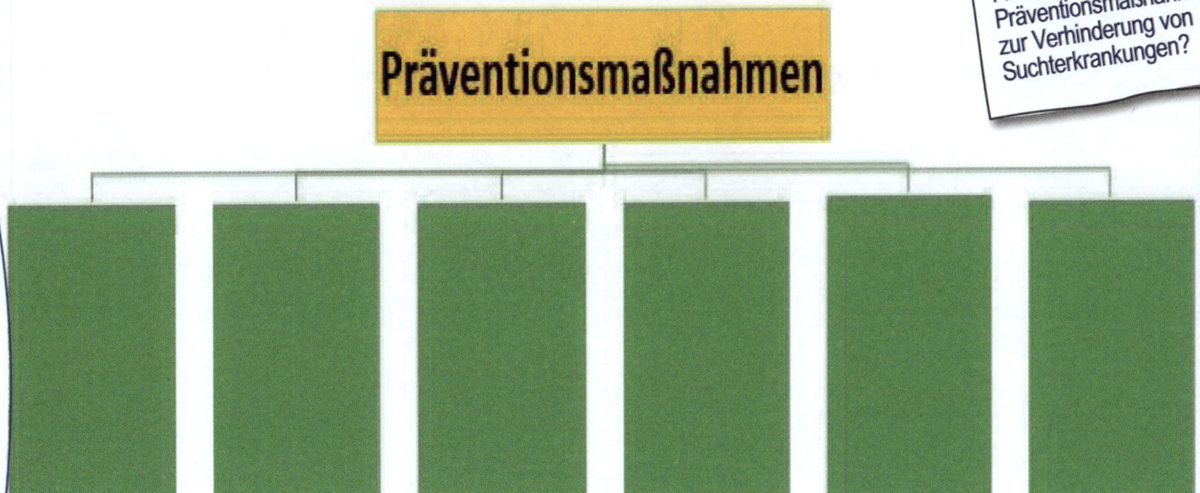

Abbildungen selbst erstellt

Barek schwirrt der Kopf vor lauter Informationen. Er hat nun einen guten Überblick, welche Beratungsstellen für welche Süchte eine Anlaufstelle sind. Seinem Freund Sebastian will er auf jeden Fall noch in den nächsten Tagen die Internetadressen der saarländischen Drogenberatungsstelle geben.

Jetzt aber will er sich erst einmal auf Sonjas **Essstörung** konzentrieren. Barek möchte daher nun eine **Informationsbroschüre mit allen wichtigen Informationen zum Thema Essstörungen** erstellen. Er möchte damit Betroffene und Angehörige über dieses Thema informieren.

9 Entscheide nun,
(1) welche Informationen dir besonders wichtig sind,
(2) welche Abbildungen und Grafiken zur Gestaltung der Broschüre geeignet sind,
(3) wie du deine Informationen in der Broschüre sinnvoll anordnest.
Folgende Tabelle kann dir hierbei helfen.

Seite	Inhalt	Materialien, Grafiken
1		
2		
3		
4		

Notizen

Hast du noch weitere Ideen? Notiere sie dir hier!

Barek macht sich an die Arbeit. Die Broschüre nimmt langsam Gestalt an.

10 Erstelle und gestalte die Broschüre. Viel Spaß dabei!

Lass deiner Kreativität freien Lauf! Zeichnungen, Collagen, Bilder – bei der Gestaltung ist alles erlaubt!

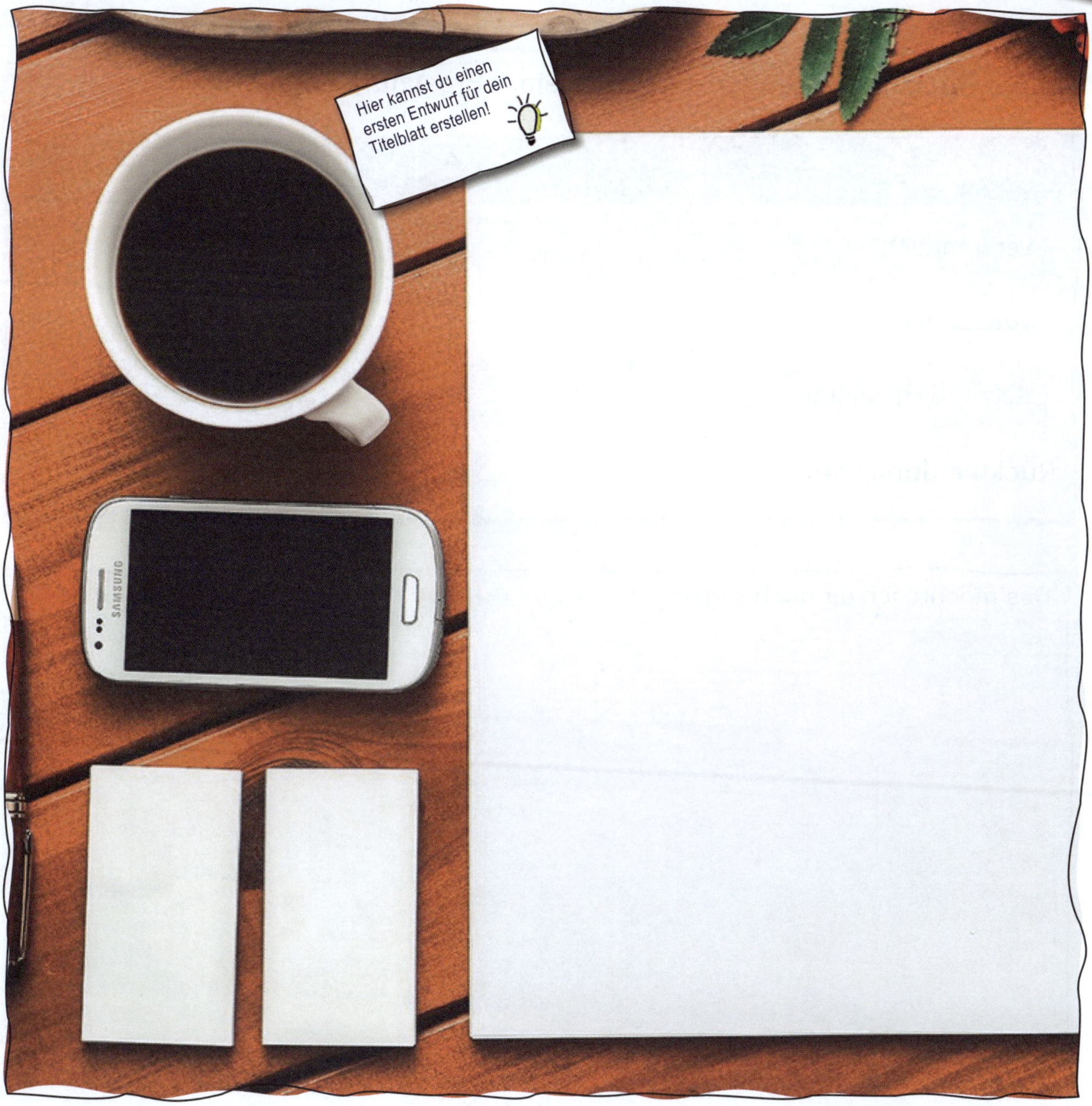
Hier kannst du einen ersten Entwurf für dein Titelblatt erstellen!
SAMSUNG

Barek hat seine Broschüre fertig gestellt. Er ist sich beim Ergebnis aber etwas unsicher. Hat er wirklich alles Wichtige drin? Sieht es auch gut aus?

11 Macht ein Speed Dating und stellt euch eure Broschüren gegenseitig vor. Gebt euch in der Tabelle gegenseitig Rückmeldung, indem ihr einen Strich beim betreffenden Smiley setzt. Ihr könnt außerdem noch ein nettes Feedback in dem Feld unter der Tabelle hinterlassen.

Diese Rückmeldungen habe ich zu meiner Broschüre erhalten:

Kriterien	☺	😐	☹
verständlich			
vollständig			
dekorativ gestaltet			

Rückmeldung von: ______________________

Das möchte ich dir noch sagen:

Barek ist jetzt fertig mit seiner Broschüre. Das sind jetzt ganz schön viele Informationen gewesen. Er glaubt, dass er jetzt gut über das Thema Essstörungen Bescheid weiß.

Bist du zufrieden mit deinem Lernerfolg?

12 Es ist natürlich wichtig, dass du die Lernaufgabe mit nach Hause nimmst. Packe nun deinen Koffer mit all den wichtigen Dingen, die du aus dieser Lernaufgabe mit nach Hause nehmen möchtest.

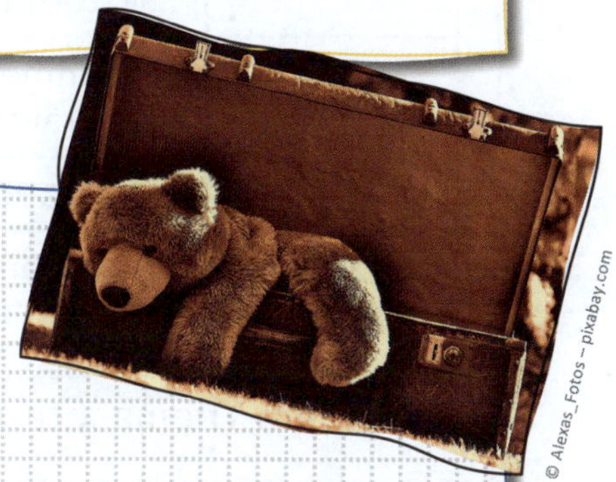

© Alexas_Fotos – pixabay.com

Dinge, die ich unbedingt wissen muss ...

Dinge, die mir gut gefallen haben ...

Male das Ampellicht an, das am ehesten deiner Stimmung zu der Lernaufgabe entspricht.

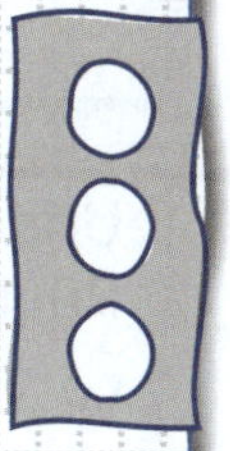

Dinge, die mir schwer gefallen sind ...

Nr. Lern-aufgabe	Handlungsprodukt	erledigt am:	Lehrreich?	
			Ja	Nein
1	Problembeschreibung			
2, 3	Erklärung "Was sind Essstörungen?" und Ursachen von Essstörungen			
4, 5	Textbearbeitung, Internetrecherche zu Beratungsstellen			
6, 7	Tabelle Formen und Folgen von Essstörungen / Sonjas Essstörung			
8	Zusammenfassung Suchtursachen und Präventionsmaßnahmen			
9, 10	Informationsbroschüre Essstörungen			
11, 12	Reflektion			

Führe die Tabelle parallel zu den Lernschritten der Lernaufgabe.

An diesem Thema interessiert mich besonders:

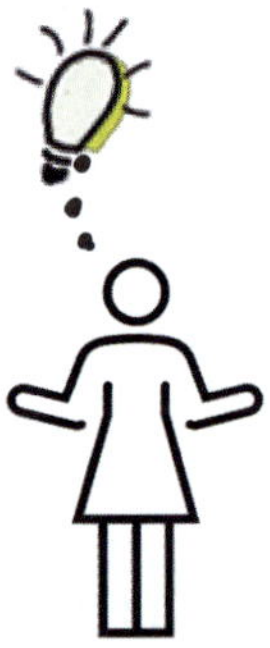

Zu diesem Thema habe ich bereits folgende Erfahrungen gemacht:

Und zum Schluss bitte noch ein Feedback an deine Lehrkräfte. Schreib eine kurze Rückmeldung und kreuze die Daumen an.

War die Lernaufgabe verständlich?

Hat dir die Lernaufgabe Freude gemacht?

Vielen Dank für dein Feedback!

Zum Abschluss noch ein Feedback von der Lehrkraft an dich.

Menschen mit Essstörungen können dir in deinem Leben immer wieder begegnen, vielleicht trifft es dich auch einmal selbst.

13 Ordne den folgenden Fallbeispielen die passende Essstörung zu und begründe deine Zuordnung.

Tipp: Deine Notizen zu den Hinweisen/ Merkmalen der drei Essstörungen von Seite 346 können dir bestimmt helfen.

Fallbeispiel 1: Jenny ist 15 Jahre alt und wiegt bei einer Körpergröße von 1,72 m etwa 70 kg. Sie ist ein lebenslustiges Mädchen, das gerne lacht und viel mit Freunden unternimmt. Doch seit der Trennung ihrer Eltern ist Jenny sehr unglücklich. Mittlerweile sind die Eltern sogar geschieden und Jenny ist mit ihrer Mutter von Stuttgart nach Hamburg umgezogen. Dort findet sie sich aber gar nicht zurecht. Sie hat starkes Heimweh, in der Nachbarschaft findet sie keine Freunde, und aufgrund ihrer „Kurven" wird sie von ihren neuen Mitschülern täglich gehänselt. Jenny beginnt, sich in ihrem Körper immer unwohler zu fühlen, und wenn sie sich morgens im Bad im Spiegel betrachtet, nimmt sie sich dick und unförmig wahr. Darunter leidet auch ihr Selbstwertgefühl: Jenny findet sich selbst abstoßend und nicht liebenswert. Um nicht weiter zuzunehmen, fängt Jenny eines Tages an, weniger zu essen. Dass sie an Gewicht verliert, gefällt ihr schließlich so gut, dass sie beschließt, noch mehr abzunehmen: Jenny beginnt, auf kalorienreiche Nahrung zu verzichten und zählt jede Kalorie, die sie zu sich nimmt. Aus Angst davor, nochmal zuzunehmen fängt sie außerdem an, täglich mehrere Stunden Sport zu treiben. Mittlerweile drehen sich ihre Gedanken nur noch um das Essen, ihr Gewicht und ihre Figur. Als sie heute morgen auf die Waage gestiegen ist – das macht sie mittlerweile mehrmals täglich – zeigt diese 45 kg an. Jenny ist aber immer noch unzufrieden und findet sich „viel zu fett". Sie beschließt deshalb, sich nach dem Essen heimlich zu erbrechen, um noch mehr Gewicht zu verlieren.

____

Fallbeispiel 2: Lisa ist 17 Jahre alt und lebt mit ihren Eltern und ihrer älteren Schwester in München. In der Familie sind alle sehr leistungsorientiert: Lisas Vater ist ein angesehener Professor an der Universität, und Lisas Mutter ist eine erfolgreiche Rechtsanwältin mit eigener Kanzlei. Auch die Schwester ist sehr ehrgeizig und studiert mit sehr guten Noten an der Universität. Lisa hingegen hat so gar keine Lust, für die Schule zu lernen und verbringt ihre Freizeit viel lieber mit ihren Freundinnen. Ihre Eltern setzen sie deshalb täglich unter Druck und verlangen, dass sie für die Schule büffelt. Lisa gibt sich Mühe, bringt aber auch hin und wieder eine schlechte Note mit nach Hause, was zu großem Ärger führt. Lisa leidet immer mehr unter Selbstzweifeln und Minderwertigkeitsgefühlen, weil sie die Erwartungen ihrer Eltern nicht erfüllen kann. Erschwerend kommt hinzu, dass alle in der Familie sehr schlank sind, viel Wert auf eine gute Figur legen und regelmäßig Sport treiben. Lisa selbst ist etwas pummelig, und vor allem ihre Schwester wirft ihr täglich vor, dass sie sich „gehen lässt". Eines Tages ist Lisa so frustriert, dass sie alle Lebensmittel, die sie in der Speisekammer findet, wahllos in sich hineinstopft. Nach diesem Essanfall hat sie dann so ein schlechtes Gewissen, dass sie sich im Bad erbricht. In den nächsten Tagen und Wochen kommt es immer wieder zu solchen Heißhungerattacken, bei denen Lisa große Mengen an Nahrung zu sich nimmt und das Essen nicht mehr kontrollieren kann. Aus Angst vor einer Gewichtszunahme erbricht Lisa jetzt regelmäßig das Essen und hat sich sogar zusätzlich in der Apotheke mehrere Packungen Abführmittel gekauft.

____

In Lernfeld 8 habe ich Lernaufgaben zur Stärkung von Resilienz und Förderung der Gesundheit bearbeitet.

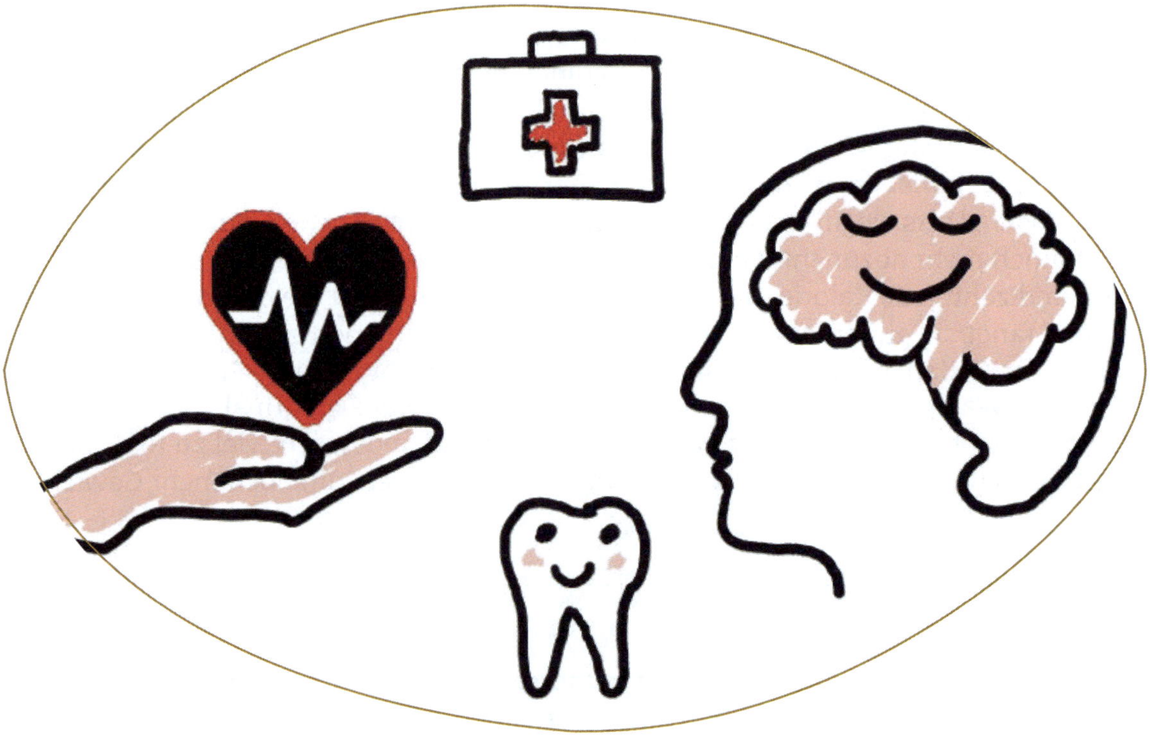